Das Buch

Vierzig Jahre nach dem Ende des Zweiten Weltkriegs ist die Menschheit mehr denn je einer Bedrohung ausgesetzt, die mit den Atombombenabwürfen auf Hiroshima und Nagasaki ihren Anfang nahm. Die schrecklichen Auswirkungen der gegen Menschen eingesetzten Atombomben sind nicht genug zur Kenntnis genommen worden. Die Hiroshima- und auch die Nagasaki-Bombe gelten heute als abstrakte Maßeinheit für einen unbekannten Schrecken.

Dem stehen in diesem Buch erschütternde Berichte von den Erfahrungen der Opfer gegenüber. Bis heute leiden und sterben die Überlebenden von damals an den Spätfolgen der radioaktiven Verseuchung. Sie sind nicht nur körperlich, sondern auch seelisch belastet und werden gesellschaftlich diskriminiert. Über die Gegenwart hinaus sind ihre Nachkommen in den nächsten Generationen durch Erbschäden bedroht.

Die beiden Autoren lassen viele Augenzeugen der Atombombenabwürfe zu Wort kommen und machen anhand von zahlreichen neuen Übersetzungen japanischer Zeugnisse das ungeheure Leid vorstellbar, das die Atombomben verursachten. Von der Beschreibung des Unbeschreiblichen ausgehend, stellen sie den Bezug zur heutigen Atomkriegsgefahr her. Sie sehen in den Ereignissen von Hiroshima und Nagasaki sowohl Schrecken und Leid, als auch die Möglichkeit, angesichts der atomaren Bedrohung Krieg und Feindschaft zu überwinden. So lassen sie das Buch mit der Hoffnung

Die Autoren

Elke Tashiro, geboren 1949 i

Kazuomi Tashiro, geboren 1950 in Kagoshima, Südjapan, ist als freier Journalist Mitarbeiter mehrerer japanischer Zeitungen. Er lebt seit elf Jahren die meiste Zeit in Deutschland. Sie verbrachte 1977 erstmals einige Monate in Japan, davon längere Zeit in Hiroshima. Seit 1979 informieren sie über die Folgen der Atombombenabwürfe auf Hiroshima und Nagasaki durch Vorträge, Ausstellungen und Veröffentlichungen, u. a. im Rahmen der »Aktion Sühnezeichen/Friedensdienste«.

Elke Tashiro, Jannes Kazuomi Tashiro:

Hiroshima – Menschen nach dem Atomkrieg

Zeugnisse, Berichte, Folgerungen

Vorwort von Robert Jungk
Mit 32 Abbildungen

Deutscher
Taschenbuch
Verlag

Originalausgabe
1. Auflage November 1982
2. Auflage März 1983: 13. bis 18. Tausend

Umschlaggestaltung: Celestino Piatti
Umschlagfoto: Hiroshima Nagasaki Publishing Committee (von den USA zurückgegebene Materialien) und Yamahata Yosuke (Hiroshima Nagasaki Publishing Committee)
Gesamtherstellung: C. H. Beck'sche Buchdruckerei, Nördlingen
Printed in Germany · ISBN 3-423-10098-2

Inhalt

Vorwort 7

Schlaglicht Hiroshima 11

Atomkrieg im August 1945
Atombomben werden eingesetzt 14
Die beiden Städte 16
Augenzeugenberichte 20
Dies ist ein Mensch. Gedicht von Tamiki Hara 24
Erste Hilfe 25
Der sechste August. Gedicht von Sankichi Toge 30
Der schwarze Regen 32

Der Atomtod
Der bald eintretende Atomtod 37
Sterben. Gedicht von Sankichi Toge 39
Der Atomtod in den folgenden Wochen 42
Spätfolgen 46
Blut. Gedicht von Koichi Tokuno 49

Hibakusha: Menschen, die die Atombombe überlebten
Leere, Tod, und weiter leben 51
Weiterleben 58
Wahrheitssuche 65
Opfer im Mutterleib: Mikrozephaliekinder 79
Die seelischen Belastungen der Hibakusha 91
Für dich, Kleines. Gedicht von Mitsue Furuta 95
Gib wieder die Menschen. Gedicht von Sankichi Toge . . 101

Hibakusha-Schicksal 102

Die neuen Städte
Arm in reichen Städten – Hibakusha werden sich ihrer Lage bewußt 113
Weihnachten für Kinder ohne Heim. Gedicht von Tamiki Hara 119
Die bedrohte Zukunft – Zur Frage der Schädigung der Erbanlagen durch die radioaktive Strahlung 129
Die zweite Generation: Hibakunisei 135

Vergangenheitsbewältigung
Nicht alle Hibakusha sind Japaner 145
Zur Kriegssituation 155

Leben im Atomzeitalter
Hibakusha des fortschreitenden Atomzeitalters 162
Die »friedliche« Nutzung der Atomenergie 171
Abschreckung 180

Schlaglicht Berlin 191

Atomchronik 199

Anmerkungen 206

Bildnachweis 213

Register 214

Vorwort

Zur Zeit geht eine Welle tiefen Erschreckens durch die Welt. Die Erkenntnis, daß die nukleare Katastrophe näher gerückt ist denn je, erschüttert Millionen Menschen in allen Ländern, Kontinenten, politischen Blöcken und treibt sie, wo immer das möglich ist, zum Widerstand gegen ein nie mehr gutzumachendes Unheil.

Meine bange Frage: Wie lange wird diese Stimmung sich halten? Gerne würde ich jenen Glauben schenken, die versichern, es werde die Unruhe auf der Welt zunehmen, bis die Nuklearmächte den empörten und geängstigten Bürgern nachgebend ihre Massenvernichtungsmittel abschaffen. Doch die Erfahrungen der Jahrzehnte seit 1945 machen mich zunächst einmal skeptisch. Protestbewegungen flammten auf und fielen wieder in sich zusammen. Sie waren lodernde Strohfeuer, kurze wütende Ausbrüche. Den Perioden heilsamer Erregung folgten bald wieder Zeiten resignierten Schweigens, hilfloser Verzweiflung.

Schon zweimal seit dem Ende des Zweiten Weltkriegs haben wir ein solches Aufwallen gegen »die Bombe« erlebt. Das erstemal unmittelbar nach dem Untergang Hiroshimas. Damals waren es vor allem die Wissenschaftler, die warnten, daß man es in diesem Fall mit unendlich gefährlicheren und folgenreicheren »Waffen« zu tun habe als bisher. Die nächste Erschütterung ging von den Bedrohten selbst aus. Ende der fünfziger Jahre bis hinein ins nächste Jahrzehnt erklärten Ostermarschierer in England, Deutschland, Frankreich, Italien, Skandinavien und Japan ihren »Kampf dem Atomtod«.

Die erste Anti-Atomkampagne zwang die Großmächte zu langjährigen Verhandlungen über einen Atomsperrvertrag, der dann nie zustandekam. Die zweite buchte wenigstens einen halben Erfolg für sich. Sie trug wesentlich dazu bei, daß die Atomwaffenversuche von nun an nicht mehr über dem Boden, sondern »nur« noch unterirdisch fortgesetzt wurden. Die Hoffnungen, die durch solche Bemühungen erweckt wurden, wirkten auf die Aufbegehrenden als Beruhigungspillen: sie rüsteten ab, die Mächtigen rüsteten weiter auf.

Und die dritte Protestwelle? Wird auch sie verebben? Ich hoffe, es wird nicht so sein, und dafür gibt es Gründe, die ich hier aufzählen möchte, um all denen, die heute schon zweifeln oder gar resignieren – und nicht zuletzt mir selbst –, Mut zu machen.

Da ist an erster Stelle die Tatsache zu nennen, daß der Atomkrieg nicht länger als fernes unwahrscheinliches Ereignis gesehen wird sondern als ein Unheil, das schon bald über uns hereinbrechen könnte. Seit die Berufsstrategen nukleare Konflikte als »denkbar« ansehen, ja sogar als gewinnbar, wurde aus dem tiefen und diffusen Unbehagen an der atomaren Situation eine präzise Angst, die den Überlebensinstinkt der Zeitgenossen herausfordert. Eine amerikanische Firma für Kabelfernsehen, die kürzlich eine Studie über die Hauptinteressen der Zuschauer anfertigen ließ, fand heraus, daß viel mehr Nachrichtensendungen als bisher gefragt sind, weil man zu jeder Tageszeit – auch mitten in der Nacht und in den frühen Morgenstunden – erfahren wolle, »ob der dritte Weltkrieg drohe oder vielleicht schon ausgebrochen sei«.

Diese Unruhe könnte zwar wieder verebben, wenn sich die Großmächte erneut auf eine Entspannungspolitik einigen sollten, aber inzwischen haben sich die von tiefer Sorge erfaßten »noch Lebenden« genauer und umfassender als zuvor über die Natur und die Folgen nuklearer Konflikte informiert. Sie wissen jetzt, daß es schwer, vermutlich sogar unmöglich sein dürfte, begrenzte Atomkriege zu führen, haben auch erfahren, daß ein solches Ereignis keineswegs den Untergang der Erde und aller Bewohner bedeuten würde, sondern für viele Menschen, vermutlich sogar die Menschheit, etwas viel Unerträglicheres: elendes Dahinsiechen voller Schmerzen und Verzweiflung auf einem verödeten und vergifteten Planeten.

Eine schwache Vorahnung von dem, was die Überlebenden in ihren zertrümmerten, radioaktiv verseuchten Wohnorten erwarten würde, haben die Berichte vom qualvollen Vegetieren derjenigen vermittelt, die im Feuersturm von Hiroshima und Nagasaki nicht umkamen, sondern das Unglück hatten, dem Desaster zunächst zu entgehen.

Es ist besonders das Verdienst der ungewöhnlich umfangreichen japanischen Dokumentation und Literatur über die Atomkatastrophen und ihre Folgen, daß nach und nach ein immer genaueres und erschreckenderes Bild von der wahren Natur dieser monströsen Ereignisse entstanden ist. Wayne P. Lammers und Osamu Masaoka, die eine kommentierte Bibliographie der japanischen Atombomben-Literatur verfaßt haben, berichten: »Es wurden Dutzende von dokumentarischen und fotografischen Aufzeichnungen veröffentlicht, Hunderte von Kurzgeschichten und Romanen, Hunderte von Aufsätzen, in denen die seelischen und sozialen Spätfolgen der Atombomben besprochen wurden, Tausende von Gedichten, Tausende von persönlichen Erfahrungsberichten. Jedoch wurden nur wenige von diesen japanischen Arbeiten übersetzt. Deshalb standen sie der Welt nicht zur Verfügung. Die Stimmen derjenigen, die unmittelbar das ganze Grauen der Nuklearwaffen und ihrer Folgen erfahren haben, wurden nicht gehört.«

Dieses Versäumnis wird jetzt gutgemacht. Und das vorliegende Buch, das von einem Japaner und seiner deutschen Ehefrau geschrieben wurde, trägt dazu wesentlich bei. Es enthüllt, was bisher noch verschwiegen wurde, es erklärt, was westliche Beobachter nicht oder nur ungenügend beachtet hatten.

Insbesondere zeigt es mit erschütternder Klarheit auf, daß diese »Waffen« sogar Menschen krankmachen oder umbringen können, die erst lange nach ihrem Einsatz, ja sogar Jahre nach dem Ende des Krieges, in dem sie verwendet wurden, geboren worden sind. Diese bisher umstrittene Langzeitwirkung der Atombombe wird an den Leiden der zweiten Generation, der Hibakunisei, deutlich. An einem Nuklearkrieg gehen also nicht nur die Zeitgenossen dieses Konflikts zugrunde, sondern auch viele ihrer Nachkommen. Atomkriege zerstören nicht nur die jeweilige Gegenwart, sondern auch die Zukunft.

Die englischen Radiobiologen Patricia J. Lindop und John E. Coggle haben versucht, diese Langzeitwirkung eines Atomkriegs zu erfassen. Nach ihren Berechnungen werden von den etwa fünfzig Prozent Überlebenden im nördlichen Teil der Erdhalbkugel 5,4 bis 12,8 Millionen Menschen an unheilbaren Erbschäden erkranken, 17 bis 31 Millionen steril sein und 6,4 bis 16,3 Millionen Kinder mit Erbkrankheiten zur Welt kommen.

Die erhöhte Wahrscheinlichkeit von Atomkriegen und die zunehmende, durch keinerlei Beruhigungsfeldzüge mehr zu verharmlosende Kenntnis über ihre Folgen werden die Unruhe der Bevölkerung in allen Teilen der Welt wachhalten. Denn auch in der durch Zensur in Unwissenheit über viele Ereignisse gehaltenen Bevölkerung totalitärer Staaten ist es nun nicht mehr zu verheimlichen, daß atomarer Tod und atomares Siechtum stärker sind als jedes Programm, jede Ideologie.

So haben die sowjetischen Mediziner Professor L. Iljin, Professor M. Kusin und Professor E. Tschasow zusammen mit ihren amerikanischen Kollegen unter der Leitung von Professor B. Lawn die »Internationale Ärztevereinigung zur Verhinderung des Atomkriegs« gegründet und alle Ärzte der Welt aufgefordert, »sich im Kampf für die Rettung des Lebens auf der Erde zusammenzuschließen«. Auch die Autoren dieses Buches gehören einer solchen Ärztegruppe an.

Wenn es gelingen sollte, die »letzte Epidemie«, den dritten Weltkrieg, zu verhindern, dann deshalb, weil wir endlich beginnen, auf die Verwundbarkeit und die Schwäche der Menschen zu setzen, statt auf die eigene Stärke. Auch die Entscheidungsträger in den Regierungen und Generalstäben müssen erkennen, daß sogar die wenigen, die ihnen noch glauben und sich ihren Befehlen beugen, nicht mehr alle zuverlässig sind, weil auch sie von dem Menschenbeben erfaßt werden, das unsere Epoche schüttelt.

Die Opfer von Hiroshima und Nagasaki haben nicht umsonst gelitten, weil wir uns von ihrem warnenden Schicksal endlich erschüttern lassen.

Robert Jungk, Sommer 1982

Schlaglicht Hiroshima

Mitten im Stadtzentrum liegt heute, dort, wo die Atombombe explodierte, der Friedenspark mit seinen Gedenktafeln und Mahnmalen. Vor der Steintafel, unter der die Namen der Opfer aufbewahrt werden, sitzen etwa fünfzehn Menschen auf dem Boden. Ein buddhistischer Mönch schlägt monoton die Gebetstrommel. Die Gesichter sind ernst, niemand spricht. Wir wagen es nicht, sie anzusprechen; deshalb fragen wir die Frauen mit den Strohhüten und Schürzen, die ein Stückchen weiter einen Karren beladen. »Immer, wenn eine Atombombe explodiert ist, sitzen da am nächsten Tag Leute«, sagt die eine, »Sitzstreik«, fügt die andere hinzu.

Wir kommen ins Gespräch. Die beiden Frauen sind Tagelöhnerinnen, die nur dann und wann hier arbeiten. Welches Land gestern einen Atomwaffentest unternommen hat, wissen sie nicht und wir auch nicht.

Drei Straßenbahnstationen weiter südlich steigen wir beim Atombomben-Krankenhaus aus. Es ist ein graues, klobiges Gebäude, das eigentlich dringend einen frischen Außenanstrich bräuchte. »Neujahrsspende-Atombomben-Krankenhaus« steht in großen Schriftzeichen oben am Sims und an der Wand neben dem Haupteingang. In diesem Krankenhaus werden nur Hibakusha (sprich: Hi-back-scha) behandelt – Menschen, die von der radioaktiven Strahlung der Atombombe betroffen wurden.

Da wir ganz offiziell angemeldet sind, empfängt uns ein Arzt am Portal, der uns erst einmal dem Direktor vorstellt. Beim obligatorischen Begrüßungstee erfahren wir, daß die Einweihung des Krankenhauses im September 1956 stattfand, daß es 1965, 1968 und 1977 erweitert wurde, daß zur Zeit 170 Betten belegt sind und täglich etwa 130 Patienten zur ambulanten Behandlung kommen. Allein in Hiroshima gibt es 110000 Hibakusha, und sie können sich auch in anderen Krankenhäusern behandeln lassen. Wir wissen daher, als wir zu unserem Rundgang aufbrechen, daß wir nur einen ganz kleinen Teil der Atombombenkranken hier finden werden.

»Krebsstation« steht auf einem großen Schild über der Tür der ersten Abteilung. »Hier kommen überhaupt keine Krankheiten vor, die es in anderen Krankenhäusern nicht auch gäbe.

Dies ist ein Krankenhaus wie andere auch«, sagt der Arzt. Schnelle Blicke in die Krankenzimmer: Wir grüßen freundlich, genauso kommt es zurück, doch unser Begleiter drängelt uns zum Weitergehen: Für ein paar persönliche Worte ergibt sich keine Gelegenheit. Der Rundgang endet in einem Raum mit Hunderten von Gläsern, in Regalen aufgereiht. Darin schwimmen die krankhaft veränderten Organe von Strahlenopfern, eingelegt in Formalin. Nach einer knappen, kühl-wissenschaftlichen Erläuterung dieser Überbleibsel menschlichen Leids, das hier in diesem Krankenhaus zu Ende ging und danach durch Formalin, Glasscheibe und Kommentar zum Studienobjekt herabgewürdigt wurde, stehen wir wieder auf der Straße.

Ratlos sehen wir uns an. Sicher, man hatte uns nicht abgewiesen, sogar recht höflich durchgeschleust. Und wie ergeht es den Patienten in diesem »Krankenhaus wie andere auch«?

Ein paar Tage später steigen wir wieder die grauen Steinstufen zum Haupteingang hinauf, und zwar mit der Amerikanerin Barbara G. und der Japanerin Kiyomi N., zwei freiwilligen Betreuerinnen. Aus einem Abstellraum holen wir einen Wagen, vollgepackt mit Büchern. Zweimal pro Woche ziehen hier die beiden damit von Bett zu Bett. Sie sorgen nicht nur dafür, daß die Kranken genug zu lesen haben: »Viele Atombombenopfer haben keine Familie«, sagt Barbara, »sie bekommen nie Besuch, und wir kümmern uns ein wenig um sie. Es ist eine Abwechslung für sie, wenn ihr heute dabei seid.« Zuerst fällt uns auf, daß über die Hälfte aller Kranken die Bücher nicht annehmen. Sie können sie nicht lesen. Viele von ihnen müssen dicke Brillen tragen, einige erklären, daß sie nur noch hell und dunkel unterscheiden können, andere sind ganz blind. Der Blitz der Atombombe blendete sie, oder sie erlitten eine Trübung ihrer Augenlinse durch die Radioaktivität.

Wir verweilen an vielen Krankenbetten, freundliche Worte werden gewechselt, hier und dort ergibt sich ein längeres Gespräch. Man sieht, daß die Patienten in ihren Dreibettzimmern wohnen. Um das Kopfende vieler Betten ist ein richtiger kleiner Hausstand verteilt – lange Monate müssen sie hier verbringen, immer wieder kommen sie hierher. Über einigen Betten hängen bunte, gefaltete Papierkraniche, »das Symbol für Gesundheit, Glück und Frieden«, wie uns ein alter Mann erklärt. Zwischen den Betten hängen weiße Vorhänge von der Decke bis zum Boden herab. Die meisten dieser Vorhänge sind jetzt zurückgeschoben und zwischen den Kopfenden an der Wand befestigt.

Wo sie zugezogen sind, schirmen sie das Krankenbett dahinter ab. Stille herrscht in solch einem Zimmer, und auch wir gehen leise vorbei.

Wir möchten nicht hinsehen, sehen sie aber doch – diese verkrüppelten Hände der kleinen Frau, die uns freundlich anlächelt, weil sie sich über unseren Besuch freut. Sie scheint Kiyomi und Barbara schon lange zu kennen. In unserem Gespräch geht es um das Tagebuch, das sie täglich führt, und in dem sie nun mit Mühe blättert. Ihre Schrift ist klein und regelmäßig. »Wie jung sie aussieht!« wundern wir uns, während wir den Wagen ins nächste Zimmer schieben. »Sie war noch ein ganz kleines Kind. Ihre Mutter trug sie auf dem Rücken, als der Atomblitz ihr Hände und Füße verbrannte – sie selbst weiß das alles nicht mehr«, erklärt uns Kiyomi.

Zu unserem großen Erstaunen begrüßt eine über siebzig Jahre alte Frau im nächsten Zimmer Barbara und uns auf englisch. Sie wurde von japanischen Eltern in Kalifornien geboren, erfahren wir. Ihre Stimme ist zart und leise. Barbara hat ihr in einer Thermoskanne Hühnersuppe mit Gemüse nach amerikanischer Art mitgebracht. Sie lächelt dankbar, versucht, ein wenig zu essen, aber ihr abgemagerter kleiner Körper scheint nichts mehr annehmen zu können. Als der Krieg ausbrach, war sie vor der antijapanischen Stimmung aus den USA geflohen, nach Hiroshima. Dann erlitt sie die Atombombe. Sie kann besser amerikanisch als japanisch und ist hier sehr einsam – sanft und glücklich spricht sie mit Barbara, die liebevoll ihre Hand hält.

»Dieser wahnsinnige Krieg«, sagt Barbara draußen auf dem Gang.

Atombomben werden eingesetzt

Der Zweite Weltkrieg näherte sich auch im Pazifik seinem Ende. Japan war nach anfänglichen Kriegserfolgen mehr und mehr zurückgedrängt worden und bereit zu Kapitulationsverhandlungen.

In den Vereinigten Staaten waren die ersten drei Atombomben fertig geworden. Seit dem Dezember 1941 war an dieser »Wunderwaffe« rastlos gearbeitet worden – angetrieben von der Befürchtung, ja der Überzeugung, daß Forscher unter Hitler bei der Entwicklung einer Atombombe schon einen gefährlichen Vorsprung hätten. Nach der Kapitulation Deutschlands am 8. Mai 1945 stellte sich heraus, daß es keine deutsche Atombombe gab. Die Forschungs- und Entwicklungsarbeiten am amerikanischen Atomwaffenprojekt wurden trotzdem fortgesetzt. Am 16. Juli 1945 explodierte auf einem Testgelände bei Alamogordo in der Wüste von New Mexico die erste Atombombe der Geschichte, eine Plutoniumbombe. Die nächsten Atombomben sollten nun gegen Japan eingesetzt werden. Einige Wissenschaftler, die an der Entwicklung dieser Waffe mitgearbeitet hatten, erhoben warnend ihre Stimme, aber sie konnten sich nicht gegen Politiker und Militärs durchsetzen, die, diese neue »Wunderwaffe« in der Hand, nicht auf die Demonstration ihrer götterähnlichen Macht verzichten wollten. Mehr noch als Japan selbst sollten zukünftige Gegner der Vereinigten Staaten durch diese Macht beeindruckt werden – der »kalte Krieg« zwischen den USA und der UdSSR war schon abzusehen und forderte, noch bevor er offenkundig wurde, durch die Atombomben seine ersten Opfer[1].

Bei Tagesanbruch des 6. August 1945 starteten von der pazifischen Insel Tinian sieben Bomber: drei Wetter- und Aufklärungsflugzeuge, zwei Beobachtungsflugzeuge, eine Reservemaschinc und eine, genannt »Enola Gay«, mit der Atombombe. Die Sicht über Hiroshima war so klar, daß die Stadt schon aus 100 Kilometern Entfernung zu sehen war. Um 8.15 Uhr Ortszeit wurde die Atombombe in einer Höhe von etwa 10000 Metern ausgeklinkt. 43 Sekunden später detonierte sie 580 Meter über der ungewarnten Stadt Hiroshima.

Die Atombombe, die Hiroshima zerstörte, enthielt Uran 235. Nach der ersten Atombombe, die bei Alamogordo in New Mexico, und der zweiten, die über Hiroshima detoniert war, besaßen die USA nach dem 6. August 1945 noch eine weitere fertiggestellte Atombombe: eine Plutoniumbombe. Begründet wurde ihr Einsatz damit, den Japanern solle gezeigt werden, daß den Amerikanern massenhaft Atombomben zur Verfügung stünden und daher jede weitere Verteidigung Japans zwecklos sei. Die dritte Atombombe wurde am 9. August 1945 um 11.02 Uhr über der ebenfalls völlig unvorbereiteten Stadt Nagasaki abgeworfen.

Die Atombomben von Hiroshima und Nagasaki

Hiroshima	Nagasaki
genannt: »Little Boy«	genannt: »Fat Man«
Sprengkraft: etwa 13 Kilotonnen	Sprengkraft: etwa 22 Kilotonnen
Größe: Länge 3 Meter Durchmesser 70 Zentimeter	Größe: Länge 3,5 Meter Durchmesser 1,5 Meter
Gewicht: 4 Tonnen	Gewicht: 4,5 Tonnen
Sprengmaterial: etwa 10 Kilogramm Uran 235, davon explodierte knapp 1 Kilogramm	Sprengmaterial: etwa 5 Kilogramm Plutonium 239

Hiroshima

Es gibt wenige Fotografien von der Stadt Hiroshima zur Kriegszeit vor jenem verhängnisvollen Morgen. Die Stadt war zum Militärsperrbezirk erklärt worden, in dem das Fotografieren verboten war. Neben Werften und Munitionsfabriken befand sich im alten Schloß von Hiroshima die Befehlszentrale für die Verteidigung Südjapans.

Das Zentrum von Hiroshima liegt im Mündungsdelta des Otagawaflusses. Die Arme dieses Flusses umschließen fünf Inseln, die durch viele Brücken miteinander verbunden sind.

Auf den ungefähr fünf Quadratkilometer großen Inseln war das Einkaufszentrum mit seinen Straßen, Bankgebäuden und Wohnhäusern. Umgeben war die Stadtmitte von Industrieanlagen und weiteren Wohngebieten, die sich bis zu den Bergzügen erstreckten, die Hiroshima im Westen, Norden und Osten umgeben. Am Meer im Süden befand sich der Hafen und ein kleiner Flugplatz.

Während eine japanische Stadt nach der anderen durch Luftangriffe in Trümmer und Asche gelegt wurde, war Hiroshima aus damals unerklärlichen Gründen bis Anfang August 1945 noch nicht bombardiert worden. Die Bewohner stellten verschiedene Vermutungen darüber an, und am plausibelsten schien die Erklärung, daß die zahlreichen Auswanderer aus Hiroshima in den USA eine Schonung ihrer Heimatstadt erwirkt hätten. Aber trotz dieser Hoffnungen wurde mit Luftangriffen in nächster Zukunft gerechnet.

Aufgrund bitterer Erfahrungen, die bei Großfeuern in mit Phosphorbomben angegriffenen Städten gemacht worden waren, hatte man in Hiroshima beschlossen, Evakuierungen durchzuführen und Brandschneisen durch die Stadt zu legen. Seit dem 25. Juli 1945 arbeiteten in der Stadt jeden Tag über 12000 Freiwillige – insbesondere Schüler und Schülerinnen aus der Umgebung – an den Vorbereitungen für einen solchen umfassenden Luftschutz.

Ungefähr 400000 Menschen (entspricht etwa der Einwohnerzahl Nürnbergs im Jahr 1945 oder Bochums 1981) halten sich am Morgen des 6. August 1945 in Hiroshima auf. Kurz nach 7 Uhr wird wegen eines Aufklärungsflugzeugs Luftalarm gegeben, der aber 20 Minuten später wieder aufgehoben wird. Um 8.15 Uhr sind die Menschen auf dem Weg zur Arbeit, Schüler und Soldaten treten zum Morgenappell an. Etwa 60000 Koreaner leben in Hiroshima. Viele von ihnen müssen in den Waffenfabriken Zwangsarbeit leisten. Auch Kriegsgefangene gibt es in der Stadt: Chinesen und Amerikaner.

Die Sonne scheint, nur wenige Wolken stehen am hellen Himmel. Kinder spielen in den Vorgärten. Aber noch ist Krieg.

Über der Stadt ein fernes Motorengeräusch. Dem Stadtzentrum nähern sich, in einer Höhe von 10000 Metern, drei amerikanische Bomber. Da es nur drei sind, Bombenangriffe auf Städte außerdem meist nachts geflogen werden, hält man sie ebenfalls für Aufklärungsflugzeuge, und es wird kein Luftalarm gegeben.

Die Atombombe wird abgeworfen.

Danach fliehen die Bomber mit höchster Geschwindigkeit und befinden sich zum Zeitpunkt der Explosion etwa 16 Kilometer nordwestlich der Stadt.

Die Atombombe explodiert 580 Meter über dem Stadtzentrum. Der Himmel verschwindet hinter dem glutweißen Licht eines Feuerballs. Seine Temperatur entspricht in diesem Moment der Oberfläche der Sonne. Tosendes Brüllen begleitet die sich ausbreitende Druckwelle. Sekunden später erhebt sich eine pilzförmige Rauchwolke von 17000 Metern Höhe.

Menschen im Freien empfanden die Hitze wie einen Peitschenschlag. In einem Umkreis bis zu 3,5 Kilometern Entfernung trugen sie Verbrennungen davon, Verbrennungen der Haut und Haare oder, wenn sie in den Lichtblitz geschaut hatten, Verbrennungen der Netzhaut. Kleidung und die japanischen Holzhäuser fingen dort augenblicklich Feuer. Innerhalb von einem Kilometer vom Explosionszentrum schmolz Eisen und die Oberfläche von Granitsteinen. Menschen in unmittelbarer Nähe verglühten oder lösten sich in ein Nichts auf, wie jener Unbekannte, von dem nur ein Schatten auf den Betonstufen der Sumitomo-Bank zurückblieb. Es brannten über 60000 Häuser, das entsprach 80 Prozent der Häuser der Stadt. Die Gewalt der Druckwelle wird in der Nähe des Explosionszentrums auf annähernd 35 Tonnen pro Quadratmeter geschätzt, 1300 Meter davon entfernt immer noch auf 7 Tonnen pro Quadratmeter. Die Wirkung auf den menschlichen Körper bestand nicht nur darin, daß einige Opfer viele Meter durch die Luft geschleudert wurden. Der Druck ließ die Augen aus ihren Höhlen treten, Eingeweide bersten, riß verbrannte Haut und Kleidung vom Körper. Noch in einer Entfernung von vielen Kilometern kam es durch die Druckwelle bei den Opfern zu Trommelfellverletzungen.

Holzhäuser innerhalb von 2,3 Kilometern wurden völlig, innerhalb von 3,2 Kilometern zum größten Teil zerstört. Die Außenwände der meisten großen Zementgebäude blieben stehen, aber Böden und Decken, Türen und Fenster zerbarsten, so daß das Innere dem rasenden Feuer zum Opfer fiel. Insgesamt wurden 92 Prozent aller Gebäude der Stadt zerstört.

Was aber die Atombombe von allen bisher eingesetzten Waffen grundsätzlich unterschied, war die radioaktive Strahlung. Bei der Explosion entstand durch die Kernspaltung für einige Sekunden die Anfangsstrahlung, die sich in einem Umkreis von 2,3 Kilometern auswirkte. Sie durchdrang selbst dicke Betonwände und verurteilte damit auch die von direkten Verletzungen Verschonten zu Wochen bis Jahre dauerndem Siechtum und Tod.

Dazu kam die gleich anschließend vom Boden und den Trümmern ausgesandte radioaktive Strahlung, denn die Atombombe hatte die Erdoberfläche verseucht. Jeder, der dieses Gebiet innerhalb der nächsten Tage betrat, um zu helfen oder um Angehörige zu suchen, wurde selbst zum Opfer. Ebenfalls Radioaktivität in tödlich hoher Dosis enthielt der durch strahlende Asche schwarze Regen, der etwa 30 Minuten nach der Explosion einsetzte und etwa 90 Minuten anhielt.

Die meisten Stadtbewohner wurden getötet oder verletzt.

Es gab kein unbeschädigtes Krankenhaus mehr. Nur ein Zehntel aller Ärzte und Krankenschwestern blieben einsatzfähig – über die Hälfte waren tot, die anderen so schwer verletzt, daß sie selbst Hilfe brauchten. Trotzdem versuchten viele Verwundete mit medizinischer Ausbildung, den unzähligen Leidenden zu helfen.

Es gab keine Möglichkeit, das Feuer zu bekämpfen. Die meisten Feuerwehrleute waren tot, die Wasserrohre geschmolzen. Nach einer Stunde stand die ganze Stadt in Flammen. Sie brannte bis in die Nacht hinein, einige große Gebäude tagelang.

Die Atomexplosion ließ nicht nur eine Atomtrümmerwüste, die Schatten zu Asche gewordener Menschen und verkohlte Leichen zurück. Hiroshima war verwandelt in einen Ort millionfacher Folter und Qual, erfüllt von Wimmern, Heulen, Angst und Flucht.

Und auf Tote, Sterbende und Überlebende fielen schwarze Regentropfen. Die Menschen waren aus der Flammenhölle geflohen; sie flüchteten nicht vor dem radioaktiven, schwarzen Regen.

Nagasaki

An der Westküste von Kiushu, der südlichen der vier Hauptinseln Japans, liegt Nagasaki. Seitdem die ersten Europäer vor gut 400 Jahren japanischen Boden betraten, hat diese Stadt einen internationalen Seehafen. Die übrigen Häfen Japans blieben für den größten Teil dieser Zeit allen ausländischen Schiffen verschlossen. Die Berührung mit dem Ausland fand nur über Nagasaki statt. Daher gab es in Nagasaki die meisten Christen Japans und eine internationale Atmosphäre, wie in keiner anderen japanischen Stadt zu jener Zeit.

Der Hafen der Stadt ist während des Kriegs zu einem wichtigen Marinestützpunkt geworden. In den Werften, Rüstungs- und Munitionsfabriken der Stadt arbeiten nicht nur Einheimische, sondern auch Kriegsgefangene und viele tausend Zwangsarbeiter aus Korea und China. Ungefähr 360000 Menschen halten sich an jenem Tag in der Stadt auf.

Die Sonne scheint, nur wenige Wolken stehen am hellen Himmel. In der Urakami-Kathedrale, der größten katholischen Kirche Ostasiens, haben sich am 9. August 1945 um 11 Uhr vormittags Gläubige zur Beichte versammelt. Kinder spielen auf den Schulhöfen. Aber noch ist Krieg.

Zwei amerikanische Bomber nähern sich in einer Höhe von 10000 Metern. Es wird kein Luftalarm gegeben.

Die Atombombe wird abgeworfen.

Sie explodiert 490 Meter über der Stadt, 500 Meter entfernt von der Urakami-Kathedrale. Unsagbar stechend weißes Licht. Brüllender Donner. Die Betenden in der Urakami-Kathedrale erstarren zu Asche. Die Welt verwandelt sich im selben Augenblick.

Bericht von Yoshie Manabe, am 6. August 1945 zwanzig Jahre alt, Hiroshima.

Da, plötzlich erfaßte bläuliches Licht den ganzen Himmel und meine Augen. Im gleichen Moment stürzte unser Haus in sich zusammen. Nichts habe ich verstanden.

Ein paar Minuten war ich völlig verwirrt. Um mich wirbelte Sand und Asche. Irgend etwas Furchtbares ist passiert! Unser Haus muß direkt getroffen worden sein! Wo ist die Mutter? Wo ist mein Bruder? Mühsam hebe ich meinen Kopf und sehe von allen Häusern nur noch die Dächer! ...

Unter dem Nachbarhaus waren eine Frau, ihr Baby und ein kleiner Junge verschüttet. »Hilfe! Hilfe!« hörten wir, und das Baby schrie. Das Haus fing an zu brennen. Und ich, wenn ich jetzt nicht rauskomme, sterbe ich in den Flammen! »Mutter!« »Yoshie!« ... Wie Stunden erschienen mir diese Augenblicke – Mutters schmerzverzerrtes Gesicht, ihre wirren Haare ... Die Hitze ist schon zu spüren! »Mutter!« »Bleib tapfer!« schrie meine Mutter. Und sie entwickelte übermenschliche Kräfte. Mit ihren verbrannten Händen erzwang sie eine kleine Spalte zwischen den Balken. Rausgekommen! Ein langer Nagel hatte sich in meinen Rücken gebohrt; in dem Moment spürte ich die Schmerzen nicht. Blutbedeckt und fast nackt war ich befreit. Die Stimme der Nachbarsfrau war leise geworden. »Hilfe! Jedenfalls das Kind retten«, stöhnte sie. Aus. Flammen schossen aus dem Haus. Wir wollten, aber konnten nicht mehr helfen. Außer sich vor Furcht bewegten sich Verletzte vorbei, weg vom Feuer. »Bitte, helfen Sie, da sind Menschen drunter«, baten wir die Männer. Aber mit ziellosen Blicken wankten sie vorbei. Es wurde unerträglich heiß um uns. Mutter sagte: »Laß uns aufgeben und fliehen!« Sie nahm mich an die Hand, und wir flohen zu den Bergen. Jetzt bemerkte ich meinen Körper. Zwei Schnitte an meiner Brust, etwa zehn Zentimeter lang, taten sich auf, und das Fleisch war blutig zu sehen. Auf der Straße lag ein Einwickeltuch, und meine Mutter verband mich damit, versuchte, die Wunden zusammenzudrücken. Über die Tsurumi-Brücke, Hijiyama-Brücke zum Hijiyama-Hügel. Dort gab es viele Bunker, und wir wollten gleich in den ersten. Aber die Bunker waren voll. Meine Mutter bat für ihre schwerverletzte

Tochter. Von drinnen hörten wir eine ältere Frau: »Bitte, ein wenig Platz machen!« Etwa zwanzig Menschen drängten sich im Bunker, zwanzig Menschen, die mit letzter Kraft geflohen waren – unter ihnen schwer Verletzte und Sterbende.

Ich erkannte in der Frau, die mich hereingelassen hatte, die Lehrerin meiner Schwester ... es war, als hätte ich einen Engel in der Hölle getroffen.

Ich hatte nur die Unterhose an und das Tuch, und ich schämte mich. »Hier ist Scham unnötig«, sagte sie. Wir lebten ja noch ...

Drei Tage waren wir in dem Bunker. Die Menschen starben, obgleich sie noch kurz vorher etwas gesagt hatten – einer nach dem anderen. Nach den drei Tagen waren wir nur noch zu dritt ... Reisbälle wurden verteilt, aber ich konnte nichts essen. Ich fieberte. Meine vielen Wunden schmerzten und eiterten. Die Verbrennungen bereiteten meiner Mutter große Schmerzen. Sie bekam auch Fieber, und ihre Hautfarbe veränderte sich ...

Am Tag nach der Bombe hatten wir gehört, daß meine Schwester und ihr Mann bei der Tsurumi-Brücke am Fuße des Hijiyama-Hügels seien. Mutter ging sie suchen und fand sie. Ich folgte. »Kimie! Kimie! Schwester! Schwester!« riefen wir. Sie antwortete ganz leise. Ihr Blick war hohl. »Ich kann mich nicht mehr bewegen. Es ist aus«. Beim Wiedersehen hatten wir vor Freude geweint. Aber innerhalb eines Tages hatte sie sich schrecklich verändert, war blau geworden, eingefallen ...

Unter ihr trieben im Fluß Menschen, viele einzeln, aber manche hielten sich auch umarmt ... Die Hölle. Ich war traurig und wütend und voller Angst vor dem Krieg.

Am Flußdeich und an den Straßenbahngeleisen entlang lagen grausam Verletzte, wie meine Schwester. Menschen mit herausgedrückten Augen waren dabei, Menschen, in deren Körper zahllose Glassplitter steckten. »Mutter!« riefen sie und die Namen ihrer Frauen, Kinder – dann verstummte eine Stimme nach der anderen ... es ist nicht möglich, niederzuschreiben ... getröstet hätten sie werden wollen ...

Nach zwei Tagen sahen wir dann den Mann meiner Schwester. Sein Gesicht war völlig schwarz verbrannt, die Augen fast zugeschwollen. Er konnte kaum den Mund aufmachen. Seine Hände und Füße ähnelten verbrannten Fischen. In Sandalen konnte er mit Mühe laufen. Er hatte Kimie hierhergeschleppt und war dann uns suchen gegangen.

Schwer Verletzte wurden mit Lastwagen nach Ninoshima gebracht. Meine Schwester und der Schwager kamen auf so einen Lastwagen. Er sagte noch zu meiner Mutter, wir müßten schnell die Stadt verlassen. Meine Schwester soll auf dem Transport, er soll am nächsten Tag gestorben sein ... Meine Mutter litt furchtbar unter ihren Verbrennungen. Der Gestank ihrer Wunden ist mir so unvergeßlich, als wäre es heute ... Sie quälte sich schrecklich und starb im April des folgenden Jahres. Ihre Kraft, die mein Leben rettete, konnte ihr eigenes Leben nicht retten ...[2]

Bericht von Toshiko Saeki, sie erlebte den Atombombenabwurf etwa 18 Kilometer von Hiroshima entfernt.

Es gab einen Luftalarm ... Aber auf dem Lande nahmen die Leute so einen Luftalarm nicht so ernst ... Bald wurde der Luftalarm wieder aufgehoben. Ich beruhigte mich völlig ...

Da erschien plötzlich ein unheimliches Licht am Himmel und ich spürte eine heiße Welle an meinem ganzen Körper. Kurze Zeit später kam ein großes Getöse, die Schiebetüren im Haus flogen heraus ... Erstarrt vor Schreck blickte ich zum Himmel und sah eine wellig aufsteigende, unheimliche Wolke, wie ich sie nie zuvor gesehen hatte. Ich fing an, laut zu weinen, denn ich dachte an meine Verwandten, die wahrscheinlich jetzt in Hiroshima umherirrten.

Bald fielen vom wolkigen Himmel große, pechschwarze Regentropfen. Mit dem Regen fielen Papierfetzen herab. Ich wollte sie lesen, aber sie waren verbrannt und unlesbar.

Ich spürte, daß etwas Schlimmes in Hiroshima geschehen war und entschloß mich, dort hinzueilen. Aus der Hand meiner zitternden Schwester nahm ich etwas Proviant, Reisklöße und eine volle Wasserflasche. Dazu nahm ich den Verbandkasten auf meine Schulter. Sie trieb mich zur Eile an: »Du mußt unbedingt die Mutter und die Schwester hierherbringen!« ... Ich rannte fast. Als ich zu der Straße kam, auf der sonst der Bus fuhr, blieb ich entsetzt stehen. Nicht einmal zwei Stunden waren vergangen seit dem schrecklichen Blitz, dem Donner und den großen schwarzen Tropfen – jetzt war die Straße voll mit Flüchtenden. Entsetzte Augen starrten aus jedem Gesicht. Sie schauten nur geradeaus. Endlich konnte ich einen Mann fragen: »Welcher Bezirk in Hiroshima wurde denn angegriffen?« Er hielt nicht einmal an. »Angegriffen, angegriffen, so schrecklich«, sagte er und lief weiter. Nachdem ich etwa dreißig Minuten gelaufen war, sah ich einen nackten Mann mir entgegenkommen. Er hielt ein verkohltes Stück Blech über seinen Kopf. Ängstlich schaute ich in sein blutüberströmtes Gesicht. Arme, Beine – der ganze Körper war so schwarz – er war völlig verwandelt – er sah nicht mehr wie ein irdischer Mensch aus. Ich konnte ihn kaum ansehen, wich aus und wartete, bis er vorübergelaufen war. Als ich ihm nachsah, sprach ich ihn, ohne darüber nachzudenken, doch an: »Du, warte!« Fragend sah er mit glänzenden Augen in mein Gesicht und sagte dann: »Du bist ja Toshiko!« und fing an zu weinen. Als ich die Stimme hörte, erkannte ich meinen älteren Bruder. In dieser schrecklichen Gestalt – aber ich hatte ihn ansprechen müssen – wir weinten beide ... Immer wieder bat ich, ihn nach Hause bringen zu dürfen. »Komm, du bist verletzt, ich bringe dich heim.« Aber er wollte nicht und trieb mich an: »Schnell, schnell, geh nach Hiroshima.« Schwer trennte ich mich von ihm, aber dann liefen wir in entgegengesetzte Richtungen weiter.

Die Zahl der Flüchtenden schien während der ganzen Zeit nicht abzunehmen. Als ich über den Hügel kam, taumelten mir Frauen und Kinder entgegen, alle nackt ... Es gab niemanden, der in die Stadt Hiroshima lief. Jemand warnte mich: »Es ist zwecklos, nach Hiroshima zu gehen. Sie finden keine Angehörigen. Sie begeben sich in den Tod. Kehren Sie um, rate ich Ihnen!« Aber in meiner Sorge hörte ich nicht auf den gutgemeinten Rat und eilte weiter nach Hiroshima hinein.

Fünf Stunden, nachdem ich das Haus meiner Schwester verlassen hatte, kam ich in die Stadt. Sie war überall ein Flammenmeer. Ich wußte nicht mehr, wie ich weiterkommen sollte. Alle Straßen waren von Leichen und Verletzten verstopft. Ich war gezwungen, über sie zu steigen. Die Hitze des Feuers und die Hitze des Augusts ... Aus einem Bassin schüttete ich Wasser auf meinen Kopf und eilte triefend naß weiter, zu dem Bezirk, in dem meine Mutter war. Das war wie in der Hölle. Den Sterbenden gab ich Wasser aus meiner Flasche. Eine Frau war darunter, die meiner jüngeren Schwester ähnlich sah. Ich rief ihren Namen, aber sie konnte nichts mehr sagen – sie schüttelte ein wenig den Kopf und starb.

So sehr ich es auch versuchte, ich konnte mich Hirose-cho, dem Bezirk mit meiner Mutter, nicht weiter nähern ... Ich gab es auf und entschloß mich, in Lazaretten zu suchen.

Heute blicke ich zurück. Nach dem entsetzlichen Blitz vom 6. August habe ich innerhalb von 70 Tagen dreizehn Angehörige verloren: meine Mutter, meine Schwiegermutter, meinen Schwiegervater, meinen ältesten und zweitältesten Bruder, meine jüngere Schwester, meine Schwägerin, eine Nichte, einen Neffen, zwei Onkel, eine Tante, eine Kusine – sie kommen nie mehr wieder ... Bei mir hinterließ der Krieg die Atombombenkrankheit.[3]

Tamiki Hara: Dies ist ein Mensch

Dies ist ein Mensch
Seht,
die Atombombe
hat ihn
verändert

Der Körper ist
grauenvoll
angeschwollen
Mann oder Frau
kein Unterschied

Ach, über
geschwollene
Lippen
verkohlter
eiternd zerstörter
schwarzer Gesichter

»Hilf, bitte hilf«

Leise entschwindende
winzige Worte

Dies ist ein Mensch
Dies ist das Gesicht
eines Menschen

Hilfe von außerhalb war die einzige Hoffnung für die Überlebenden der toten Städte. Nachrichtensysteme in und um die Stadt herum waren zerstört, deshalb mußten die ersten Nachrichten zu Fuß überbracht werden. Sobald es möglich war, eilten Helfer in die verseuchte Atomwüste. Ohne von der Radioaktivität zu wissen, suchten sie nach ihren Angehörigen, Freunden oder nach deren Überresten und ahnten nicht die Gefahr, die noch immer von den verkohlten Trümmern ausging.

Hilfstruppen der Armee verteilten Reis, brachten Medikamente und Verbandmaterial – aber dennoch konnte den zahllosen Verletzten wenig geholfen werden, auch wenn sie schließlich ein Notlazarett erreicht hatten.

Die meisten Gebäude, deren Mauern stehengeblieben waren, einige Schulen, das nur 500 Meter vom Explosionsnullpunkt entfernte Fuchiya-Kaufhaus und auch die Ruine des Rotkreuz-Krankenhauses, wurden zu Erste-Hilfe-Stationen (Explosionsnullpunkt: Der Punkt auf der Erdoberfläche, der senkrecht unter dem Detonationszentrum der Atombombe liegt). Tomiko Ikeshoji, Hilfsschwester des Roten Kreuzes, erinnert sich an die Szene vor dem Krankenhaus. Der Boden war bedeckt von Verwundeten. Sie selbst war schwer verletzt. »Es gab nicht genügend Platz für die Verletzten im Krankenhaus des japanischen Roten Kreuzes«, berichtet sie, »sie lagen vor dem Eingang und baten um Wasser, Wasser ...« Verwundete klammerten sich an ihrer Kleidung fest, als sie ihnen das Wasser brachte. Auch diejenigen, die nicht ungeschützt in der sengenden Augustsonne liegen bleiben mußten, fanden in den Notunterkünften kaum Hilfe, waren doch die meisten Krankenschwestern und Ärzte tot und auch die meisten Angehörigen der Verletzten. Der Arzt Michihiko Hachiya berichtet darüber in seinem ›Hiroshima-Tagebuch‹:

> Wie eine Lawine überschwemmten die Menschen das Krankenhaus. Sie fanden keinen Freund oder Verwandten vor, der für sie sorgen, keinen, der ihnen Speisen zubereiten konnte. Alles ging durcheinander. Schlimmer wurde die Lage durch das Erbrechen und den Durchfall. Patienten, die nicht gehen konnten, entleerten Blase und Darm, wo sie gerade lagen. Die Gehfähigen tasteten sich bis zum Ausgang und erleichterten sich dort. Wer ins Krankenhaus oder hinaus

wollte, konnte nicht vermeiden, in diesen Schmutz zu treten, so dicht häufte er sich. Der Vordereingang war über Nacht von Kot bedeckt, und es ließ sich nichts dagegen tun; denn es gab keine Bettpfannen, und selbst wenn welche dagewesen wären, gab es niemand, der sie den Patienten hätte bringen können.

Das Entfernen der Toten war dagegen ein geringeres Problem, die Reinigung der Räume und Flure von Urin, Kot und Erbrochenem aber unmöglich.

Die Verbrannten litten am schwersten, weil ihre Haut sich abschälte und ihr feucht glänzendes, rohes Fleisch dem Schmutz und der Hitze ausgesetzt war. Dies war die Umgebung, in der die Kranken es aushalten mußten! Die Haare standen einem zu Berge, doch es gab keine Mittel, die Situation zu verbessern.

Das Verbandmaterial ging schnell zu Ende, und zur Behandlung der Brandwunden gab es nur Mercurochrom, eine rote Desinfektionsflüssigkeit. In dieser Situation wurden die Brandwunden sogar mit Zeitungspapier abgedeckt, aber auch das gab es kaum noch in der verbrannten Stadt. Die Wunden eiterten und stanken. Millionen von Fliegen und Mücken quälten die Leidenden und Sterbenden. Die meisten Opfer fielen in tiefe Apathie – aber nicht wenige verloren auch den Verstand. Überlebende erwähnen das sehr oft – aber selten wird diese Folge des Schocks beschrieben.

In einer Szene aus ›Hadashi no Gen‹, der autobiographischen Geschichte des Überlebenden Keiji Nakazawa, sieht der durch die Atomwüste irrende siebenjährige Junge Gen eine verletzte Mutter, die, umgeben und bedeckt von unzähligen Maden und Fliegen, vor der Leiche ihres Sohnes kniet. Er fragt sich, warum sie sich gar nicht wehrt und meint dann, sie sei wohl zu schwach dazu. Als er ihr helfen will, die Fliegen zu verjagen, schreit sie: »Du Idiot! Was machst du da?« »Ich wollte Ihnen nur helfen!« »Versuch ja nicht, meine wertvollen Fliegen zu verjagen!« erwidert sie und schlägt ihn ins Gesicht. »Komm zurück!« ruft sie zum Himmel. »Komm zurück Shotaro!« »Was machst du nur?« fragt Gen. »Es tut mir leid, daß ich dich geschlagen habe Kleiner«, sagt sie, »aber diese Fliegen sind die Reinkarnation meines einzigen Sohnes Shotaro . . .«, und sie erzählt ihm von ihrem Sohn, der, nachdem sie ihren Mann im Krieg verloren hatte, der Sinn ihres Daseins geworden war. Gen läßt sie weinend zurück.

Unzählige Opfer kommen zu den Notlazaretten. Es wird versucht, etwas für sie zu tun. In dem Bericht von Yoshie Manabe heißt es:

> Jemand sagte mir, es gäbe Ärzte von außerhalb im Einsatz. In langer Reihe standen wir an. Wenn das Motorengeräusch eines Flugzeuges sich näherte, flohen Ärzte und Patienten in alle Richtungen. War der Himmel wieder ruhig geworden, bildete sich die Reihe der zerschlissenen Menschen erneut.
>
> Behandelt werden konnte ich nicht, als ich dran war. Maden und Fliegen saßen auf meinen eiternden Verletzungen und bewegten sich in den wunden Höhlen. Was getan werden konnte: die Maden entfernen. Und die Wunden wurden mit Wasser gewaschen, weil es keine Medikamente gab.[4]

In dieser Zeit starben täglich viele tausend Menschen in Hiroshima. In der Nacht zum 9. August schrieb der Arzt Hachiya:

> Ich wußte nicht, was diesen Geruch erzeugen konnte, bis mich jemand darauf hinwies, daß Sanitäter draußen die Überreste der Getöteten verbrannten. Ich sah dann auch zahlreiche Feuer in allen Stadtteilen. Zuvor hatte ich geglaubt, sie wären im Schutt neu entstanden. In Richtung Nigitsu loderte ein besonders großes, da dort die Toten zu Hunderten eingeäschert wurden. Mich ergriff bei der plötzlichen Erkenntnis, daß diese Flammen die Scheiterhaufen für Tote waren, ein solcher Schauder, daß ich mich ein wenig erbrechen mußte.

Von außerhalb wurde Verbandmaterial und Nahrung gebracht, und Ärzte und Schwestern hofften, langsam wirklich helfen zu können – da schien die Ruhr auszubrechen. Die Kranken bekamen Fieber und blutige Durchfälle. Sie wurden unter großen Schwierigkeiten in Isolierbaracken geschafft, ob sie wollten oder nicht. Ihre Versorgung war dort noch schwieriger.

Bald aber mehrten sich unerklärliche Symptome: Die Haare fielen aus, das Zahnfleisch blutete, es blutete unter den Fingernägeln, fleckförmige Blutungen unter der Haut entstanden am ganzen Körper. Die Ärzte waren ratlos. Hatte diese neue Bombe einen unbekannten Krankheitserreger oder Giftgas verbreitet?

Die Menschen starben, und keiner konnte ihnen helfen; auch die, die scheinbar unverletzt blieben, waren darunter. Am 18. August berichtet Dr. Hachiya über einen Mann, der unverletzt geblieben war, obgleich er nur etwa 400 Meter vom Explosionsnullpunkt entfernt gearbeitet hatte:

»Wie konnten Sie ohne Wunde überleben, da doch fast jeder in Ihrer Umgebung getötet oder verletzt wurde?« fragte ich ihn. »Mich hat die dicke Betonwand des Hauses geschützt«, antwortete Herr Hirohata, »aber alle, die sich in der Nähe von Fenstern aufhielten, waren sofort tot oder starben nachher an Verbrennungen oder Schnittwunden. Wir hatten gerade Ablösung der Nachtschicht, als die Explosion erfolgte. Mindestens vierzig Personen wurden dicht am Eingang getötet. Ungefähr fünfzehn Angestellte der technischen Abteilung, die draußen mit freiem Oberkörper Gymnastik trieben, waren sofort tot ... Wie kommt es, daß mir die Haare ausfallen und ich mich so schwach fühle? Ich bin unruhig, Doktor, weil man mir gesagt hat, ich müsse sterben, und einige Leute, die auch nach der Pika (der Atombombenblitz wird von den Überlebenden Pika genannt; d. Verf.) keine sichtbare Verletzung hatten, bereits gestorben sind.« »Ich glaube, Sie brauchen sich keine Sorgen zu machen, Herr Hirohata«, antwortete ich und versuchte, ihn zu beruhigen. »Sie haben, wie so viele andere, ein entsetzliches Erlebnis hinter sich und zu allem Überfluß haben Sie sich hinterher noch Tag und Nacht mit Arbeit in Ihrem Dienst angestrengt. Wie können Sie da etwas anderes erwarten? Sie müssen nach Hause gehen, sich ganz ruhig hinlegen und soviel Nahrhaftes essen wie möglich.« Ich konnte schon an der Art, wie der Ärmste dasaß, an seiner Sprache und an der Hautfarbe erkennen, daß er sterben mußte. Doch was konnte man dagegen tun?[5]

Ein Vater berichtet über den Tod seiner Tochter:

Meine Tochter arbeitete mit ihren Klassenkameraden tausend Meter vom Explosionszentrum entfernt ... Am nächsten Tag fand ich sie im Haus eines Freundes. Sie hatte keine Verbrennungen und nur kleine äußerliche Wunden, so konnte ich sie in unser Haus auf dem Land mitnehmen. Eine Weile ging es ihr ganz gut, aber am 4. September wurde sie plötzlich krank ... Das war keine normale Krankheit ... Sie hatte Flecken am ganzen Körper ..., ihr Haar fing an, auszufallen. Viele Male erbrach sie kleine Klumpen von Blut. Schließlich blutete sie im ganzen Mund. Und ihr Fieber war zu dieser Zeit sehr hoch ... Ich sagte der Familie, niemand dürfe sie berühren, und alles, was sie gebraucht und berührt hatte, müsse desinfiziert werden ... Wir hatten alle Angst davor, und nicht mal der Arzt wußte, was das war. Nach zehn Tagen Todeskampf und Qual starb sie am 14. September ...

Ach, wie furchtbar, daß meine Tochter, die nichts für den Krieg konnte, so umgebracht worden ist ...[6]

Aber auch Helfer, die erst nach dem Abwurf der Atombombe in die Stadt gekommen waren, wurden schwer krank, und viele starben. Der Marinesoldat Saburo Takada, stationiert auf der Insel Etajima, 17 Kilometer von der Stadtmitte Hiroshimas entfernt, berichtet:

Als die Atombombe auf Hiroshima fiel, machten wir gerade nach einer morgendlichen Übung Frühstückspause, befanden uns also im Haus. Vom Blitz haben wir nichts gesehen, aber die Erde bebte durch den Knall, und ein paar Fensterscheiben gingen zu Bruch. Draußen sahen wir die Pilzwolke über Hiroshima und schwarzen Rauch. Um 10.20 Uhr kam der Befehl von der Zentrale in Ujina, in Hiroshima Hilfe zu leisten, und wir sind sofort losgefahren. Die Zentrale in Ujina teilte uns zu den Hilfsarbeiten ein. Entlang des Flusses Otagawa sollten wir Verletzten helfen und sie zur nächstgelegenen Hilfsstation bringen. Wir haben Verletzte und Tote aus dem Fluß auf unsere Fähren geholt und sie aus dem Zentrum hinausgebracht ... Zwei Wochen lang haben wir Verletzten geholfen und Tote bestattet, haben bis zur absoluten Erschöpfung gearbeitet. Wir waren ständig dort, und wir haben da auch unseren Reis gegessen ... Am 20. August, mittags, kamen wir zurück nach Etajima. Am 13. September wurde unsere Abteilung aufgelöst. Danach ist mein Freund, der mit mir in Hiroshima gearbeitet hatte, unter den gleichen Symptomen wie andere Hiroshimaopfer gestorben. Ich selbst hatte ungefähr seit dem 12. August Müdigkeit, Kopfschmerzen und Schwindelanfälle. Drei Tage vor Auflösung der Truppe bekam ich Durchfall, Bauchschmerzen und Haarausfall, später Augenschmerzen. Nach Auflösung der Truppe blieb ich weiterhin krank und trotz Behandlung bin ich auf dem linken Auge erblindet ...[6a]

Der erste westliche Journalist, Wilfred Burchett, kam am 3. September nach Hiroshima; hier sein Bericht:

... Hiroshima. Dort gab es keine Stadt mehr. Es gab nur noch Asche. Über der Fläche lag ein unheimlicher, fremder Schwefelgeruch, und feine Rauchschwaden stiegen vom Boden auf. Nur wenige Leute gingen zwischen den Trümmern umher, und sie trugen einen Mundschutz. Keiner hielt an, um mit dem anderen zu sprechen. Ich ging zu einem Krankenhaus, das am Rande der Stadt unzerstört geblieben war. Dort waren die Menschen in verschieden fortgeschrittenen Krankheitsstadien. Sie lagen alle im Sterben, doch man versorgte sie bis dahin so gut man konnte – die Ärzte sagten, daß sie nicht wüßten, warum sie starben. Das einzige, was sie medizinisch feststellen konnten, war ein akuter Vitaminmangel, deshalb gab man den Patienten Vitaminspritzen, ich glaube Vitamin C und B, und ein Arzt erklärte, daß die Körperstellen, wo man die Nadeln einstach, zu faulen anfingen und nicht aufhörten zu bluten. Haarausfall war meist das letzte Symptom vor dem Tod – einige Frauen lagen dort, denen das Haar ausgefallen war, und das schwarze Haar lag auf ihren Kissen wie ein Heiligenschein.

Die Leute sahen mich an, ich fühlte den Haß in ihren Blikken, und plötzlich sagte der Doktor: »Wir müssen jetzt aufhören. Ich fühle mich für Ihre Sicherheit verantwortlich, und Sie, Sie müssen gehen.« Aber als wir gingen, sagte er: »Ich kann das nicht verstehen; ich bin amerikanisch erzogen worden. Ich bin Christ. Ich weiß, was Krieg ist, und sicherlich tragen wir Schuld für viele Dinge, die in diesem Krieg geschehen sind, aber das hier, das ist gegen eine zivile Bevölkerung gerichtet. Wir kennen diese Krankheit nicht. Ich flehe Sie an, die Amerikaner müssen uns Wissenschaftler, Ärzte schicken, die uns sagen, was wir tun sollen, denn unser Eindruck ist, daß alle Menschen sterben werden. Ich weiß nicht, wie ich diese Krankheit nennen soll, also nenne ich sie ›Atompest‹.«

Was ich gesehen hatte, war das Ende des Zweiten Weltkriegs, aber es wäre das Schicksal aller Städte der Welt in den ersten Stunden eines dritten Weltkriegs.

Mir wurde schwindelig, richtig schwindelig von dem, was ich gesehen hatte, und wo ich mich einfach niederließ, lag ein Betonbrocken, der nicht zermalmt worden war. Ich saß darauf mit meiner kleinen Reiseschreibmaschine, und meine ersten Worte waren: Ich schreibe dies als Warnung an die Welt![7]

Sankichi Toge: Der sechste August

Eingebrannt unvergeßlich
jener gleißende Blitz
30000 auf der Straße
nicht mehr da

50 000 gewürgte Schreie
im tiefen Dunkel
zermalmt

Wirbelnd lichtet sich gelber Rauch
Häuser und Brücken geborsten
Menschen im Zug starr verkohlt
Endlos Asche und Trümmer: Hiroshima

Etwas weiter
mit Haut
die wie Lumpen
herunterhängt
mit Händen
gedrückt an die Brust
taumelnd über
verspritztes Gehirn
verbrannte Fetzen
um ihre Hüften
in endlosen Reihen
die Weinenden, Nackten

Wie steinerne Götzen
umgestürzt
liegen die Toten
auf dem Exerzierplatz
Massen von Menschen kriechen
zu Flößen
befestigt am Flußufer

Am Flußufer aufeinandergetürmt
unter stechender Sonne
verwandeln sie sich
in mehr und mehr Leichen

Flammende Helle
sticht in das Abendrot
und erreicht jenen Ort
jene Straße
wo die Mutter
wo der Bruder
verschüttet
noch lebt

Im Schmutz auf dem Boden
der Waffenfabrik
Schülerinnen
gestürzt auf der Flucht
Menschenhaufen
Gott weiß wer
die Bäuche gedunsen
einäugig
zur Hälfte ohne Haut
die Köpfe
kahlgebrannt

Die Sonne geht auf
Nichts rührt sich mehr
nur Fliegen summen
um Blechnäpfe
in schwerem Gestank

Eingebrannt unvergeßlich
diese Stille
über der Stadt
der 300000
Aus dieser Stille
inständiges Flehen
der toten Augen
der Frau, die nicht wiederkehrt
des Kindes, das nicht wiederkehrt
in unsere Seelen
tief eingeschnitten
eingebrannt unvergeßlich!

Der schwarze Regen

Die Wetterstation von Hiroshima befand sich am südlichen Stadtrand, auf dem Berg Eba. Die Druckwelle riß fast alle Türen heraus, und die eisernen Fensterrahmen verbogen sich, als wären sie butterweich. Glas schoß durch die Luft, es durchbohrte Menschen und Betonwände.

25 Männer arbeiteten auf der Station. Einige hatten sich draußen Verbrennungen zugezogen, einer die Beine gebrochen, weil er von einem stürzenden Balken getroffen worden war – alle waren leicht oder schwer verletzt. Die meisten Instrumente der Wetterstation hatten sich auf der abgewandten Seite des Gebäudes befunden und waren daher weitgehend intakt. Nachdem die leicht Verletzten ihren schwer verwundeten, blutbedeckten Arbeitskollegen Erste Hilfe geleistet hatten, fuhren einige Männer fort, über das Geschehen in Hiroshima Aufzeichnungen zu machen.

Morgens war der Himmel klar gewesen. Die Flut hatte um 8.05 Uhr zu steigen begonnen. Um 8.15 Uhr der Atomblitz. Der Blitz veranlaßte die Männer zu zählen – ohne weiterzudenken, einfach aus Gewohnheit. Nach 5 Sekunden erreichte die Druckwelle die Wetterstation – mit doppelter Schallgeschwindigkeit. Innerhalb von Sekunden bildete sich die Atompilzwolke.

Gut fünf Minuten später stieg aus etlichen Richtungen Rauch auf, und schon nach einer halben Stunde stand die ganze Stadt in Flammen. Das Feuer nahm bis zwei Uhr mittags noch zu und brannte weiter bis in die Nacht hinein. Die Atompilzwolke verwandelte sich im Laufe des Tages in eine grauschwarze Wolkendecke über der Stadt.

Bei der Explosion waren Ruß, Staub, Erde und Trümmer hochgerissen worden in die Pilzwolke. Daraus fiel dann schwarzer Regen, klebrig, ölig und hoch radioaktiv. An manchen Stellen dauerte er über zwei Stunden und bedeckte ein über 200 Quadratkilometer großes Gebiet von Hiroshima aus nach Nordosten ins Bergland, der Windrichtung entsprechend. – Soweit der Bericht aus der Wetterstation.

Zur Zeit der Hochflut, gegen 9.15 Uhr, stieg das Wasser in den Flußarmen des Otagawa. Die Menschen, die vor dem Feuer an die Ufer geflüchtet waren, wurden überflutet. Wer nicht schwimmen konnte oder zu schwach dazu war, ertrank. Dann setzte die Ebbe ein, die Strömung wurde stärker, und zahllose Opfer wurden bis ins Meer mitgerissen.

Der unerklärliche schwarze Regen verstärkte die Angst der Flüchtenden. Ein Betroffener erinnert sich:

> Schwarzer Regen fing an zu fallen, und ich fragte mich, was das war . . ., ich hatte ein entsetzliches Gefühl . . . In Richtung Yokogawa war alles schwarz, und wir dachten uns, daß das von der Bombe gekommen war . . . »Ölregen«, meinten eini-

ge ... Wir fragten uns, ob das Öl sei, um Feuer zu entzünden oder um den Menschen sonstwie zu schaden ... Ob sie wohl planten, alle Menschen umzubringen, indem sie sie verbrannten ..., oder ob dieses Öl auf der Haut aller Leute kleben bleiben würde, um sie nach und nach zu töten ..., auch die, die nur wenig abgekriegt hatten? ...[8]

Aber der unstillbare Durst der Radioaktivitätsopfer, ihr übermächtiges Verlangen nach Wasser bringt viele von ihnen dazu, den schwarzen Regen zu trinken. So auch Yukie, eine sechzehnjährige Schülerin. Was sie berichtete, bevor sie wenige Tage später an Strahlenkrankheit starb, hat ihre Mutter aufgezeichnet. In dem Bericht heißt es:

> Weil der Fluß angefüllt war mit Toten, und weil überall Menschen sich erbrachen, konnte man das Wasser nicht trinken ... Bald fingen große, schwarze Regentropfen an zu fallen. Ich dachte erst, Flugzeuge hätten Öl runterfallen lassen. Aber weil ich unerträglichen Durst hatte, habe ich den Regen mit beiden Händen aufgefangen und ihn, sobald ich einen Schluck zusammenhatte, getrunken.[9]

In den folgenden Tagen betraten Tausende die verseuchte Atomwüste. Schätzungen zufolge wurden ungefähr 120000 Opfer nicht durch den Atomblitz direkt verstrahlt, sondern durch Staub, Trümmer und so weiter verseucht.[10]

Vom 10. August 1945 an hätte die Militärzentrale in Tokio eine Warnung aussprechen können, aber sie unterließ es.

Am 8. August war ein Team von dreißig Ärzten und Wissenschaftlern des Physiologisch-Chemischen Instituts von Tokio, geleitet von dem Kernphysiker Dr. Yoshio Nishina, in Hiroshima eingetroffen. Schon aufgrund des Anblicks vom Flugzeug aus, berichtete Dr. Nishina, sei er sich sicher gewesen, daß es sich um eine Atombombe gehandelt haben mußte. In Hiroshima untersuchten die Ärzte und Wissenschaftler Tote, die ohne äußerlich sichtbare Verletzungen gestorben waren. Man traf sich mit anderen Ärzten aus der Umgebung, die Ergebnisse der Untersuchungen wurden verglichen. Gemeinsam sandten sie am 10. August ein Telegramm zur militärischen Kommandozentrale, in dem es hieß: »Diese Bombe enthielt weder Dynamit, noch handelte es sich um eine Brandbombe. Sie muß einwandfrei als eine Atombombe definiert werden.«[11]

Dr. Nishina wies in einem alsbald abgefaßten Bericht auch auf das Vorhandensein und die Gefahr radioaktiver Verseuchung hin. Aber die Militärs warnten die Bevölkerung nicht.

Wahrscheinlich waren Gefahren der atomaren Bestrahlung noch nicht vorstellbar. Andererseits aber war man, noch bis zum letzten Kriegstag, entschlossen, weiterzukämpfen und wollte die Bevölkerung nicht »beunruhigen«.

Das Wort »Atombombe« wurde bis zur Kapitulation am 15. August 1945 in Japan nicht öffentlich ausgesprochen. Der für Hiroshima zuständige Befehlshaber der Marine, Fumio Saeki, der im Hafen überlebt hatte, ließ in den Tagen nach dem Atombombenabwurf Schilder mit folgender Erklärung aufstellen:

> Mitteilung an die Bürger von Hiroshima
>
> Amerikanische Flugzeuge haben unser Hiroshima mit einer besonderen, unmenschlichen Bombe angegriffen. Unsere Erbitterung ist grenzenlos. Ich bin zum Sicherheitsbeauftragten von Hiroshima berufen worden und werde mit aller Kraft den Wiederaufbau durchführen lassen.
>
> Liebe Bürger von Hiroshima! Ich hoffe, daß Sie wie ich allen Kampfesmut zur Zerschlagung der amerikanischen Teufel daransetzen und zum Wiederaufbau nach Kräften beitragen werden!
>
> Sicherheitsbeauftragter. Marinekommandeur in Hiroshima[12]

Die Menschen suchten weiterhin nach ihren Angehörigen, andere halfen mit aller Kraft den Verletzten oder beseitigten Schutt, ohne daß ihnen die Gefahr der radioaktiven Strahlung bewußt war und ohne daß sie sich selbst vor Verseuchung durch Trümmer, Staub oder Nahrung schützten. Auch sie erkrankten und viele starben, nachdem sie das Haar verloren hatten, unter blutigem Durchfall, Blutungen aus Mund und Nase und übersät mit rotblauen Blutflecken.

Nach dem Zusammenbruch der Militärregierung am 15. August 1945 fühlte sich noch immer niemand für die Warnung der Bevölkerung verantwortlich. Es wurde zwar berichtet, Atombomben seien eingesetzt worden, die Radioaktivität wurde jedoch nicht erwähnt. Als die Ärzte in Hiroshima, die vorher nichts über die Radioaktivität wußten, also nicht wie Dr. Nishina Spezialisten der Universität Tokio waren, ihre ersten Berichte über die Strahlenkrankheit in Worte fassen konnten, als die ersten Reporter berichten wollten, trat die Zensur der Besatzungsmacht in Kraft. Das war am 19. September 1945.

Noch Monate später wurde an einigen Stellen, an denen der schwarze Regen niedergegangen war, stärkere Radioaktivität gemessen als direkt am Explosionsnullpunkt.[13]

Durch den schwarzen Regen starben die Fische in Teichen und Flüssen. Karpfen und Aale trieben an der Wasseroberfläche. Auch Tiere, die Gras fraßen, auf das der schwarze Regen gefallen war, wurden krank. Menschen in den Dörfern, über denen die radioaktiven Wolken als Regen niedergingen, wurden strahlenkrank, nachdem sie aus ihren Brunnen getrunken hatten. Auch die Pflanzen veränderten sich. Die ersten Gräser, die auf der verbrannten Wüste wuchsen, hatten nicht die gewöhnliche Anzahl von Staubgefäßen, und Blumen hatten zusätzliche Blütenblätter. Teile der Pflanzen waren verkümmert, andere wuchsen übermäßig. Einige Pflanzen, zum Beispiel das Hirtentäschelkraut, zeigten weiße Flecke und Muster. Wenig beeinflußt zeigten sich dagegen Insekten und Erdwürmer.[14]

Der Arzt Hachiya berichtet, wie auch noch Monate nach dem Atombombenabwurf strahlende Teilchen im Knochenmark der Verstorbenen festgestellt wurden:

> Es war ungefähr Ende Oktober oder Anfang November, als wir die Wirkungen der Radioaktivität in unserem Krankenhaus beweisen konnten. Die Knochen von verstorbenen Patienten, deren Leichen untersucht worden waren, hinterließen Schatten auf Röntgenfilmen ... Der Kollege Katsube stellte noch nach über einem Jahr Atombombenstrahlung in Organen der Opfer fest.[15]

Auch in Nagasaki war schwarzer Regen gefallen. Besonders schwer war das Dorf Nishiyama bei Nagasaki radioaktiv verseucht worden. Hitze- und Druckschäden gab es dort nicht, aber die Einwohner wurden strahlenkrank wie die Opfer in der Stadt. Einige starben später an Leukämie. Noch im Oktober 1945 stellte ein Meßtrupp in Nishiyama an mehreren Stellen radioaktive Strahlung fest, die das 240fache der natürlichen Erdstrahlung betrug. Bis heute ist nicht vollständig geklärt, wie lange die Strahlung Menschen, Tiere und Pflanzen in den beiden Städten geschädigt hat.

Hiroshima erlebte am 17. September 1945 eine Sturmflut, bei der die ganze Stadt überschwemmt wurde. Auch Nagasaki liegt an einer Flußmündung. Taifune, die jeden Herbst in Japan vorkommen, schwemmten die strahlenden Teilchen mit der Zeit ins Meer hinaus. Heute noch kann man in Hiroshima und Nagasaki an manchen Stellen eine erhöhte Umgebungsstrahlung feststellen.

Der bald eintretende Atomtod

Die meisten Bilder von den Folgen der Atombombenabwürfe auf Hiroshima und Nagasaki scheinen uns auf den ersten Blick ähnliche Verwüstungen zu zeigen wie Fotos von Hamburg, Dresden oder Tokio nach Bombenangriffen. Wer diese Angriffe durchlitten hat, ist geneigt zu sagen, er hätte dieses alles schon selbst mitgemacht.

Aber wir müssen erkennen, daß der Atomtod eine Erfahrung der Menschheit ist, wie sie niemand vor dem 6. August 1945 ahnen konnte.

Zum einen ist es das Ausmaß und die Schlagartigkeit, mit der von einer einzigen Bombe in Sekunden ganze Städte oder Landstriche in Trümmerfelder voller toter und sterbender Lebewesen verwandelt werden können. Wenn bis dahin Städte zu brennenden Trümmerhaufen gebombt wurden, so geschah das durch Fliegereinsätze, die stundenlang, nächtelang Brandbombenteppiche über die Städte breiteten. Da gab es noch die Chance der Flucht in einen Bunker oder die, wenn auch geringe, Chance der Abwehr.

Fast 2000 Flugzeuge wären nötig gewesen, um die Sprengkraft der Hiroshimabombe in konventioneller Form zu transportieren. Zum anderen töten Atombomben noch lange nach dem Ende aller Kriegshandlungen durch ihre Radioaktivität.

Die menschliche Phantasie ist von den technischen Möglichkeiten des Mordens überfordert. Aber wir versuchen, die seit 1945 bestehende neuartige Bedrohung der Menschheit zu verstehen, indem wir uns bemühen, die Erfahrungen der Opfer mit zu ertragen.

Die Beantwortung der Frage nach der Zahl der Toten ist jedoch nicht möglich. Der letzte offizielle Bericht der Städte Hiroshima und Nagasaki an die Vereinten Nationen, der alle paar Jahre den aktuellen Stand der Forschungen über die Spätfolgen der Atombombenabwürfe zusammenfaßt, versucht eine Antwort zu geben, aber die Statistiken bleiben Zahlen vor unseren Augen und machen das Leid nicht erfaßbar:

Die Zahl der Menschen, die sich im Moment der Atombombenexplosion in Hiroshima aufhielten, ist nicht genau zu bestimmen, besonders wegen der nicht bekannten Anzahl von Soldaten; aber mehr als 400000 wurden wahrscheinlich direkt betroffen. Ohne die Soldaten kann von 310000 bis 320000 direkt Betroffenen ausgegangen werden. Von allen Betroffenen sind bis Ende Dezember 1945 ungefähr 140000 (±10000) gestorben; davon waren 20000 Soldaten. Außerdem gab es aus Korea, damals eine japanische Kolonie, viele Zwangsarbeiter, die Bunker bauen und andere Arbeiten leisten mußten. Es gibt zum Beispiel, was die Zahl der Toten betrifft, wenige Aufzeichnungen über diese Menschen; man weiß weniger über sie als über die Japaner. Die oben genannten Zahlen schließen einige Koreaner, deren Aufenthaltsort bekannt war, ein; wahrscheinlich aber starben in Hiroshima außerdem noch viele Koreaner.

In Nagasaki waren ungefähr 270000 bis 280000 Menschen direkt betroffen, von denen etwa 70000 (±10000) bis Ende Dezember 1945 gestorben sind. Die Zahl der in Nagasaki betroffenen Koreaner ist ebenso ungeklärt ...

Die Zahl der betroffenen Überlebenden wurde zum ersten Mal zur Zeit der Volkszählung von 1950 im Nachtragsbericht der ABCC veröffentlicht (ABCC: Atomic Bomb Casualty Commission, siehe auch das Kapitel »Wahrheitssuche«; d. Verf.). (Obgleich es Vermißte gab, führte man 157575 Überlebende in Hiroshima und 124901 in Nagasaki auf.) Bezieht man sich auf darauf beruhende Schätzungen, so kann angenommen werden, daß durch direkte Exposition in der Zeit von direkt nach der Atombombenexplosion bis 1950 in Hiroshima und Nagasaki insgesamt, einschließlich der Soldaten und Koreaner, mehr als 200000 beziehungsweise mehr als 100000 Menschen gestorben sind.

Der Dichter Sankichi Toge hat den Atombombenabwurf auf Hiroshima einige Jahre überlebt. Bevor er mit 36 Jahren 1952 an Tuberkulose starb, die sein durch die radioaktive Bestrahlung geschwächter Körper trotz Behandlung nicht überstand, schrieb er Gedichte, wie sie nur ein Zeuge der Atombombenabwürfe schreiben konnte. Im folgenden Gedicht spricht er im Namen einer der unzähligen Getöteten.

Sankichi Toge: Sterben

!
Tonlos schwellen
tief in meinen Ohren
verzweifelte Schreie
Mich überfällt heftig
unfaßbares Schwarz
dicht wirbelt Asche
Zwischen Rauchschwaden
hasten Gestalten
Oh
man
kann fliehen

Aufgesprungen
von meinen Hüften
rieseln
Mörtelkrumen
brennend

Gefällt hat mich
der Flammenstoß
der brennt weiter
aus meinen Ärmeln
aus meinen Schultern
Blind von Rauch
fasse ich
die steinerne Kante
des Wassertanks
den Kopf ins Wasser, das Kleid
das ich löschen will
schon verbrannt

Kabel und Balken
Nägel und Splitter
wellig verformte
Ziegelwand
Meine Nägel in Flammen
meine Fersen verbrannt
Geschmolzenes Blei
deckt meinen Rücken

Hu, hu
die Balken
die Wände
schon verkohlt
geborsten mein Schädel
Flammen und Rauch
durchwirbeln mich

»Hiro! Kleine Hiro!«
da liege ich
halte die
blutzerlöcherte Brust
Du! Du! Wo bist Du!
Auf dem Bauch
kriechend
da
im Rauch
Woher kommen
die nackten Mädchen
Ringelreihen
tanzend
taumelnd
versinkend
unter den Trümmern
da
nur noch
die Schulter

Eine haarlose
alte Frau
windet sich
schreiend
verschmorend
in der Glut

Es flimmert die Luft
überm Straßenrand
da
rote Fleischklumpen
bis zu den Lippen
die Haut abgeschält
die Bäuche

geschwollen
kugelig dick

Um meinen Knöchel
krampft sich
ganz ohne Haut
eine Hand

Ein Augapfel
verloren
beim Kopf
der weiß
gekocht
schreit

Meine Hand
kriecht über
Haare
Hirnmasse

Erstickender Rauch
Feuerstürme
vereinigen sich
im Dunkel
knisternder Funken
gold die Pupillen
vom Kind

Mein brennender Körper
mein brennender Hals
über den Armen
zusammengebrochen
Schultern
am Boden
oh
ich kann nicht
mehr weiter
Das Donnern
meiner Schläfen
plötzlich leise
Ach
was ist
warum denn

hier
einfach am
Straßenrand
weit von Dir
muß
ich
ster
ben
?

Der Atomtod in den folgenden Wochen

Was die Atombomben grundsätzlich von allen bis dahin eingesetzten Waffen unterscheidet, ist die von ihnen ausgesandte radioaktive Strahlung. Verletzung durch Radioaktivität im Atomkrieg bedeutet: Sterben ohne Ende. Auch die Bomben auf Hiroshima und Nagasaki verursachten Schäden, die die Opfer noch lange nach Abschluß des Krieges, nach dem Friedensvertrag und sogar bis heute leiden und sterben lassen.

Die Frage nach der Zahl der Toten kann deshalb nach einem Atomkrieg nicht wie üblich gestellt werden, sondern stets nur in Verbindung mit einem bestimmten Zeitraum, nämlich: Wie viele Menschen starben in den Sekunden nach der Explosion, wie viele in den nächsten Tagen, Wochen, Jahren, Jahrzehnten?

Untersucht man das Jahr nach dem Atombombenabwurf, so starben am 6. August 1945, dem Tag der Katastrophe in Hiroshima, fast genau so viele Menschen, nämlich 56,7 Prozent, wie an den folgenden Tagen und Monaten vom 7. August 1945 bis zum 5. August 1946: 43,3 Prozent (siehe auch die nachstehende Graphik). Denn die Atombombenwirkungen Druck und Hitze, die am 6. beziehungsweise am 9. August unzählige Menschen innerhalb der umliegenden fünf bis zwölf Quadratkilometer töteten, ließen trotz allem nicht wenige von ihnen mit nur geringfügigen Verletzungen zurück. Sie schienen der Katastrophe entronnen zu sein – Menschen, die einen konventionellen Bombenangriff überlebt hätten. Doch innerhalb der nächsten Tage und Wochen erkrankten und starben die meisten. Sie litten unter Durst, Übelkeit und Erbrechen, lähmendem Schwächegefühl. Einige Tage später stellten sich, neben Fieber und Durchfall, durch die radioaktive Zerstörung ihrer blutbildenden Gewebe auch Zeichen für das Versagen ihres Blutgerinnungssystems ein: Bluthusten, Bluterbrechen, unstillbare Blutungen aus Nase und Mund, Blutungen aus Scheide und Darm, Blut im Urin. Durch Blutungen aus Adern, die direkt unter der Haut liegen, entstanden rote und bläuliche Flecke am ganzen Körper. Fast alle, die in diesen Zustand gerieten, starben.

Vom zwölften Tag an bemerkten Strahlenopfer, die bis dahin überlebt hatten, wie sich ihr Haar lockerte und ausfiel. Bei vielen begann die Strahlenkrankheit nach einigen Wochen scheinbarer Gesundheit und verlief dann ähnlich wie bei den früher Erkrankten. Auch diese Kranken bluteten innerlich und äußerlich, litten unter Fieber, Übelkeit und lähmender Schwäche, und sie wurden durch den Verlust ihrer Haare erschreckt, was zuerst für ein sicheres Zeichen des Todes gehalten wurde. Sie bekamen Entzündungen und Wunden in Mund und Rachen und die Zahl ihrer weißen Blutkörperchen sank, weil das blutbildende Knochenmark geschädigt worden war. Das Fehlen der weißen Blutkörperchen verursachte einen Zusammenbruch ihrer natürlichen Abwehrkraft gegen Krankheitserreger. Bakterien oder Viren, die beim Gesunden nur Ausschlag oder Schnupfen entstehen lassen, machten die Bestrahlten todkrank. Deshalb starben in diesem Stadium, neben denen, die innerlich und nach außen verbluteten, viele Radioaktivitätsopfer nach einer solchen Ansteckung.

Die Strahlenkrankheit verstärkte die Leiden der Schwerverwundeten. Ihre verschiedenen Verletzungen durch Verbrennungen, Quetschungen und Strahlenkrankheit verstärkten sich gegenseitig und verzögerten oder verhinderten eine Heilung.

Einige Ärzte, fieberhaft die Krankheitsursache und nach Abhilfe suchend, sezierten Tag und Nacht Leichen der gerade Gestorbenen. Bei äußerlich Verletzten oder Unverletzten fanden sie eine Zerstörung der blutbildenden Gewebe, der Lymphknoten, der Milz und besonders des Knochenmarks, außerdem Schwellung, Platzen und Zerfall der einzelnen Zellen der Eingeweide, der Geschlechtsorgane und der Drüsen. Die rechte Herzkammer oder das gesamte Herz fanden sie erweitert, die Lebergefäße gestaut, die Lunge aufgebläht oder voll Flüssigkeit.[16] Später wurde dieser Zustand des Körpers, für den insbesondere Neutronenstrahlung die Ursache ist, grausam-anschaulich »Versaftung« genannt.

Die Ärzte konnten im August 1945 das Rätsel der Krankheit

nicht lösen, geschweige denn wirksame Hilfe leisten. Niemand in den atomverseuchten Städten konnte sich dieses Massensterben erklären. Wer geglaubt hatte, froh sein zu dürfen, weil er noch lebte, wurde krank und immer kränker. Die Kranken sahen ihre Leidensgenossen, einen nach dem anderen, sterben. Deshalb kam bald das Gerücht auf, alle Menschen in der Stadt würden noch sterben müssen, und Hiroshima würde 75 Jahre unbewohnbar sein.

Todesopfer in Hiroshima innerhalb eines Jahres nach dem 6. August 1945

A: am 6. August 1945
B: vom 7. August 1945 bis zum 17. August 1945
C: vom 18. August 1945 bis zum 31. Dezember 1945
D: vom 1. Januar 1946 bis zum 5. August 1946

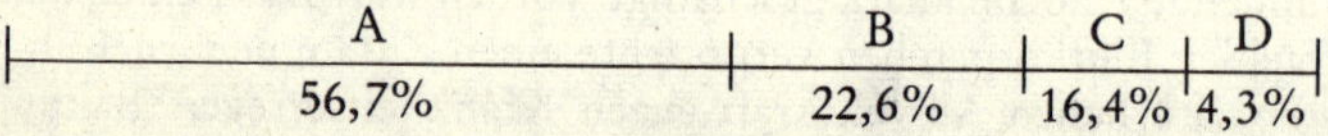

Sterbeverteilung (bis Ende Dezember 1945) unter den Menschen, die sich bis zu zwei Kilometer vom Explosionsnullpunkt entfernt in Hiroshima aufhielten

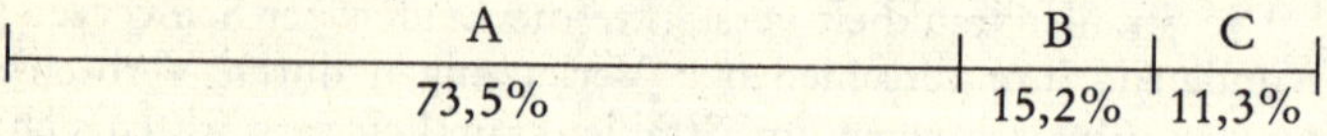

Der damals zehnjährige Mineo Yamamoto schrieb sechs Jahre später über den Strahlentod seines Bruders. Am Morgen des 6. August sah er von ferne den Blitz über Hiroshima; der Boden schwankte, Fensterscheiben zersprangen hier und da im Dorf, das 15 Kilometer von der Stadt entfernt lag.

Etwas später erreichten uns Nachrichten wie: »Hiroshima ist völlig zerstört«, ». . . ein Flammenmeer« . . . Mein Bruder ist in Hiroshima im Arbeitseinsatz! Was ist mit ihm? Er ist vielleicht tot! Bange Ahnungen beunruhigten uns. Er kam nicht nach Hause. Nach zwei Uhr nicht, nach drei Uhr nicht. Voller Sorge wollten meine Mutter und ich ihn holen. Der Zug fuhr nicht mehr, also mußten wir laufen.

Auf dem Weg kommen ihnen furchtbar zugerichtete Menschen entgegen. Sie nähern sich Koi, einem Vorort von Hiroshima:

> In Koi durften wir nicht mehr weiter. Notgedrungen warteten wir auf meinen Bruder. Nach einigen Stunden gaben wir auf. Müde und erschöpft machten wir uns auf den Heimweg. Unterwegs in Itsukaichi trafen wir Freunde. »Dein Bruder ist gesund zurückgekommen!«
>
> Alle Niedergeschlagenheit war vergessen, als wir das hörten! Wir rannten nach Hause.
>
> Da wartete er, ohne eine Wunde, nicht müde, ganz froh. »Meine Freunde leben wohl alle nicht mehr«, erzählte er dann, »das Haus stürzte ein, und ich wurde verschüttet. Aber ich hatte mich unter einen Tisch gerettet und habe deshalb überlebt. Mit Mühe konnte ich mich befreien, und es brannte überall. Der Weg nach Hause schien unpassierbar. Deswegen flüchtete ich in die andere Richtung, nach Hijiyama ... Mir wurde übel, ich erbrach mein Frühstück ... Ich flüchtete über Ushida nach Yokogawa ... Von dort kam ich mit dem Zug nach Hause.«
>
> Aber am nächsten Tag war er gar nicht mehr lebhaft und irgendwie komisch. Er konnte kaum essen. Er wollte immer nur Obst, aber so etwas gab es damals fast gar nicht. Kurz darauf ging er am Meer fischen. Gegen Abend hatte er plötzlich Kopfschmerzen und ging ins Bett ... Nun wurde sein Zustand von Tag zu Tag ernster.
>
> Nach zwei oder drei Tagen schwebte er in Lebensgefahr. Die Hälfte seiner Haare war ausgefallen. Der Arzt gab ihn auf, aber sein Bewußtsein war noch ganz klar. »Mutter, hilf! Ich will nicht sterben!« weinte er und klammerte sich an ihre Hand. »Ach, weh mir!«
>
> Er trank viel Wasser. In der Stunde vor seinem Tod wand er sich hin und her, drehte vor Schmerzen den Kopf von einer auf die andere Seite. Ich konnte es kaum ertragen, bei ihm zu bleiben. Ich sah ihn so etwas herauswürgen wie die Innereien von einem großen Fisch oder Blutklumpen ..., es war so qualvoll. Dann starb er. Da hatte er kein Haar mehr auf dem Kopf, sondern eine totale Glatze ... Es war am 25. August morgens um zwei Uhr ... Er war 14 Jahre alt.[17]

Die Bombe von Hiroshima verursachte besonders viel Neutronenstrahlung. Der Junge, der Feuer und Druck entgehen konnte, starb so, wie die Opfer einer Neutronenbombe sterben würden.

Atombombenopfer, die bis Anfang des Jahres 1946 nicht an Folgen ihrer Verletzungen oder an den Sofortschäden durch die Strahlung gestorben waren, schienen sich jetzt zu erholen: die Verbrennungen vernarbten, gebrochene Glieder verheilten, und langsam begannen die Haare der Überlebenden wieder zu wachsen. Aber ihr Leiden durch die Bestrahlung war noch nicht zu Ende.

Zuerst fiel auf, daß ihre Wunden und Verbrennungen nicht normal vernarbten, sondern es bildeten sich meist Narbenwucherungen, sogenannte Keloide. Bei allen Atombombenopfern entstanden durch die radioaktive Strahlung Keloide weit häufiger als normalerweise, aber bei den zehn- bis zwanzigjährigen Verletzten entwickelten sich diese Narbenwucherungen fast ohne Ausnahme. Die Opfer leiden unter den Keloiden in mehrfacher Weise: Ihre Gesichtszüge sind entstellt; die verdickten, verhärteten Narben schränken die Bewegungsfreiheit der Gliedmaßen ein; Schmerzen treten auf; manche Keloide heilen nie ganz, sondern bis heute entstehen in ihnen immer wieder Eiterungen und Glassplitter treten aus; aus einigen der Bestrahlungskeloide entstand noch nach vielen Jahren Hautkrebs.

Vielfach ist versucht worden, diese Narbenwucherungen durch Operationen zu entfernen. Aber es blieb meist nur ein Versuch, denn fast immer entstand auf der Operationswunde ein neues Keloid.[18]

Eine typische Langzeitwirkung durch radioaktive Bestrahlung ist die langsam zunehmende Erblindung durch Trübung der Augenlinse. Je näher sich die Betroffenen am Explosionszentrum befunden hatten, desto schneller erblindeten sie.[19]

Eine weitere Bedrohung der Gesundheit und des Überlebens der Opfer entstand aus der Radioaktivitätsschädigung ihrer blutbildenden Gewebe, besonders des Knochenmarks. Die Abnahme aller Blutkörperchen, der roten wie der weißen, war ein typisches Zeichen der ersten Krankheitsphase gewesen. Bei den meisten, die diese Phase überstanden hatten, besserte sich dieser Zustand dann zeitweise. Aber nicht wenige Geschädigte litten auch noch zehn Jahre später unter Mangel an Blutzellen. Die Verminderung von roten Blutkörperchen, die typische Blutarmut, nahm bei vielen Opfern auch nach Jahren noch weiter zu.[20]

Ab November 1945 fiel in Nagasaki, ab September 1946 fiel in Hiroshima den Ärzten auf, daß ungewöhnlich viele Atombombenopfer an Leukämie starben; Leukämie ist eine Krankheit, die man auch als Blutkrebs bezeichnen kann.

Die Zahl der weißen Blutkörperchen vermehrt sich unbegrenzt, bis der Kranke an dieser Unausgewogenheit seiner Blutzusammensetzung stirbt. Die Leukämiehäufigkeit stieg in Hiroshima und Nagasaki bis 1955 steil an. Die Häufigkeit stieg mit zunehmender Bestrahlungsdosis und lag für die mit 30 rad oder mehr Bestrahlten in Hiroshima 1955 dreißigfach über dem Durchschnitt in ganz Japan. (rad, die Abkürzung für radiation absorbed dose, ist eine Maßeinheit für die von toter Materie oder lebenden Organismen aufgenommene Strahlenmenge.) Danach nahm die Zahl der Leukämietoten unter den Opfern ab, aber 1973 war sie immer noch fünfmal so hoch wie normal, und auch heute noch liegt sie deutlich über dem Durchschnitt.[21]

1960 begannen die Atombombenüberlebenden mehr und mehr an bösartigen Tumoren zu erkranken und zu sterben. Schilddrüsenkrebs[22], Brustkrebs[23], Lungenkrebs[24], Speicheldrüsenkrebs[25] und Leberkrebs[26] kommen bei ihnen weit häufiger vor als bei der Normalbevölkerung. Die Häufigkeit des Vorkommens steigt mit der Strahlendosis, die die untersuchte Personengruppe erleiden mußte. Über andere Krebserkrankungen der Opfer sind Forschungsreihen noch nicht abgeschlossen, aber zum Beispiel scheint eine erhöhte Magenkrebsrate schon absehbar zu sein.

Viele Kinder, die im Mutterleib der Strahlung ausgesetzt waren, wurden tot, mißgebildet, geistig oder körperlich behindert geboren. Von denen, die überlebten, starben viele noch im Kindesalter an Leukämie oder anderen Krankheiten, besonders an Krebs. Wenn die Mütter ungefähr in der 18. Schwangerschaftswoche bestrahlt wurden, gebaren sie geistig behinderte Kinder mit einem zu kleinen Kopf, Unterentwicklung ihres Gehirns und ihrer Nerven, genannt Mikrozephaliekinder.[27] Heute leben noch schätzungsweise 50 von ihnen (siehe das Kapitel »Opfer im Mutterleib: Mikrozephaliekinder«).

Opfer, die als Kinder im Wachstumsalter bestrahlt wurden, erkrankten besonders häufig an Leukämie und anderen Krebsarten. Sie sind kleiner geblieben als ihre japanischen Zeitgenossen, und ein Kennzeichen dieser jung Geschädigten sind Abnormalitäten ihres Blutgefäßsystems.[28]

Neben Keloiden, Erblindung, Krebs, Wachstumsstörungen,

Schäden durch Bestrahlung im Mutterleib und vorzeitigem Altern gibt es bei den Bestrahlungsopfern viele Krankheitszeichen, die für Ärzte und Forscher schwer zu beurteilen und schwer in Statistiken zu erfassen sind. Dazu gehören: leichte Ermüdbarkeit, erhöhte Anfälligkeit gegenüber Krankheiten, Schwindel, Kopfschmerzen, häufige Durchfälle, Appetitlosigkeit, Taubheit der Glieder, Schlaflosigkeit. Über diese Beschwerden, wie auch über allgemeine Schwäche, klagten die Atombombenopfer viele Jahre lang, nicht wenige bis heute.[29]

Sehr lange schon ist bekannt, daß radioaktive Bestrahlung die Lebenszeit von Tieren verkürzt, auch wenn sie nicht an Krebs sterben. Daher wurde untersucht, ob Atombombenopfer schneller altern und sterben, aber solche Untersuchungen sind schwierig durchzuführen und zu beurteilen.

Zwischenbemerkung:

Studien über die Hiroshima-Opfer wurden zum größten Teil erst seit dem Jahr 1950 durchgeführt. Bis 1950 waren aber schon etwa 90000 Menschen an den Atombombenfolgen gestorben. Muß man also nicht davon ausgehen, daß die nach 1950 noch lebenden Opfer die widerstandsfähigeren Überlebenden sind, während die schwächeren und anfälligeren bis 1950, als die Untersuchungen der ABCC begannen, schon gestorben waren? Die ABCC (Atomic Bomb Casualty Commission), die von den USA eingesetzte Forschungskommission zur Feststellung der Langzeitwirkungen durch die Bestrahlung, zog aber für ihre Untersuchungen Kontrollgruppen aus der Bevölkerung heran, einschließlich der Schwachen, Kranken, Alten. Deshalb sind alle Forschungsergebnisse der ABCC, ob sie die Häufigkeit der Krebstoten, der allgemein Erkrankten oder der vorzeitig Gealterten betreffen, mit einer gewissen Zurückhaltung zu bewerten (siehe auch das Kapitel »Wahrheitssuche«).

Über die Frage von Alterung und Sterberate führte die ABCC von 1950 bis 1970 eine Untersuchungsreihe durch. Sie zeigt, daß die Sterblichkeit an allen Ursachen mit der Bestrahlungsdosis zunimmt. Das heißt zum Beispiel: In einem Jahr sterben von denen, die mit einer Dosis von 20 rad bestrahlt wurden, 100 Opfer an Lungenkrebs; im gleichen Jahr sterben von denen, die mit einer Dosis von 30 rad bestrahlt wurden, 150 Opfer an Lungenkrebs. Je höher die Bestrahlung, desto mehr wird das Leben verkürzt.[30]

Bei anderen Merkmalen der Alterung, wie Grauwerden der Haare, Alterstaubheit und Abnahme der Hautelastizität wurden von der ABCC keine Unterschiede zwischen den Atombombenüberlebenden und der ausgewählten Normalbevölkerung gefunden, wohl aber wurden mehr Herz- und Kreislauferkrankungen bei den Strahlengeschädigten festgestellt.

Auch die Erbanlagen der Opfer sind durch die radioaktive Strahlung geschädigt worden (siehe hierzu das Kapitel »Die bedrohte Zukunft – Zur Frage der Schädigung der Erbanlagen durch die radioaktive Strahlung«).

Koichi Tokuno: Blut

Vornübergebeugt
schreibe ich fleißig
beim Unterricht mit
da plötzlich
spritzt Blut
aus meiner Nase
vor meinen Bleistift
tropft
hört nicht auf.

Verschmiert mir die Worte
im Heft
und das Bluten
hört gar nicht auf.

Tod
aus einem Winkel
meines Herzens
kommt dieses Wort
richtet sich auf
Tod

Aber ich sterbe nicht.

Stumm
wegen dieser
Atombombe
sterbe ich nicht.

Atombomben
auf der ganzen Erde
werden sie fallen
ihr Blitz
alle töten?
Wird überall auf der ganzen Erde
mein schweres Los
Menschen auferlegt?
So traurig sollen sie
niemals werden.

Ich sterbe nicht.

Ich streife langsam
den Ärmel hoch
noch sind da
keine Flecken zu sehen.

Hibakusha: Menschen, die die Atombombe überlebten

Leere, Tod und weiter leben

Hibakusha werden in Japan die Menschen genannt, die die Atombombenangriffe überlebt haben. Man sagt Hibakusha (sprich: Hi-back-scha) und nicht Seizonsha (Überlebender) oder Higaisha (Opfer), wie nach anderen Katastrophen. Damit wird ausgedrückt, daß Atombombenfolgen das übriggebliebene Leben der Betroffenen unvergleichlich tiefer beeinflussen, als andere Kriegsfolgen es tun können. Hi heißt: Leiden, baku: Bombe, sha: Mensch.

Die Radioaktivität und die allumfassende Zerstörungskraft der Atombomben machen aus den Hibakusha Kriegsopfer, die sich von allen anderen unterscheiden.

Von vielen Familien gab es keine Überlebenden. Über 5000 Kinder hatten ihre Eltern verloren.

Manche Kinder kamen aus der Evakuierung zurück – sie waren glücklich, Familienangehörige lebend vorzufinden – und mußten dann miterleben, wie diese nach und nach alle an Strahlenkrankheit starben.

Aus dieser Zeit erzählt Jingo Noguchi, damals 15 Jahre alt:

> Meine Mutter und eine Schwester waren glücklicherweise unverletzt. Mein Bruder hatte gerade aus dem Fenster geschaut, als es blitzte. Seine Brust und sein Gesicht waren verbrannt und die Augen völlig zu. Mutter erzählte: »Junko hat im Haus gespielt und war wahrscheinlich gleich tot. Mutsuo ist hinausgerannt, als er den Bomber hörte. Ich weiß nicht, wo er danach geblieben ist ... Wahrscheinlich ist er tot ...«

Sie richteten sich mit Strohmatten und Decken in einem Bunker ein, wo sie Schulter an Schulter mit anderen Obdachlosen die Nächte verbrachten.

> Jeden Tag starben Menschen. Wenn blaurote Flecken auf der Haut erschienen, bedeutete das den Tod. Was den Tod betraf, stumpften wir völlig ab. Täglich wurden Leichen verbrannt, und jeder wußte, er könnte der nächste sein. »Ich werde nicht überleben, weil ich das Giftgas eingeatmet habe«,

dachten viele. Sie hatten Zahnfleischbluten und spuckten Blut. Auf dem Gesicht meines Bruders entwickelten sich Maden. Wir holten sie mit Stäbchen raus, nahmen sie immer wieder weg. »Es tut so weh«, schrie er, »mein Gesicht tut weh!« Aber mehr konnten wir nicht für ihn tun. Er bekam blaurote Flecken am ganzen Körper. Am 15. August starb mein Bruder ... Im Bunker blieben die Mutter, meine Schwester und ich zurück. Wir konnten ja nirgendwohin. Mutters Zahnfleisch blutete. Ihre angeschwollene Kehle ließ kein Essen durch. Mitten in der Nacht weckte mich meine Schwester. »Bruder«, sagte sie, »Mutter ist kalt.« Im Kerzenlicht sahen wir bläuliche Flecken auf ihrer Haut. Sie war leise gestorben. Es regnete unaufhörlich. Das Wasser lief in Strömen die Bunkerwand hinunter. Wir wachten bis es hell wurde. Dann stapelten wir Strohmatten und legten die Mutter darauf, damit sie nicht naß wurde, mehr konnten wir nicht tun ...

Die beiden Kinder sammelten Holz, um die Leiche der Mutter zu verbrennen. Es regnete unaufhörlich, der Bunker stand unter Wasser. Sie lebten fortan in der Ruine ihrer alten Schule.

In einer Septembernacht friert und klagt Jingos kleine Schwester:

»Gib mir Wasser! Mein Hals tut weh!« Meine Schwester wollte noch Wasser. Sie starb vor dem Morgengrauen. Sie war noch nicht einmal zehn Jahre alt ...

»70 Jahre wird hier alles unbewohnbar sein, kein Baum, kein Gras wird mehr wachsen.« Wir alle glaubten solche Gerüchte ... Meine Haare wuchsen wild, meine Wangen wurden hohl und meine Augen übergroß. Ich starrte vor Dreck und lief ziellos wie ein Bettler durch die Wüste ... In einem verrosteten Eimer trug ich die Knochen von Mutter, Bruder und Schwester mit mir herum. Sonst hatte ich nichts.

Ich bekam blutigen Durchfall und erbrach tagelang. Mein ausgehungerter Körper eiterte aus zahllosen Ausschlägen. »Wenn ich sterbe, wird mich niemand begraben«, dachte ich und lief vor mich hin ...[31]

Wie dieser Junge, blieben viele Hibakusha nach dem Tod ihrer ganzen Familie allein zurück, selbst verletzt oder schwer krank. Die, die ihnen hätten helfen können, Trauer und Not zu ertragen – Freunde, Nachbarn, Arbeitskollegen –, waren auch nicht mehr da. Ihr Zuhause, ihre Umgebung, die Arbeitsstelle, die Schule – all das hatte sich in eine gleichförmige Atomwüste verwandelt. Hiroshima und Nagasaki, die alten Städte waren tot, hatten im August 1945 aufgehört zu existieren.

Nachdem der Feuersturm vorüber war, weil die Flammen keine Nahrung mehr fanden, standen nur noch ein paar Häuser am Stadtrand. Überlebende, die zu dem Ort zurückkehrten, an dem sie bis vor wenigen Tagen gelebt hatten, sahen nichts als eine Trümmerschicht. Sie gruben nach den Überresten ihrer Angehörigen, und fanden sie nichts, so flackerte ein Fünkchen Hoffnung in ihnen auf. So sah man bald hier und dort Schilder, aufgestellt in der Atomwüste, auf denen es hieß:

> Ich lebe noch. Kazue.
>
> An Shinji: Der Vater lebt. Die vier anderen Familienmitglieder sind tot. Ich bin in Nagasaki, Kabashima-cho 38. Bitte komm dort hin.
>
> Bitte! Yuko Doi, Schülerin dieser Schule, vermißt. Bitte die Mutter, Kazue Doi, benachrichtigen. Wo ich bin, kann in der Gemeindeverwaltung von Otemachi gefragt werden. Die Mutter, Doi.
>
> An den Lehrer. Tokiko Miyoshi, Schülerin der zweiten Oberklasse, starb in der Okukaida-Schule. Ihr Vater, Shigeru Miyoshi.
>
> Bitte an Lehrer Fujiki: Die Schülerin Fumiko Hisago hat Verbrennungen und liegt in der Seiyoken-Station. Sie ist Waise geworden und hat niemand in Hiroshima. Ich bitte Sie, sich um sie zu kümmern. Ich will noch die Familien Shimojima, Nenose, Sakurada suchen. Geschrieben von Kato.[32]

Fast alle, die in den toten Städten übriggeblieben waren, lebten zu der Zeit in Bunkern und um Notkrankenhäuser, errichtet in Ruinen. Der Schock durch den Verlust ihrer Angehörigen, den Verlust der greifbaren Umgebung, die Angst durch das unaufhörliche Sterben ringsum und die allgemeine Hilflosigkeit – dies alles mündete in drückende Niedergeschlagenheit und Ratlosigkeit. Dieser Zustand, so wird oft berichtet, wurde noch vertieft durch die japanische Kapitulationserklärung am 15. August 1945, die ja den Zusammenbruch der alten Wertvorstellungen bedeutete.

Aber für manche Hibakusha, wie für die Kinderpflegerin Kikuno Kawamoto, war die Nachricht vom Ende des Krieges ein Anlaß, sich aufzuraffen, wieder nach Hiroshima zu eilen und tätig zu werden. Sie war am 6. August leicht verletzt worden und voller Panik zu ihren Eltern in ihr Heimatdorf geflüchtet.

Am 16. August geht sie zum Rathaus, von dem nur noch die

Mauern stehen. Von dort aus wird sie zu einem provisorischen Waisenhaus in einer Schule am Stadtrand geschickt:

> Als wir ankamen, war ich schockiert. Am Ende des Flurs lag ein Berg von Durchfall und Windeln. Alle Kinder hatten blutigen Durchfall. Fliegen saßen auf den Windeln, fast ohne eine Lücke zu lassen. Zuerst habe ich Desinfektionsmittel in einen Feuerlöschtank gegossen und die Windeln ausgespült. In der Schule gab es kein Wasser, keinen Strom und keine Fensterscheiben. Nachts wagten sich die Kinder aus Angst vor Bomben nicht allein auf die Toilette. Ich begleitete sie und konnte so kein Auge zutun.
>
> Wir hatten kaum zu essen ... Wir aßen aus Schüsseln, die eher Scherben als Schüsseln waren. Dann kamen die Läuse. Sie saßen in den Kleidernähten, reihenweise. Kleidung zum Wechseln gab es nicht. An warmen Tagen zogen wir die Kinder nackt aus und kochten die Wäsche in den großen Kochtöpfen der Schulküche ...; als wir fertig waren, waren die Böden der Töpfe bedeckt mit toten Läusen ...
>
> Im Lauf der Zeit bekamen die Kinder hohes Fieber und rotblaue Flecken. Die Haare fielen von der Mitte des Kopfes her aus, von Tag zu Tag mehr, bis zur totalen Glatze. Dann starben die Kinder, eines nach dem anderen. Keiner holte die Leichen. Wir haben sie in ein Klassenzimmer gelegt, aber nachts kamen verwilderte Hunde ..., da haben wir sie dann selbst beerdigt ...
>
> Die meisten Kinder, die die Atombombe erlebt hatten, starben ..., dann kamen die Kinder, die evakuiert worden waren und ihre Familien verloren hatten.[33]

Fast alle Waisen, die aus der Evakuierung zurückkamen, wanderten wie Jingo Noguchi ziellos durch die Atomwüste, heimatlos im doppelten Sinne: die Eltern tot, kein Platz, wo sie hingehörten – sie sammelten sich vor allem um den ehemaligen Hauptbahnhof von Hiroshima. Dort entstand nach kurzer Zeit ein Schwarzmarkt. Denn es gab nichts zu essen in der Stadt. In den Trümmern wurde gewühlt, um Eintauschbares zu finden. In ganz Japan herrschte Hunger und Not. Überall hatten Eltern ihre Söhne und Frauen ihre Männer verloren, auch Bombenopfer waren zu beklagen. In Hiroshima und Nagasaki war jedoch oft die ganze Familie betroffen – wer noch lebte und sogar arbeiten konnte, mußte meistens schwer kranke Familienmitglieder mit Nahrung und, wenn Geld da war, mit Medikamenten versorgen.

Aus der Kriegszeit gab es ein Gesetz, das Bombenopfern für zwei Monate medizinische Versorgung zugestand. Diese Zeitspanne wurde für Atombombenopfer nicht ausgedehnt. Also schlossen Anfang Oktober die meisten Notlazarette, und die Opfer mußten sich nun selbst um Hilfe kümmern. Wer noch verletzt und hilflos im Bett lag, wurde zwar in anderen Krankenhäusern weiterbehandelt. Aber die vielen tausend Patienten, die täglich von ihren Angehörigen gebracht wurden oder auch alleine kamen – ihre Verbände mußten gewechselt werden, sie brauchten Medikamente –, sie wußten jetzt nicht mehr wohin, denn wer konnte schon eine Behandlung bezahlen? Sie waren nun ganz auf die Hilfe angewiesen, die von ihren Mitmenschen noch gegeben werden konnte.

Die ersten Hütten entstanden. Auf der radioaktiv verseuchten Erde wurde Eßbares angepflanzt. Den Tag zu überstehen, ohne verhungern zu müssen, war eine der Hauptaufgaben. Ein Hibakusha, ein buddhistischer Priester, berichtet:

> Wir mußten irgendwie weiterleben ... ich baute auf einem Feld direkt hier Kartoffeln und Gemüse an – obgleich ich sogar nicht mal einen halben Tag arbeiten konnte, ohne mich extrem schlapp zu fühlen ...

Um zu überleben, aßen die Menschen sogar das Gras, das an den Bahndämmen wuchs. Der buddhistische Priester sagt darüber:

> Normalerweise hätte keiner dieses »Eisenbahngras« für eßbar gehalten, aber wir gingen, um es zusammenzusuchen, denn es war das Einzige, was wir zu essen finden konnten, was immer noch kräftig zu wachsen schien ... man hat sich gesagt, daß man einfach irgendwas für den heutigen Tag finden mußte, und dann erst für morgen – besonders für die Verwundeten (seine Frau war schwer verwundet; d. Verf.) und für die Kinder.[34]

Auch Tiere waren verletzt worden und starben später durch die Strahlenkrankheit. Die Vögel verloren ihre Federn. Unfähig zu fliegen, liefen sie halbnackt am Fluß entlang. Spatzen verhungerten, Krähen stürzten sich auf die Leichen von Mensch und Tier, genau wie die verwilderten Hunde. Von Pferden ist berichtet worden, daß sie Fieber und Blutungen bekamen – zwei Pferde, die sich auf einer Straße 1,5 Kilometer vom Explosionsnullpunkt befunden hatten, schienen wieder gesund zu werden, starben dann aber Ende September. Bei diesen Tieren zeigte sich die Strahlenkrankheit ähnlich wie bei den Menschen.

Anders erging es niederen Tieren wie Würmern, Schlangen und Insekten. Zwar starben viele durch die Hitzestrahlung, aber die Radioaktivität überlebten sie – die Fliegen vermehrten sich so rasend schnell, daß sie zu einer furchtbaren Plage wurden:

> Wenn wir in der Baracke saßen, kamen so viele Fliegen auf die Schüsseln in unserer Hand, daß sie fast völlig schwarz wurden. Verjagen nützte gar nichts. Sie flogen auch sogar mit dem Essen in unseren Mund. Nachts saßen sie an der Decke aus Blech, die sie fast vollständig bedeckten. Wir nahmen eine brennende Papierrolle, und sie fielen herunter wie ein Regen. Nach dem Zusammenfegen gab es einen richtigen Haufen. Die Leute schleppten Hunderte von Fliegen mit sich rum. Auch die ersten Straßenbahnen, die wieder fuhren, waren voller Fliegen. Und diese Fliegen stachen auch.[35]

Es war inzwischen September geworden, und die ersten Zeichen des nahenden Herbstes wurden spürbar. Die Kranken froren in den Nächten, und am Sonntag, dem 2. September, fiel in Nagasaki der erste leichte Regen – die Menschen sahen zum Himmel und dachten mit Furcht an die kommende Taifunsaison. Der Regen hielt an, nahm zu, und wirklich, es entwickelte sich ein Unwetter, dem die Menschen in den Ruinen fast schutzlos ausgeliefert waren. Doktor Akizuki, der zu dieser Zeit Verletzte und Strahlenkranke in dem Urakami-Krankenhaus in Nagasaki betreute, berichtet:

> ... Das Gebäude hatte viele Fensteröffnungen, und der Regen ergoß sich von beiden Seiten die Wände herunter. Die Verletzten versammelten sich allmählich in der Mitte jedes Stockwerk-Raumes in Grüppchen von zehn oder fünfzehn. Sie bedeckten sich mit Kleidungsstücken und drängten sich zusammen wie kleine Vögel im Nest ... Ich hätte nie gedacht, daß ein Haus ohne Türen und Fenster mich so traurig machen würde ...
>
> Es gab nicht ein einziges regenfestes Haus in Nagasaki; auch die Häuser, die stehengeblieben waren, hatten keine Dachziegel mehr, und die Fenster waren zerstört ..., aber die von der Atombombe völlig verwüsteten Gebiete waren am schlimmsten dran. Die Unterstände wurden von dem Wasser, das die Hügel herunterströmte, hinweggewaschen; Planken und Wellblechdächer stürzten ein ..., das bißchen, was die Leute hatten retten können, wurde völlig durchnäßt. Aber den Schaden an ihrer letzten Habe – den fand ich noch nicht

so schlimm wie die Tatsache, daß die Kranken und Verletzten bis auf die Haut naß wurden ... Trotz Wunden und Krankheit, mitten in der totalen Zerstörung hatten sie es unter vielen Schwierigkeiten geschafft, sich Notunterkünfte in Bunkern oder unter überhängenden Böschungen zu bauen. Und nun war alles hinweggespült und die Leute durchweicht bis auf die Haut. Hatten sie denn nicht schon genug gelitten?[36]

Am 4. September beruhigte sich das Wetter, die Sonne schien, und die Schwärme von Fliegen tauchten wieder auf. Aber am 16. September kam plötzlich ein Taifun auf, wie ihn Japan seit langem nicht erlebt hatte. Wieder wurden die Notunterkünfte zerstört, Wellblech und Dachziegel wirbelten durch die Luft. In Hiroshima wütete der Sturm sogar noch schlimmer als in Nagasaki – er weitete sich aus zum Orkan, und die ganze Stadt wurde überflutet. Menschen ertranken. »Das Leben schien jetzt nicht mehr wert zu sein als ein Blatt oder ein Strohhalm im Wind«, erinnert sich Dr. Akizuki. Trotzdem – diesmal war es eine Naturkatastrophe, etwas Greifbares, etwas, mit dessen Folgen die Einwohner von Hiroshima und Nagasaki seit vielen Generationen gelernt hatten, fertigzuwerden. Das war etwas ganz anderes als die unheimlichen Atombombenfolgen.

Nach dem Taifun fühlten sich viele Menschen sogar wie neugeboren, wie befreit. Sie fingen noch einmal von vorne an – der Arzt Akizuki:

Die Fliegen waren verschwunden; das heiße Wetter war vorbei. Fast der ganze verhängnisvolle radioaktive Staub war nun weggewaschen oder tief in die Erde versunken ... Ich konnte zwar die Radioaktivität vor und nach dem Taifun nicht messen ... aber nach dem Taifun starben plötzlich nicht mehr so viele um das Krankenhaus. Die Angestellten und auch ich, wir erholten uns von unserer Übelkeit, von unseren Anzeichen der Strahlenkrankheit ... Die alltägliche Angst, daß wir bald alle sterben würden, verringerte sich allmählich, während von Tag zu Tag der Herbst sich in den Winter verwandelte und das Jahr zu Ende ging.[37]

Wenn es möglich gewesen wäre, nach all dem Grauen des Krieges die Toten zu begraben, die Wunden zu heilen und eine ganz neue, friedliche Zeit zu beginnen, hätten die Hibakusha dieses dunkle Kapitel in der Geschichte ihrer Städte abschließen und eines Tages die Freude am Leben wiedergewinnen können – die Freude, gesunde Kinder aufwachsen zu sehen und ohne Angst vor Krieg alt zu werden. Aber die Auswirkungen einer Atomwaffe beziehen die Zukunft in die Zerstörung mit ein. Bis heute leiden und sterben die Menschen an den unheimlichen Spätfolgen der Bomben auf Hiroshima und Nagasaki, und auch die Nachkommen der Hibakusha sind bedroht. Eine Bilanz der Zerstörung, die einem Wiederbeginn vorausgeht, kann nach einem Atomkrieg nicht gezogen werden. Es handelt sich nicht nur um einen schrecklichen Abschnitt in der Geschichte, sondern auch um eine verletzte Gegenwart und Zukunft.

Im Jahre 1946 hörten die Hibakusha zum ersten Mal davon, und ab 1947 wurde allgemein bekannt, daß mehr und mehr Atombombenopfer an Leukämie starben – besonders jene, die dem Explosionszentrum nahe gewesen waren. Viele Krankheitszeichen der Leukämie sind denen der frühen Strahlenkrankheit ähnlich. Auch die Leukämie verursacht die gefürchteten rotblauen Blutflecken unter der Haut, Schwäche und Tod. Den Hibakusha wurde bewußt, daß die Atombombe ihr Leben stets mit beeinflußen würde.

Wenn von der »Atombombenkrankheit« die Rede ist, so denken Betroffene bis heute zuerst an Blutkrankheiten: Blutarmut, die sie schwach und krankheitsanfällig macht, Blutungen aus der Nase, dem Zahnfleisch, dem Darm; und sie denken an Blutkrebs: Leukämie. Als die Leukämiehäufigkeit etwas abzunehmen begann und das Ansteigen anderer Krebsarten deutlich wurde, verstärkte sich das Gefühl der Opfer, ständig vom Tode bedroht zu sein.

Es sprach sich in Japan herum, daß die Hibakusha keine Bombenopfer wie die aus Tokio, Osaka oder aus anderen Städten seien. Sie trügen etwas Unheimliches in sich, erzählten die Leute, sie seien schwach, krank und könnten plötzlich sterben, vielleicht seien sie unfruchtbar, ihre Kinder würden sterben oder mißgebildet zur Welt kommen, vielleicht verbreiteten sie etwas Ungesundes – auf jeden Fall sollte man sie wohl besser meiden ... Die Zensur der Besatzungsbehörde hatte jegliche Information über die Atombombe und ihre Auswirkungen verboten. Nicht einmal Ärzte durften in medizinischen Fachzeitschriften über Erfahrungen mit den Strahlenkranken und ihre Behandlungsversuche berichten. Diese Geheimhaltung trug wesentlich dazu bei, daß hinter vorgehaltener Hand Wahres und Unwahres über die Atombombenfolgen vermengt und verbreitet wurde. Die gesellschaftliche Ächtung der Hibakusha begann.

Nicht alle Hibakusha tragen Keloide, die entstellenden Narbenwucherungen, die sich unter der Bestrahlung verstärkt gebildet hatten. Doch diese Keloide wurden zum Inbegriff ihres Schicksals. Eine Frau, zur Zeit des Atombombenabwurfes fünfzehn Jahre alt, berichtet:

> Täglich wurde ich in einem Fahrradanhänger zur Behandlung gebracht ... Nach ungefähr sechs Monaten waren die Wunden einigermaßen verheilt. Wie habe ich ungeduldig auf den Tag gewartet, an dem die Verbände entfernt werden könnten! Als der Tag da war, ließ mich meine Mutter nicht zum Spiegel. Aber schließlich drängte ich sie beiseite und sah mich. Weinend brach ich zusammen und fiel zu Boden. Ich konnte nicht glauben, daß das mein Gesicht war. Rote Striemen verunstalteten meine Hände und Füße. Die Finger meiner linken Hand würde ich nie mehr gerade machen können. Mein Gesicht: bedeckt mit diesen entsetzlichen Keloidnarben. Bis die Verbände weg kamen, hatte ich etwas Hoffnung. Nun gab es keine Hoffnung mehr. Wie würde ich mit so einem Gesicht weiterleben können? Ich verfluchte den Krieg und mein Schicksal ...
>
> Mein Leben wurde zu einer erdrückenden Folge alptraumhafter Ereignisse. Ich erinnere mich, daß ich eines Tages wegen einer Kleinigkeit in die Stadt geschickt wurde. Die Leute drehten sich um und starrten mich an: Die Kinder jagten mich und riefen mir verletzende Namen nach. Erniedrigt, unfähig meinen Auftrag zu erledigen, kehrte ich weinend um.
>
> Für eine Frau ist das Gesicht besonders wichtig ... Ich verzweifelte am Leben. Eines Tages nahm ich Rattengift. Aber Mutter merkte es früh genug, um mich zu behandeln und den Tod zu verhindern ..., ich mußte weitermachen ... Sogar meine Mutter sagte einmal etwas, was mich sehr schmerzte: »Was soll ich bloß tun, da ich für den Rest meines Lebens mit einem Krüppel wie dir belastet bin?«

Um zu leben brauchte ich Arbeit. Ich überlegte und entschied mich für das Nähen; wenn ich es erst gelernt hätte, könnte ich das auch zu Hause machen. Aber um es zu lernen, mußte ich täglich dreißig Minuten zur Schule in die Stadt und dreißig Minuten nach Hause zurück mit dem Zug fahren ... Die Blicke der Leute im Zug waren mir so peinlich, daß ich im Winter mein Gesicht mit einer Maske verdeckte, die oft bei Erkältung getragen wird. Aber im Sommer konnte ich natürlich die Hitze unter einer solchen Maske nicht aushalten ... Im Zug mieden mich die Leute, als wäre ich ein Ungeheuer. Manchmal war ich so verletzt, daß ich in den Gang ging und still weinte. Nach sechs Monaten gab ich auf, weil ich die Fahrt nicht mehr aushielt.

Eines Tages las ich eine Anzeige über Krankenschwesternkurse. Ich bewarb mich ganz hoffnungsvoll, denn ich meinte, für einen leidgeprüften Menschen wie mich müßte es passend sein, mich der Heilung anderer zu widmen. Aber beim Bewerbungsgespräch erniedrigte man mich, man sagte mir, daß mein Äußeres ein Heilungshindernis für die Kranken sei.

Schließlich fand ich Arbeit ... Eine Verwandte meiner Schwägerin in Hiroshima brauchte eine Haushaltshilfe für die Küche und die Wäsche. Da mußte ich nicht viele Leute treffen und konnte ziemlich abgeschlossen leben ...[38]

Keloide sind für manche Gesunde die sichtbaren Zeichen des Unheimlichen, Kranken, das die Hibakusha in sich zu tragen scheinen. Ein Krankenhausangestellter, selbst Hibakusha, berichtete voller Mitgefühl, wie weit das gehen konnte:

Die junge Ehefrau hatte ein schlimmes Keloid im Gesicht. Sie wurde von ihrer Schwiegermutter übel behandelt und verhöhnt, weil sie kein Kind bekam. Als sie endlich ein Kind bekam, bestand die Schwiegermutter darauf, daß sie das Kind nicht stillen dürfe. Die Schwiegermutter hatte Angst, daß, wenn sie es täte, sie irgend etwas Ungesundes dem Kind übertragen würde.[39]

Aber auch jene Hibakusha, denen man ihr Schicksal nicht ansieht, wurden in den Nachkriegsjahren mehr und mehr zu Ausgestoßenen.

In Japan werden noch heute über die Hälfte aller Ehen durch die Eltern oder Vertrauenspersonen der Familie vermittelt. Eine Eheschließung ist nicht so oft eine individuelle Entscheidung, sondern meistens eine Verbindung zweier Familien. Ein Mensch ohne Familie ist als Heiratskandidat nicht erwünscht.

Oft werden vor der Eheschließung Gesundheitszeugnisse ausgetauscht. Anhand des Familienbuchs, das jedem Japaner überallhin folgt, wird nachgeforscht, ob in der Familie jemals eine Erbkrankheit vorgekommen ist. Seit 1945 ist jeder, der aus Hiroshima oder Nagasaki kommt, von vornherein verdächtig. Will jemand eine(n) Hibakusha heiraten, geschieht das fast immer gegen den Widerstand der ganzen Familie – und in einem Land, in dem die Familie so wichtig ist wie in Japan, können sich nur sehr starke Menschen durchsetzen.

Auch die Anstellung in einer Firma hat in Japan einen anderen Stellenwert als in anderen Ländern. Ein Bewerber wird fast immer auf Lebenszeit eingestellt. Daher wird seine Herkunft, sein Privatleben, sein Lebenslauf sehr genau durchleuchtet. Keine Firma möchte gerne Hibakusha einstellen, weil man von ihnen weiß, daß sie häufiger als andere wegen Krankheit fehlen, daß sie oft müde und nicht so leistungsfähig sind, und daß sie plötzlich sterben können. Deswegen bleiben viele Hibakusha ohne feste Arbeitsstelle. Das bedeutet, daß sie als Tagelöhner ihren Lebensunterhalt verdienen müssen. Tagelöhner stehen auf der untersten Stufe der sozialen Leiter Japans.

1957 wurde durch eine japanische Massenbewegung für Frieden, gegen Atomwaffen und für Unterstützung der Hibakusha erreicht, daß der japanische Staat die medizinische Versorgung der Atombombenopfer sicherstellt, wenn sie sich als solche ausweisen können. Aber wegen der allgemeinen Diskriminierung verzichten viele, die diese Krankenversorgung beanspruchen könnten, lieber darauf. Wenn sie Kinder haben, die noch nicht verheiratet sind, ziehen sie es vor, nicht als Hibakusha erkannt zu werden. Genauso ist es, wenn sie noch berufstätig sind. Dann versuchen sie alles, die »Schande«, Hibakusha zu sein, nicht offenbar werden zu lassen. Das bedeutet zum Beispiel, daß sie es nicht wagen, am Arbeitsplatz zu fehlen, wenn sie krank sind. Entlassungen sind zwar in Japan allgemein unüblich, jedoch gibt es auch kein Gesetz, das die Hibakusha davor schützen würde – keine Firma ist gezwungen, sie zu beschäftigen. Professor Kiyoshi Shimizu, der ehemalige Leiter des Instituts für die Erforschung medizinischer Atombombenfolgen an der Hiroshima-Universität, schreibt dazu:

> Bei einer Befragung der Hibakusha durch das Gesundheitsministerium im Jahre 1965 stellten 45 543 Hibakusha von all denen, die sich gemeldet hatten, den Antrag auf den Hibakusha-Gesundheitsausweis nicht ... Nicht nur, daß die Büro-

wege schwierig und zeitaufwendig sind, oder daß sie nichts davon haben, sondern es gibt auch viele, die es aus Sorge wegen sozialer Nachteile für ihre Kinder und Enkel nicht tun – Sorge, daß diese Kinder beim Heiraten und bei der Arbeitsaufnahme diskriminiert werden. Man darf nicht übersehen, daß viele eine enorme Angst davor haben, als Hibakusha abgestempelt zu werden ...[40]

Fast die Hälfte aller Hibakusha haben Hiroshima oder Nagasaki verlassen – vor allem jene, die nicht sichtbar verletzt worden sind. Aber wenn ihre neue Umwelt dann doch erfährt, daß sie Hibakusha sind, so ist die Unwissenheit und die Diskriminierung woanders noch größer als in Hiroshima oder Nagasaki selbst. Nur verhältnismäßig wenige Opfer stehen zu ihrem Schicksal, sprechen über ihre Erfahrungen oder haben sich Hibakusha-Organisationen angeschlossen. Einer Hibakushagruppe, sei es einer religiösen oder politischen, beizutreten und mit anderen die gesellschaftliche Ächtung zu ertragen, bedeutet für sie, Mut aufbringen zu müssen – es ist oft eine Entscheidung gegen die eigene Familie. Denn die Umwelt ist grausam – ein Hibakusha berichtet:

> Ich verbrachte drei Monate wegen extremer Schwäche im Krankenhaus ... Meine Kinder wurden in der Schule sehr schlecht behandelt. Andere Kinder verhöhnten sie und schrien: »Du Sohn eines Atombombenpatienten!« So etwas sagten sie, weil sie sich sicher waren, ich würde sterben.[41]

Es wird verständlich, daß sich, Schätzungen zufolge, 10 bis 20 Prozent aller Hibakusha nicht als solche melden. Wenn diese Schätzung stimmt, gibt es heute noch über 400 000 Hibakusha. Ende der siebziger Jahre hatten 364 261 Atombombenopfer den Hibakusha-Ausweis.

Seit einigen Jahren erreichen mehr und mehr Hibakusha das Rentenalter. Sie müssen keine Rücksicht mehr auf ihren Arbeitsplatz nehmen. Deshalb oder weil inzwischen ihre Kinder verheiratet sind, stellen viele Berechtigte erst jetzt den Antrag auf Anerkennung als Atombombenopfer. Es gibt fast so viele Neuanerkennungen wie Sterbefälle, so daß die Zahl der registrierten Hibakusha sich in den letzten Jahren nur unwesentlich verändert hat.

Nun ist es aber nicht etwa leicht, die zugesicherte ärztliche Behandlung gewährt zu bekommen. Die Antragsteller müssen beweisen, daß sie zu einer der vier Gruppen, in die man die Hibakusha eingeteilt hat, gehören:

1. Direkt Betroffene, die sich innerhalb eines verschiedentlich festgelegten Radius um den Explosionsnullpunkt aufhielten;

2. solche, die während der zwei Wochen nach dem Atombombenabwurf das Gebiet innerhalb eines bestimmten Radius um den Explosionsnullpunkt betraten;

3. solche, die bei den Verbrennungen von Leichen der Atombombenopfer geholfen haben;

4. solche, deren Mutter wie in den ersten drei Gruppen aufgezählt, betroffen wurden, während sie mit ihnen schwanger ging.

Der Hibakusha-Ausweis muß schriftlich beantragt werden. Diesem schriftlichen Antrag muß ein Beweisstück beigefügt werden: Ein Dokument, das von irgend einer Behörde kurz nach dem Ereignis ausgestellt wurde und bestätigt, daß der oder die Antragsteller(in) Bombenopfer ist, ein Foto oder ein Brief aus jener Zeit. Für viele, die aus der brennenden Stadt nichts als ihr Leben gerettet haben, ist es unmöglich, ein solches Beweisstück beizubringen. Professor Shimizu schreibt darüber:

> Es gibt nicht wenige Menschen, die den Hibakusha-Gesundheitsausweis gerne in Anspruch nehmen würden, aber sie finden keine Zeugen oder Beweise. Sie bemühen sich sehr kummervoll um die Zeugensuche.[42]

In den ersten Jahren nach der Einführung der Hibakusha-Ausweise im Jahr 1957 meldeten sich die Hibakusha, an deren Betroffensein wenig Zweifel aufkommen konnte, zum Beispiel Angehörige von abkommandierten Hilfstruppen und Schülereinsätzen. Aber seit 1968, so ergab eine Berechnung aus den siebziger Jahren, wurden 38 Prozent aller Anträge abgelehnt. Seither soll die Zahl der Ablehnungen noch weiter gestiegen sein.[43]

Der Staat bemüht sich offensichtlich, die Zahl der anerkannten Opfer in engen Grenzen zu halten – entstellende Narben reichen nicht aus, Krankheit schon gar nicht. Von den über 360000 Inhabern des Hibakusha-Ausweises gehören nur verschwindend wenige, nicht einmal 2 Prozent, zu den »Vollpatienten«. Alle anderen müssen wie üblich krankenversichert sein, und der Staat übernimmt nur Kosten, die die Hibakusha außergewöhnlich belasten.

Neben den großen Mühen, Beweise und Zeugen aufzutreiben, sind auch die Behördenwege umständlich und die Genehmigung dauert lange – es kommt vor, daß die Nachricht von der Bewilligung des Ausweises nur noch die Hinterbliebenen des Hibakusha erreicht.

Dabei brauchen die Hibakusha dringend medizinische Hilfe, auch heute. Noch immer leiden und sterben viele von ihnen an Leukämie und Krebs. Auch heute warten im Atombombenopferhospital in Hiroshima und Nagasaki Menschen auf den Tod, verursacht durch einen Krieg, der vor fast vierzig Jahren zu Ende ging.

Hibakusha, die unter Krankheiten leiden, die ganz offensichtlich durch die Strahlung ausgelöst wurden, gibt es erschreckend viele, aber doch sind sie nur ein Teil der Leidenden. Bei den meisten ist es eher so, daß ihre allgemeinen Krankheitsabwehr- und Heilungskräfte geschwächt sind. Ein Medizinalbeamter aus Hiroshima versuchte, diesen Zustand wie folgt zu beschreiben:

> Hibakusha reagieren empfindlicher als normale Leute auf äußere Belastungen, zum Beispiel sind sie im Sommer (durch die Hitze) leichter erschöpft. Das ist als Krankheitszeichen nicht so leicht zu bewerten ..., aber wir meinen, es ist ein medizinisches Problem. Ihnen fehlt die Lebenskraft, und sie können sich weniger anpassen. Sie reagieren auch empfindlicher auf Kälte. Sie erkälten sich leichter. Und allgemein, wenn sie krank sind, neigen sie dazu, einen anderen Krankheitsverlauf zu zeigen – stärker ausgeprägte Krankheitszeichen, verlängerte Auswirkungen als bei normalen Personen. Unter normalen Umständen sind sie wie andere auch – aber bei irgend einer bestimmten Belastung oder Krankheit ... sind sie nicht wie andere ...[44]

An sich harmlose Krankheiten werden bei ihnen leicht chronisch, ihre Wunden heilen schwer, sie leiden unter Magenkrankheiten und nervösen Beschwerden, auf Sommerhitze und Winterkälte reagieren sie mit Blutarmut und Schwächezuständen.

Einen Teil ihrer Lebenskraft scheinen viele Hibakusha damals eingebüßt zu haben. Taku Imada war am 6. August 1945 zwanzig Jahre alt. Er ist einer der vielen Betroffenen, die unter dieser allgemeinen Schwäche und unklaren Krankheitszeichen leiden:

> Die ersten acht Jahre hatte ich noch keine Sorgen. Aber dann fing es an ... Ich spürte einen Druck im Kopf, mein ganzer Körper war kraftlos, so daß ich nicht arbeiten konnte ... Solche Symptome hatte ich jeden Sommer ... Als ich 42 Jahre alt geworden war, gingen diese Symptome aber schon im Januar los. Im März erkältete ich mich, bekam hohes Fieber und nahm rapide ab. Normalerweise wiege ich 53 Kilogramm, aber im Juni wog ich nur noch 40 Kilogramm.

> Mein Körper verlor seine ganze Kraft, meine Schrift wurde unleserlich, beim Gehen rang ich nach Luft ... Als ich im März das Fieber bekam, ging ich ins Postkrankenhaus. Dort konnte man die Ursache nicht finden. Alle Untersuchungen ergaben keinen Befund. »Aber Herr Doktor«, klagte ich, »jeden Tag habe ich Fieber und magere immer mehr ab!« Aber es wurde nichts gefunden, was die Ursache hätte sein können ... Weil ich darauf bestand, wurde meine Leber untersucht. Sie war nicht ganz in Ordnung, aber auch nicht richtig krank. Die Ärzte fahndeten nach Magenkrebs, nach Lungentuberkulose – alles ohne Ergebnis. Schließlich wurde mir »nervöse Erschöpfung« bescheinigt. Aber bald darauf hieß es wieder, ich hätte nichts ..., zuletzt lautete die Diagnose »Vitamin B-Mangel«, und ich bekam Medikamente dagegen ...[45]

Wenn von »Atombombenkrankheit« gesprochen wird, verbinden die Betroffenen damit nicht nur die frühe Strahlenkrankheit, auch nicht nur die Krankheiten des Blutes oder Krebs, sondern genauso dieses endlose Wandern auf der Grenze zwischen Gesundheit und Krankheit, dieses Weiterleben unter ständiger Bedrohung von Krankheit und Tod. Im täglichen Leben entsteht für Hibakusha in dieser Situation oft ein Teufelskreis: In der Familie kann nicht genug Geld verdient werden und/oder die Haushaltsarbeiten überfordern die Kranken. Die Kinder müssen einspringen, täglich im Haushalt helfen oder zum Lebensunterhalt beitragen – dadurch müssen sie ihre Ausbildung vernachlässigen. Verstärkt durch die Diskriminierung kommt es zum sozialen Abstieg der ganzen Familie. Die Armut verstärkt Kummer und Krankheit. Der Teufelskreis schließt sich.

Wahrheitssuche

Es gibt Fotografien und Filme, die im August und in den folgenden Monaten des Jahres 1945 in den verwüsteten Städten aufgenommen wurden. Die Nichiei-Wochenschau sandte Anfang September ein Filmteam mit dreißig Kameraleuten nach Hiroshima. Einer der Fotografen berichtete später von Eindrücken während dieser Zeit:

Ich ging zum Rathaus, um Kontakte mit Wissenschaftlern zu knüpfen. Die Leute im Rathaus hatten weder Zeit für die Wissenschaftler noch für das Filmteam – bei ihnen ging es um die Verteilung von Medikamenten und Lebensmitteln. Auch für uns war es ein großes Problem, Essen, einen Schlafplatz und ein Transportmittel zu bekommen.

Im Rathaus konnte man keine Auskünfte über die Atomkatastrophe bekommen, das war auch nicht zu erwarten – so etwas Einfaches wie die Bevölkerungszahl an dem Tag war auch nicht zu erfahren. Das kam daher, daß die meisten Angestellten, denen wir begegneten, Helfer von außerhalb waren, die erst nach der Katastrophe in die Stadt kamen.

Schlafplätze und Essen bekamen wir aber schon am gleichen Tag (außerhalb der Stadt; d. Verf.). Ein Dreiradauto kam uns jeden Morgen abholen ... Nach sechs Kilometern nahm die Zerstörung der Häuser immer mehr zu, und vom Bahnhof Hiroshima ab gab es nur verbrannte Erde, soweit man sehen konnte. Menschen gingen nur noch selten in die ehemalige Stadtmitte.

Ich verbrachte die meiste Zeit in dieser rotbraunen Wüste und traf dort die Menschen vom 6. August ...

Die Schatten von laufenden Menschen waren auf der Mandai-Brücke eingebrannt. Eins – zwei – es gab auch einen Schatten von einem Menschen, der einen Karren zog. Ob und wie wohl der Karren weggeschleudert wurde? Am Brückengeländer war nicht mal ein Kratzer zu sehen. Als ich meine Füße auf die Schatten stellte, merkte ich, daß der Mensch große Schritte gemacht hatte. Ein großer Mensch? Oder war er gerannt? Oft ging ich zum Friedhof hinter dem Krankenhaus, das nur fünfzig Meter vom Explosionsnullpunkt entfernt gewesen war, um die Spuren auf den Steinen zu untersuchen. Nachdem ich schon öfter dagewesen war, roch ich (plötzlich) Leichengeruch. Ich folgte dem Geruch, schob einen Zementblock und Steine beiseite und fand darunter einen Kinderarm, von einem vielleicht fünfjährigen Kind. Die Druckwelle kam ja hier direkt von oben. Das Kind mußte dort gespielt haben. Und der restliche Körper? Wenn er durch den Sog zum Vakuum des Explosionszentrums nach oben gerissen wurde, wird er wohl als Asche in den Bergen – als schmutziger Regen – niedergeregnet sein. Der Arm war schon verwest, als ich ihn fand, aber ich fand noch Blutspuren am Gelenk; es war sehr traurig.

Wir besuchten Kranke im Ujina-Militärkrankenhaus und filmten auch die den Leichen entnommenen, zerstörten Organe. Später filmten wir im Rotkreuzkrankenhaus und im Postkrankenhaus ... Die Strahlenopfer und auch die Leidenden mit den vielen Glassplittern haben mich sehr beeindruckt. Die Splitter waren so klein und so zahlreich, daß man sie kaum einzeln entfernen konnte. Die Ärzte hatten diese Patienten aufgegeben ...

In Takasu (das vom schwarzen Regen besonders betroffen wurde; d. Verf.) gab es sehr viele Kranke ... Jedesmal, wenn wir abends mit dem Dreiradauto abgeholt wurden, stieg dort an der gleichen Stelle am Flußbett Rauch hoch. Jeden Tag wurden dort Leichen verbrannt. Es gab keinen Sarg und keine Bestattungszeremonie. Es war ein armes Hiroshima ...[46]

Das Filmteam arbeitete eng mit japanischen Wissenschaftlern zusammen, und man filmte auch weiter, als am 19. September die Zensur der Besatzungsmacht verhängt wurde. Nach der Kapitulation erschien das Wort »Atombombe« während eines Monats in allen Zeitungen. Nun durfte nichts mehr über die Atombomben und ihre Auswirkungen berichtet werden. Am 17. Oktober wurde ein Kameramann in Nagasaki von der amerikanischen Militärpolizei verhaftet und eingesperrt. Am 19. Oktober verbot die Besatzungsbehörde das Fotografieren von Atombombenszenen. Aber die Filmarbeiten der Nichiei-Leute wurden vorerst weiter durchgeführt. Im November zog das Filmteam nach Nagasaki, wo dann, wie schon lange befürchtet, im Dezember der Befehl kam, sämtliche Filmarbeiten einzustellen und alles vorhandene Material der amerikanischen Armee zu übergeben. Aber vier Kameraleute kopierten heimlich über die Hälfte der Dokumentaraufnahmen und versteckten sie in einem Fotolabor bei Tokio – bis zum Ende der Besatzungszeit.

Und wie stand es mit medizinisch-wissenschaftlichen Dokumentationen über die Atombombenfolgen? Anfang September 1945 waren die ersten amerikanischen Ärzte und Wissenschaftler nach Hiroshima gekommen. Die Zusammenarbeit lief sehr gut an. Die japanischen Ärzte hofften, von ihren amerikanischen Kollegen Hinweise zur Behandlung der unerklärlichen Atomkrankheit zu bekommen. Die Amerikaner waren aber selbst gekommen, um zu lernen. Dann wurde die Zensur verhängt. Es gab plötzlich keine wirkliche Zusammenarbeit mehr. Die Besatzer bestimmten, was geforscht wurde und wofür. Die

Besiegten mußten das bisher Erarbeitete zur Verfügung stellen. Eine Spezialeinheit der amerikanischen Armee unter Oberst Mason beschlagnahmte die in Formalin konservierten Gewebeproben der verstorbenen Opfer, die die Ärzte zu ihrem Studium entnommen hatten, sowie niedergeschriebene Beobachtungen und Fotos. Den japanischen Ärzten wurde erklärt, daß wissenschaftliche Veröffentlichungen zwar nicht verboten seien, wenn aber durch sie die Politik der Besatzungsmacht Schaden erleide, werde der Herausgeber vor ein Kriegsgericht gestellt. Während der Besatzungszeit wagten es daher die Ärzte nicht, über ihre Untersuchungsergebnisse, die die weiterhin schädigenden Auswirkungen der Atombomben bewiesen, zu berichten.

Atomwaffen wurden etabliert, und jahrelang wurde die Weltöffentlichkeit nicht darüber informiert, daß in Hiroshima und Nagasaki weiterhin Opfer der Radioaktivität leiden und sterben.

Berichte von den aus Hiroshima und Nagasaki zurückgekehrten Militärärzten hatten den damaligen Verteidigungsminister der Vereinigten Staaten, James Forrestal, dazu veranlaßt, Präsident Truman im November 1946 auf die »einzigartige Gelegenheit« hinzuweisen, die sich in Hiroshima und Nagasaki zur Erforschung der Langzeitwirkung von Atomwaffen bot. Solch eine Forschung sei »... für die Vereinigten Staaten von höchster Bedeutung« hieß es ebenfalls in dem Brief an den Präsidenten. Daraufhin bevollmächtigte der Präsident die National Academy of Scientists mit Unterstützung der Armee und aus Geldern der Atomic Energy Commission (AEC), ein entsprechendes Forschungsprogramm zusammenzustellen. Das entstandene Gremium nannte man Atomic Bomb Casuality Commission (ABCC).

Im Dezember 1946 kamen Teams der ABCC nach Hiroshima und nach Nagasaki. In Hiroshima bezogen die Wissenschaftler vorerst die ehemalige Halle des Triumphs im Hafenviertel Ujina, später zog die ABCC um auf den Hijiyama-Hügel, in ein eigens für sie erbautes medizinisches Zentrum, damals das modernste in ganz Ostasien. Der neue Gebäudekomplex erhob sich wie ein Schloß über dem damals noch aus ärmlichen Hütten bestehenden Hiroshima, und wirklich war hier fünfzig Jahre zuvor das südliche Hauptquartier des Meiji-Kaisers, des Großvaters des Kaisers Hirohito. So entstand der Eindruck, die Sieger beherrschten »von oben herab« ihre Opfer in Hiroshima.

Auch war das Institut auf als heilig betrachtetem Boden errichtet worden, einem alten Soldatenfriedhof, der verlegt werden mußte. Man hatte sich dabei über das dringende Abraten der Stadtbeamten von Hiroshima hinweggesetzt.

Trotzdem wich die Verdrossenheit der Hibakusha zunächst einer Hoffnung, die sie mit der neuen Klinik verbanden. Endlich würde etwas für die unter den unheimlichen Atomkrankheiten Leidenden getan, meinten sie. Aber eine Enttäuschung folgte. Die Patienten wurden zwar mit dem Auto von zu Hause abgeholt (schon diese Autofahrt war für die meisten Hibakusha ein besonderes Erlebnis) und dann von mehreren Spezialisten gründlich untersucht, oft den ganzen Tag lang. Blut, Samenflüssigkeit, Knochenmark wurden entnommen, Befragungen wurden durchgeführt. Dann wurden die Opfer genauso krank, genauso unwissend wie sie gekommen waren wieder nach Hause gebracht, die meisten dieser Verarmten ohne Aussicht auf Behandlung. Fragte einmal ein Strahlenkranker seine Untersucher um Rat, so wurde ihm die stets gleichlautende Antwort gegeben, daß dieses Institut nicht dazu da sei, Therapie zu betreiben, sondern sich allein Forschungsaufgaben zu widmen habe.

So kam es, daß die ABCC sich bald der Verzweiflung und dem Groll der Bevölkerung gegenübersah – mit der Zeit erregte diese Einrichtung sogar mehr Haß als die Atombombenabwürfe selbst. Wurden diese noch als Kriegshandlung mit Schuldigen auf beiden Seiten angesehen, so empfanden die Hibakusha das Verhalten der ABCC, durch das sie sich zu Versuchspersonen herabgewürdigt sahen, als unerträglich. Mehr und mehr fühlten sie sich nicht nur als Kriegsopfer, sondern als Opfer eines Experiments. Eine Betroffene sagte über die Atombombe:

> Ich glaube, sie warfen sie als ein Experiment. Sie wußten nicht, was dabei herauskommen würde – und halb erwartungsvoll, halb zweifelnd, warf man sie als Experiment. Sie wählten Hiroshima als guten Platz für das Experiment in Japan.[47]

Solche Vorwürfe sind aus der Situation der Hibakusha heraus zu verstehen: Sie beobachteten ihren Körper ängstlich, ob sich in ihren geschädigten Zellen Krebs entwickeln würde oder ob sie noch einmal überleben würden. Sie hatten keine Chance, eine gute Behandlung zu bekommen, sondern wurden nur wissenschaftlich beobachtet, von Angehörigen der Nation, die auch die Bombe geworfen hatte. Obgleich diese Menschen Ärzte waren, behandelten sie die Kranken nicht – wollten sie etwa den »natürlichen Ablauf« der Strahlenkrankheiten durch eine Behandlung nicht unterbrechen? Oder diente dieses Institut gar der Vorbereitung zukünftiger Atomkriege? Das fragten sich ernsthaft viele Hibakusha.

Wenn auch Haß und Verzweiflung der Betroffenen manche Vorwürfe übersteigert erscheinen lassen, so sind sie doch nicht als böswilliges Gerede abzutun. Es beginnt damit, daß auf Hiroshima und Nagasaki, zwei bis dahin absichtlich verschonte Städte, ohne Vorwarnung zwei verschiedene Atombomben geworfen wurden. Besonders Hiroshima scheint von vornherein hervorragend geeignet gewesen zu sein, die Auswirkungen einer Atombombe zu studieren: in einem flachen Flußdelta gelegen, auf drei Seiten durch Berge von der Umgebung abgeschlossen, innerhalb der Stadt wenig Höhenunterschiede, gleichmäßig bebaut.

Die ABCC begann ihre Arbeit auf Veranlassung des amerikanischen Militärs, fast ausschließlich finanziert von der Atomic Energy Commission. Die AEC übernimmt auch die Kosten für Forschungen zur Vervollkommnung neuer Atomwaffen und ist nicht unwesentlich an der Durchführung von Atombombentests beteiligt. Die AEC muß daher an der Auswertbarkeit der Ergebnisse der ABCC für militärische Zwecke interessiert sein. So erschien vielen Hibakusha diese Einrichtung als die beste Methode, für zukünftige Atomkriege so viele wissenschaftliche Daten wie möglich zu bekommen und diese vor der Weltöffentlichkeit, insbesondere der Sowjetunion, geheimzuhalten.

Die Frage drängt sich auf, warum sich Hibakusha überhaupt den Untersuchungen der ABCC zur Verfügung stellten. Zuerst hofften sie natürlich auf Hilfe. Als ihnen diese versagt wurde, wagten sie es nicht, sich der »übermächtigen« Besatzungsmacht zu widersetzen. In einem traditionell autoritär geführten Land wie Japan ist jede Entscheidung eines einzelnen gegen die Mächtigen, sogar jede offene Kritik, mit Angst und Überwindung verbunden. Viele Hibakusha mögen die Kraft, sich dem Wunsch der mächtigen Sieger zu entziehen, nicht mehr aufgebracht haben, so daß sie in das wartende Auto vor ihrer Haustür einstiegen.

Um die Hibakusha anzusprechen, gab es die sogenannten Contactors, die meist Amerikaner japanischer Herkunft waren. Sie fragten die Hinterbliebenen, wenn es darum ging, die Erlaubnis zur Untersuchung der Leiche eines an Strahlenfolgen Verstorbenen zu bekommen, und sie forderten auch Hibakusha auf, sich bei der ABCC untersuchen zu lassen. Vielleicht haben sich einige von ihnen nicht immer ehrlich und wohlwollend verhalten, vielleicht hat der eine oder andere sogar gedroht – jedenfalls gibt es Berichte von Hibakusha wie den folgenden:

> »Ich sage, ich weigere mich, euch mein Blut zu geben – das ist mein Blut. Habt ihr was dagegen?« sagte ich mit heiserer Stimme ... »Du darfst dich nicht weigern! Du kommst vor das Kriegsgericht.« Er sprach, irgendwie durch die Nase, gebrochen japanisch. Der in Amerika geborene Japaner mit seiner sechseckigen, randlosen Brille steht vor mir, droht mir ... Wir sind in einem kleinen Zeitungsbüro – mein Arbeitsplatz, den ich endlich gefunden hatte, zwei Jahre nachdem durch die Atombombe meine Füße, meine Hände, mein Kopf Verbrennungen erlitten hatten. Während ich achtzehnjähriges Mädchen mit all meiner Kraft verzweifelt gegen die Drohungen des G. I. protestiere, bleiben die Älteren um uns herum stumm. Wahrscheinlich sagten sie sich: »Wenn wir was sagen, kommen wir vors Kriegsgericht. Dieser G. I. wird zufrieden sein, wenn sie ihm nur ein wenig Blut gibt. Da kann man nichts machen. Amerika ist die Siegermacht.« Ich gab mir große Mühe, einen Ausweg aus der Klemme zu finden, aber das Wort »Kriegsgericht« erdrückte mich. Ich fand keinen Ausweg. Am nächsten Tag verließ ich widerwillig das Haus, ohne auf den Jeep zu warten, der mich holen würde ... zur ABCC.[48]

Kein Hibakusha ist vor ein Kriegsgericht gestellt worden, weil er oder sie sich der ABCC entzogen hat. Und doch haben wir diesen Bericht zitiert, um die Angst zu zeigen, die zumindest in den Besatzungsjahren das Verhältnis zwischen der ABCC und den Opfern mitbestimmte. Nach den Besatzungsjahren ging die Zahl der Hibakusha, die sich untersuchen ließen, zurück – eine für die ABCC beängstigende Entwicklung: Ihre Untersuchungsreihen, die sich fast alle über viele Jahre erstreckten, konnten nur mit den Hibakusha fortgesetzt werden. Die Umgangsformen der ABCC-Angestellten wurden, auf Weisung von oben, daraufhin höflicher, und Hibakusha, die sich einen Privatarzt leisten konnten, durften jetzt sicher sein, daß dieser von den Untersuchungsergebnissen schnell und umfassend informiert wurde. Bis dahin waren solche Berichte oft gar nicht, und wenn, meist mit so großer Verzögerung geschickt worden, daß die Nachricht, es ginge dem Untersuchten blendend, manchmal nur noch die Hinterbliebenen des Betreffenden erreicht haben soll.

Behörden, Schulen und Firmen in Hiroshima unterstützten von Anfang an die ABCC. Es wurde allgemein für selbstverständlich erachtet, sich bei einer Aufforderung der ABCC für Untersuchungen zur Verfügung zu stellen. Zur verhältnismäßig großen Bereitwilligkeit, sich auf dem Hijiyama-Hügel untersuchen zu lassen, hat aber auch die allgemeine Geringschätzung der Umgebung, unter der die Hibakusha zu leiden hatten, beigetragen. Sie, die immer Kränkelnden, wurden hier jedenfalls ernstgenommen, ausführlich angehört, ihre Beschwerden notiert, gründlich untersucht. Die moderne Einrichtung der Klinik war für die Betroffenen beeindruckend, denn in ganz Japan gab es in den fünfziger Jahren nichts Ähnliches. Für viele war es auch eine Unterbrechung ihrer endlosen Tage in Krankheit und Armut, beginnend und endend mit einer Autofahrt bis vor ihre Haustür; sie konnten sich sonst nicht einmal eine Straßenbahnfahrt leisten.

Aus den Worten jener Hibakusha aber, die den Mut hatten, ihre Stimme gegen die ABCC zu erheben, sprechen Bitterkeit und Haß:

> Die meisten Hibakusha müssen für ihr tägliches Brot sehr hart arbeiten und haben ihre Familien zu unterhalten. Wenn sie zu euch kommen, müssen sie bei euch einen halben oder sogar einen ganzen Tag zubringen. Bei irgendwelchen Forschungen werden sogar Versuchskaninchen gefüttert, aber ihr behandelt uns schlimmer als Versuchskaninchen – das heißt, ihr behandelt uns Hibakusha keineswegs wie menschliche Wesen.[49]

So klingt der Vorwurf eines Hibakusha, der versuchte, das Los seiner Leidensgenossen und sein eigenes zu verbessern.

Die ABCC war eine Einrichtung der Siegermacht. Es wurden unverzeihliche Verletzungen der Gefühle der Opfer begangen. Die Absichten der ABCC blieben unklar.

Und doch kann sich niemand der Einsicht verschließen, daß die Menschheitserfahrung Atombombe für kommende Generationen festgehalten werden mußte – nicht nur die erschreckenden Zerstörungen durch Hitze und Druck, die sich beeindrukkend abbilden ließen, sondern auch die ungleich schwerer darstellbaren, Jahrzehnte andauernden Leiden der Überlebenden durch die Radioaktivität, sowie die Bestrahlungsauswirkungen auf die Nachkommen der Überlebenden.

›Mißbildungen, aufgetreten bei Kindern, die im Mutterleib bestrahlt wurden‹, ›Leukämie bei Atombombenüberlebenden‹ oder ›Studien über die möglichen genetischen Auswirkungen der Atombombe‹ lauten einige Titel der über tausend wissenschaftlichen Veröffentlichungen, die in den jetzt fast 40 Jahren von der ABCC und später von der Folgeorganisation RERF (Radiation Effects Research Foundation) herausgegeben wurden. Diese und viele andere sind wichtige Fragen, die man mit Respekt vor dem Schicksal der Hibakusha, unter Achtung ihrer Gefühle und verbunden mit der größtmöglichen Hilfeleistung für die Betroffenen hätte klären müssen.

Vielleicht wäre ein internationales Komitee von Ärzten und Wissenschaftlern, finanziert von den Vereinten Nationen, dieser Aufgabe am ehesten gerecht geworden. Forschung und gleichzeitig bestmögliche Behandlung hätten die Aufgaben dieses Komitees sein müssen, und die wissenschaftlichen Ergebnisse dieser Arbeit hätten für alle Nationen uneingeschränkt zugänglich sein sollen. Die übergeordnete Aufgabe dieser Wissenschaftler wäre die Aufarbeitung des Geschehenen zur Warnung kommender Generationen und zur Erhaltung des Friedens gewesen. Nun, so ein Komitee ist nicht zustande gekommen.

Ein wichtiger Grundsatz der ABCC-Mitarbeiter war, auf keinen Fall einen Anflug von Reue und Sühnebereitschaft zu zeigen. Das schien auch einer der Hauptgründe dafür zu sein, warum keine Behandlungen angeboten wurden. Die offiziellen Erklärungen, man habe keine japanische Zulassung und wolle im übrigen nicht mit den ansässigen Ärzten konkurrieren, überzeugten niemanden.

Die Veröffentlichungen der ABCC werden erst seit 1959 regelmäßig herausgegeben. Der Stil der meisten dieser Veröffentlichungen erlaubt es erst nach guter Einarbeitung, aus dem Inhalt Schlüsse zu ziehen, und die angewandten Methoden sind oft irreführend.

Es gibt zum Beispiel die sogenannten ›Life Span Studies‹[50]. Dabei handelt es sich um Tabellen der Überlebenszeiten von Atombombenopfern sowie Statistiken über ihre Todesursachen. Alle zwei Jahre wird festgestellt, wie viele Hibakusha aus einer 1950 festgelegten Gruppe noch leben und welche Todesursachen bei den inzwischen Verstorbenen vorlagen. Die Ergebnisse werden mit einer Gruppe aus der Normalbevölkerung verglichen. Die Schlußfolgerungen der ABCC:

Atombombenopfer sterben früher. Der Unterschied ist umso

deutlicher, je jünger der oder die Betroffene zur Zeit der Bestrahlung war. Das trifft zu für stärker Bestrahlte (100 rad und darüber), nicht jedoch für weniger stark Bestrahlte (bis 99 rad). Hier ergibt die Statistik gleich hohe Werte.

Nun hat die ABCC aber erst 1950 mit den ›Life Span Studies‹ begonnen. Bis Ende 1945 waren in Hiroshima und Nagasaki annähernd 210000 Menschen an den Folgen der Atombombenabwürfe gestorben – die Zahl der Todesopfer von 1946 bis 1950 wird auf ungefähr 90000 geschätzt (siehe auch das Kapitel »Der Atomtod«). Von den Hibakusha, die 1950 noch lebten, wurde nun also eine größere Gruppe ausgewählt und die Überlebenszeiten dieser Menschen mit den Überlebenszeiten von Normalpersonen verglichen.

Angenommen, die meisten Opfer der Atombomben seien bis Ende 1945 an Sofortschäden durch Hitze, Druck und Radioaktivität gestorben, so sind doch zwischen 1946 und 1950 fast 90000 weitere Menschen, die meisten an Bestrahlungsfolgen, gestorben. Muß man nun aber nicht davon ausgehen, daß diejenigen, die 1950 noch lebten, die Widerstandsfähigsten der Betroffenen waren? Es heißt zwar in der Einleitung zu einer ›Life Span Study‹ der ABCC: »Weil die Gruppen etwas über fünf Jahre nach den Atombomben zusammengestellt wurden, unterscheidet sich das Überlebensverhalten signifikant vom Überleben der wirklich bestrahlten Bevölkerung«[51], aber der Schluß, daß es sich bei den 1950 noch Lebenden um die weniger anfälligen handeln müsse, wird nicht gezogen, sondern es wird so getan, als handele es sich um eine normale Gruppe aus der Bevölkerung. Bei einer Bevölkerungsgruppe mit normaler Lebenserwartung, und als solche werden die Hibakusha von der ABCC angesehen, würde ein starkes Ansteigen der Todesrate als Anzeichen für eine hohe Strahlenauswirkung gewertet werden, eine gleichbleibende Sterberate würde auf keine Strahlenauswirkungen hindeuten. Nachdem aber von 1945 bis 1950 schon 90000 Hibakusha gestorben waren (unter der Normalbevölkerung wäre im selben Zeitraum mit 20000 Sterbefällen zu rechnen), kann die Gruppe der Hibakusha aber nicht als Querschnitt der Bevölkerung angesehen werden. Geht man davon aus, daß die Hibakusha nach 1950 eine Auswahl der Widerstandsfähigen seien, wäre zu erwarten, daß die Sterberate im Vergleich zur Normalbevölkerung sinkt. Berücksichtigt man diese Faktoren, würde dann eine gleichbleibende Sterberate schwache Strahlenauswirkungen, eine leicht steigende Sterberate starke Strahlenauswirkungen bedeuten. Betrachtet man die Ergebnisse der ABCC unter diesem Aspekt (was aber normalerweise nicht getan wird), zum Beispiel die gleichbleibende Sterberate für alle Krankheiten außer Krebs, die ansteigende Sterberate für Krebskrankheiten, die steil ansteigende Sterberate für Leukämien oder die gleichbleibende Sterberate für die mit niedrigeren rad-Mengen Bestrahlten, so erscheinen ABCC-Ergebnisse in einem anderen Licht.[52]

Aber es gibt noch mehr über die Ergebnisse der ABCC kritisch anzumerken. Beschäftigt man sich intensiver mit Veröffentlichungen des Instituts, so wird klar, daß die Menschen aus den Kontrollgruppen offensichtlich auch – bis zu einem gewissen Grad – bestrahlt wurden. Ein Beispiel: Der Unterschied der Häufigkeit der Krebsrate in diesen Kontrollgruppen und der Krebsrate der Hibakusha wird also geringer sein als der Unterschied zwischen Normalbevölkerung und Hibakusha. Leichtere Erhöhungen einer bestimmten Krankheitsart werden also bei Studien der ABCC unterhalb der statistisch aussagekräftigen Grenze liegen, das heißt wegfallen.

Als Atombombenopfer werden in den meisten Studien diejenigen bezeichnet, die in einem Umkreis von zwei Kilometern vom Explosionszentrum überlebt haben. Die Kontrollgruppen sollen, so steht es in vielen ABCC-Studien, in Alter, Geschlecht und Stadt (!) den Untersuchten möglichst ähneln. Man nimmt also meistens Stadtbewohner von Hiroshima (oder Nagasaki), die sich zweieinhalb bis zehn Kilometer vom Explosionszentrum entfernt, aber doch in den beiden Städten aufgehalten haben oder auch »Überlebende mit sehr niedrigen Bestrahlungsdosen« bis zu 9(!) rad.[53]

Die Angaben dieser Studien beziehen sich aber nur auf die direkte Strahlung des Atomblitzes. Werte von 0,2 rad, wie sie noch bei zweieinhalb Kilometern Abstand in Hiroshima geherrscht haben, sind zwar nur das Doppelte der natürlichen Strahlung pro Jahr, und auch 9 rad, das 90fache der normalen Umgebungsstrahlung, werden schon einmal bei ausgedehnten Röntgenuntersuchungen erreicht. Aber die Strahlenbelastung der Opfer, die sich in einer Entfernung von zweieinhalb bis zehn Kilometern aufgehalten haben, bestand ja nicht nur aus der direkten Strahlung des Atomblitzes. Der radioaktive Staub der strahlenden Trümmer wird auch sie erreicht haben, und einige waren ganz sicher Opfer des schwarzen Regens. Es ist anzunehmen, daß sie mit strahlenverseuchten Fliehenden und Kranken

Kontakt hatten, vielleicht auch verseuchte Gegenstände berührt oder benutzt haben, und was mögen sie eingeatmet und gegessen haben? Eine Krankenschwester, die sich in einem Dorf bei Hiroshima aufhielt, berichtet, daß sie allein durch die Pflege der Flüchtlinge strahlenkrank wurde, ihr Haar verlor und Blut erbrach.[54] Eine Studie erwähnt sogar, daß 4600 Personen, die als early entrants bezeichnet werden (das ist ein gängiger Ausdruck für diejenigen, die innerhalb der ersten drei Tage das verseuchte Gebiet um den Explosionsnullpunkt betraten), als nicht bestrahlte Überlebende in die Kontrollgruppe eingeschlossen wurden – was aber in derselben Studie für nicht wesentlich erklärt wird.[55] Vom japanischen Staat werden Personen, die innerhalb von zwei Wochen das verseuchte Gebiet betraten, als Hibakusha anerkannt. Die ABCC bezeichnet nur die early entrants als Hibakusha. Etwa 77000 von über 360000 anerkannten Hibakusha betraten die Atomwüste zwischen dem vierten und fünfzehnten Tag. Es müßte festgestellt werden, wie viele von diesen Hibakusha als »unbestrahlte« Vergleichspersonen in den Kontrollgruppen der ABCC vorkommen.

Die Radioaktivität des Staubes, der Trümmer, der Erdoberfläche wurde zwar weniger, war aber auch nach vielen Wochen oder Monaten noch gefährlich, und einige Teilchen, zum Beispiel Plutonium, strahlen jahrelang.

Wir wissen aus mehreren Berichten, daß die Einwohner der beiden Städte sehr bald auf der Atomwüste Reis und Gemüse anbauten.[56] Verschwindend geringe Mengen radioaktiver Teilchen, von den Knochen oder der Leber aufgenommen, können Krebs erregen und andere Schäden verursachen. Wie viele Menschen aus den Kontrollgruppen haben diesen verseuchten Reis und das verseuchte Gemüse gegessen?

Außerdem gibt es noch eine Studie der ABCC, die zu denken gibt. Sie ist sozusagen ein Nebenprodukt des Instituts, denn es geht nicht um Strahlungsschäden. Es geht um Kinder mit schweren Mißbildungen, die aufgeschlüsselt wurden nach dem Grad der Blutsverwandtschaft ihrer Eltern und deren Heimatstadt. Diese Studie wurde mit Eltern aus Hiroshima, Nagasaki und Kure durchgeführt, eine etwa dreißig Kilometer von Hiroshima entfernte Stadt. Das Ergebnis: Je näher die Eltern zueinander verwandt sind, desto häufiger treten Mißbildungen auf – das war zu erwarten. Aber das Interessante ist das Nebenergebnis: Bei den ja angeblich nicht bestrahlten Elterngruppen in Hiroshima und in Nagasaki (sie stammen aus den Kontrollgruppen) gibt es vergleichsweise mehr Kinder mit schweren Mißbildungen als in Kure (siehe auch die nachstehende Tabelle[57]).

Verteilung der Kinder mit schwereren Mißbildungen, aufgeschlüsselt nach Heimatstadt und Grad der Blutsverwandtschaft der Eltern (n = Zahl der beobachteten Kinder, m = Zahl der Mißbildungen, p = Quotient). Nach Schull 1958

		Vetternehen 1. Grades	Vetternehen 1½. Grades	Vetternehen 2. Grades	Eltern nicht verwandt	insgesamt
Hiroshima	n	936	313	384	26012	27645
	m	17	2	4	293	316
	p	0,0182	0,0064	0,014	0,0113	0,0114
Kure	n	318	113	140	7544	8115
	m	4	2	1	58	65
	p	0,0126	0,0177	0,0071	0,0077	0,0080
Nagasaki	n	1592	412	637	30240	32881
	m	27	4	8	300	339
	p	0,0170	0,0097	0,0126	0,0099	0,0103
insgesamt	n	2846	838	1161	63796	68641
	m	48	8	13	651	720
	p	0,0169	0,0095	0,0112	0,0102	0,0105

Ein wichtiger Grund für die Verschleierungstaktik der ABCC ist wahrscheinlich folgender: Eine Offenlegung aller Folgen der Atombomben, ohne jede Beschönigung, mit Beweisen für solche Schäden, die die Schäden durch bakteriologische Waffen und Gaswaffen vielleicht noch übertreffen, hätte zur weltweiten Ächtung der Atombomben führen können oder müssen.

Das wäre für die Verursacher dieser Schäden äußerst unangenehm, denn es hätte die grundsätzliche Frage gestellt werden müssen, ob der Einsatz von Waffen, die mit ihren Auswirkungen die geächteten Giftgase noch übertreffen, völkerrechtlich erlaubt gewesen sei und ob ihre Anwendung als Kriegsverbrechen anzusehen sei. Um diese Frage nicht aufkommen zu lassen, sind wahrscheinlich auch die Hibakusha durch die ABCC nicht behandelt worden – jeder Anschein einer Sonderstellung dieser Opfer sollte vermieden werden.

Einige Angestellte der ABCC haben es nicht durchhalten können, sich den Anweisungen des Instituts zu fügen – es gab Ärzte, die Hibakusha heimlich behandelten, und auch Wissenschaftler, die versuchten, aus eigener Kraft und mit ihrem eigenen Geld Forschungen durchzuführen und die Ergebnisse der

ABCC zu überprüfen. Aber die meisten wollen die Atombombenschäden so wenig wahrhaben wie jener ABCC-Arzt, von dem das folgende Zitat stammt:

> Nun, viele Leute, die den Vereinigten Staaten gegenüber keine freundlichen Gefühle haben, übertreiben die Wirkungen der Bombe . . ., aber außer bei Leukämie und Linsentrübungen haben wir absolut keine bedeutenden Unterschiede zwischen bestrahlten und nicht bestrahlten Gruppen gefunden . . . Wissen Sie, es wird so viel darüber geschrieben, was die Bombe gemacht hat – aber eine Riesenmenge ist nur reine Propaganda . . .[58]

Japaner, die bei der ABCC angestellt waren, hatten genau wie manche Amerikaner Angst, durch unangenehme Ergebnisse ihrer Forschungen die Diskriminierung der Hibakusha zu verstärken und sie wurden außerdem vom Stil des Instituts mitbeeinflußt. Deshalb hat sich die Einstellung der Bevölkerung zur ABCC auch nach 1975 nicht verbessert, als das Institut zur Hälfte von Japanern übernommen und in Radiation Effects Research Foundation (RERF) umbenannt wurde.

Wichtig ist auch, wie die ABCC/RERF im Ausland und durch die wissenschaftliche Weltöffentlichkeit eingeschätzt wird.

Von offizieller Seite werden die Forschungsergebnisse dieses Instituts durchweg für objektive Wissenschaft gehalten. Das hat negative Folgen, auch für uns: abgesehen davon, daß noch keine Ächtung von Atomwaffen ansteht, wurden die sogenannten Unbedenklichkeitsgrenzen für Röntgenaufnahmen bei Patienten und für das Personal in Röntgeninstituten und Atomanlagen nach Richtlinien aus Hiroshima festgelegt. Außerdem wird die Gefahr radioaktiver Verseuchung der Umwelt mit »Beweisen« der ABCC verharmlost. Diese Verschleierung der radioaktiven Gefahren für die Menschheit sind wohl ein noch größeres Vergehen dieses Instituts als die Unmenschlichkeit, die hilfsbedürftigen Hibakusha nur zu durchforschen, nicht aber zu behandeln.

Auch eine unvollkommene Behandlung hätte die Hibakusha getröstet. Sie hätten sich einer Forschung, die dem Frieden dient, sicher bereitwillig zur Verfügung gestellt, und sie wären nicht zusätzlich seelisch belastet worden.

Opfer im Mutterleib: Mikrozephaliekinder

Es gibt Menschen, die zu Opfern des Atomkrieges wurden, bevor sie atmen konnten. Diese Opfer im Mutterleib blieben zwanzig Jahre von der Öffentlichkeit unbeachtet.

Es war unter Wissenschaftlern seit langem bekannt, daß das schnell wachsende Gewebe des entstehenden Lebewesens extrem strahlenempfindlich ist. Deshalb untersuchte die ABCC schon ab 1950 Kinder, die im Mutterleib bestrahlt und trotzdem lebend geboren worden waren. Durch Untersuchungsreihen stellte sich heraus, daß die Kinder in ihrer allgemeinen Entwicklung zurückblieben. Viele starben sehr früh.[59] Waren die Mütter bestrahlt worden, als sich das Gehirn und das Nervensystem des Kindes entwickelte, konnte es dazu kommen, daß das Gehirn klein blieb und sich nicht voll entwickelte, die Kinder mit einem zu kleinen Kopf geboren wurden und in ihrer geistigen Entwicklung mehr oder weniger behindert blieben. Diese Krankheit heißt Mikrozephalie, und sie kam bei den überlebenden Kindern häufig zusammen mit anderen Mißbildungen vor. Wenn nicht 1945 die meisten Schwangeren aus den großen Städten Japans evakuiert worden wären, hätte es sehr viel mehr von diesen Opfern gegeben.

In den frühen fünfziger Jahren wurde den betroffenen Eltern gesagt, der Zustand ihrer Kinder – ganz gleich, ob es sich um geringere Schäden oder schwere geistige und körperliche Behinderungen handelte – sei die Folge von Unterernährung des Kindes im Mutterleib und im Säuglingsalter.

Daß die Schädigung der ungeborenen Kinder durch die radioaktive Strahlung öffentlich bekannt und so den Warnungen vor einem zukünftigen Atomkrieg hinzugefügt werden konnte, und daß die betroffenen Familien voneinander erfuhren, ist acht Schriftstellern und Journalisten zu verdanken, die sich 1964 zusammenschlossen. Sie wohnten zu der Zeit alle in Hiroshima und sind, bis auf einen, selbst Hibakusha. Mit dem Ziel, sich selbst und anderen bewußt zu machen, was es bedeutet, Hibakusha zu sein, begannen sie mit ihren Beobachtungen und Nachforschungen. Wir lernten ein sehr aktives Mitglied dieser Gruppe kennen, Herrn Minoru Omuta, Journalist bei der größten Zeitung Hiroshimas. Er war beteiligt, als die Gruppe das Problem der vor der Geburt geschädigten Kinder aufdeckte:

»Durch eine Zeitungsnotiz im Januar 1965 kamen wir darauf. Es ging um eine Selbsttötung mit Gas. Ein Mädchen, geboren am 23. August 1945, war gestorben. Es hieß, die ›Atomkrankheit‹ sei der Grund gewesen. Wir fragten uns, welche Zusammenhänge es wohl zwischen der Bestrahlung der schwangeren Mutter und der Strahlenkrankheit des Kindes gäbe.« Ein Kollege aus der Gruppe begann sogleich mit Nachforschungen. Er fand heraus, daß die Mutter der Toten sich am 6. August 1945 nur 1100 Meter vom Explosionsnullpunkt entfernt aufgehalten hatte. Sie war im April 1962 an Blutungen aus Blase und Nieren gestorben. Auch die Tochter war nicht gesund gewesen, sondern 1964 mußte sie wegen einer Leberkrankheit und Blutarmut ins Krankenhaus. Danach wurde sie weiterhin wöchentlich dort untersucht. Sie hatte die Ärzte gefragt, ob sie strahlenkrank sei, aber nur ausweichende Antworten erhalten.

Die Gruppe entschloß sich, bei der ABCC anzufragen. Die Antwort ließ auf sich warten, aber schließlich kam folgender Bescheid:

... 1. Wenn die Mutter sich weiter als einen Kilometer vom Zentrum der Explosion entfernt befunden hatte, gibt es so gut wie keinen Unterschied gegenüber Kindern von Müttern, die in Gebieten geboren wurden, die nicht von der Bombe betroffen waren.

2. Untersuchungen über die Pubertät von im Uterus exponierten Kindern haben bisher keine signifikanten Unterschiede ergeben.

3. Alle möglichen Wege, nachfolgende Auswirkungen der Explosion zu erforschen, scheinen schon beschritten worden zu sein. Nachforschungen über Tot- und Fehlgeburten sind gemacht worden bei Müttern mit ausgeprägten Bestrahlungssymptomen wie Epilation (Haarausfall; d. Verf.) und Purpura (Blutflecke unter der Haut; d. Verf.), wie auch über die wenigen normal geborenen Kinder solcher Mütter, die einige Abnormalitäten zu zeigen schienen, aber die übrigen dieser Kinder hatten keine Probleme.

4. Es war nötig, besonders vorsichtig zu sein, um zu vermeiden, den Personen, die der Bombe ausgesetzt waren, einen psychischen Schock zu versetzen und ihnen das Gefühl zu geben, daß ihr Leben bedroht sei ...

Unzufrieden mit dieser Antwort forschten die acht Männer weiter. Sie besorgten sich Originalstudien, die von der ABCC zu dieser Frage gemacht worden waren. »Ihr Titel verhieß uns eine Antwort«, sagte Herr Omuta, »aber sie waren in solch einer Fachsprache verfaßt, daß wir allerlei Ärzte besuchen mußten, die uns Laien den Inhalt übersetzten.« Sie entdeckten die Studie eines ABCC-Arztes, Dr. Plummer. Er hatte schon 1950 bei sieben von elf Kindern Mikrozephalie und geistige Unterentwicklung festgestellt. Ihre Mütter hatten sich im dritten Schwangerschaftsmonat in einer Entfernung von 1200 Metern oder weniger vom Explosionsnullpunkt aufgehalten.[60] Außerdem fanden sie noch eine Studie der ABCC, durchgeführt von dem Arzt R. W. Miller, der 1955/1956 ausnahmslos alle Kinder untersucht hatte, die innerhalb von 2 Kilometern vom Explosionsnullpunkt (Hiroshima) im Mutterleib bestrahlt worden waren. Er entdeckte unter ihnen fünfzehn geistig behinderte Kinder mit einem zu kleinen Kopf und sechzehn Kinder, die auch einen zu kleinen Kopf, aber eine normale Intelligenz hatten. Minoru Omuta meinte dazu: »Wir waren schockiert und überrascht. Das hieß doch, daß es mehr als zehn dieser Kinder geben müßte – ob sie wohl alle noch lebten, und unter welchen Umständen? Die Hibakusha waren damals im allgemeinen noch so arm, daß wir für die Lebensumstände dieser Kinder das Schlimmste befürchten mußten. Denn offensichtlich unterstützte sie ja niemand. Wir entschlossen uns – in welchen dunklen Winkeln Hiroshimas sie auch sein mochten –, diese bedauernswerten lebenden Beweise für die Unmenschlichkeit des Krieges zu finden, und zwar so schnell wie möglich.«

Die Journalisten versuchten, im Rathaus von Hiroshima Auskunft zu erhalten, und sie fragten in allen Anstalten für Geisteskranke nach. Überall ernteten sie nur ungläubige Blicke.

Aber sie sammelten andere Spuren. Jetzt erinnerten sie sich, daß in einem 1957 in ganz Japan verbreiteten Dokumentarfilm über Bestrahlungsfolgen ein Kind mit Mikrozephalie gezeigt worden war.[61] Mit dem damals elfjährigen Mädchen hatte sich ungefähr zur gleichen Zeit auch eine weitverbreitete Illustrierte beschäftigt, und zwar unter der Überschrift »Ein Kind mit Mikrozephalie als Vermächtnis der Atombombe«. In diesem Artikel wurde der bekannte Wissenschaftler Komai Takashi zitiert, der erklärt hatte, daß Mikrozephalie normalerweise nur einmal auf 50000 bis 60000 Geburten vorkäme. Minoru Omuta weiter: »Als wir diese Zahlen hörten, waren wir erst recht davon überzeugt, daß die vielen Mikrozephaliekinder, die die ABCC-Ärzte erwähnt hatten, Opfer der Bestrahlung waren. Wir fragten noch einmal bei der ABCC an und erhielten die

Antwort, daß diese Mikrozephaliefälle etwas seien, was längst geschehen und nicht erst in Zukunft entdeckt zu werden brauchte, und es gebe keine Rechtfertigung dafür, andere Opfer unnötig psychisch zu belasten. Diese Antwort bestärkte uns in dem Eindruck, daß die ABCC das allgemeine Bekanntwerden dieser Atombombenfolgen verhindern wollte. Aber den Mikrozephalieopfern mußte geholfen werden – sie lebten schließlich noch. Was hieß da ›unnötig psychisch belasten‹? Wir überlegten gemeinsam, warum über die Mikrozephaliekinder so wenig bekannt war, obgleich der Film und die Illustrierte sich eingehend mit diesem Mädchen befaßt hatten. Warum war niemand, auch wir 1957 nicht, darauf gekommen, daß es noch mehr von diesen Kindern geben müsse, und warum hatte niemand festgestellt, daß ihnen nicht geholfen wurde?«

Die Nachforschungen erforderten noch viel Geduld. Fast ein halbes Jahr lang forschten sie in Sonderschulen, Einrichtungen für geistig Behinderte, Krankenhäusern, Arztpraxen und Büros nach, und jedesmal mußten sie alles ganz genau erklären. Daß normale Bürger Hiroshimas nichts von den Kindern wußten, erstaunte sie inzwischen nicht mehr, wohl aber, daß kein Arzt ihr Anliegen verstehen wollte. Einige Ärzte wußten offensichtlich von den Mikrozephaliekranken. Aber keiner wollte darüber sprechen. Sie beriefen sich auf ihre ärztliche Schweigepflicht oder meinten, man solle so etwas nicht in die Öffentlichkeit tragen.

Schließlich, 1965, entdeckten sie das erste Mikrozephalieopfer in einem Heim für geistig behinderte Kinder. Es war das Mädchen Michiko Kubo. Ihr Bruder hatte sie in dieses Heim gebracht, nachdem die Eltern zu alt geworden waren, um sie zu versorgen. Er und seine Frau schämten sich vor den Nachbarn ihretwegen. Herr Omuta: »Als wir das erste Mal Michikos Mutter besuchen wollten, wurden wir von der Frau des Bruders rausgeschmissen. Wir schlossen daraus, daß das Mädchen Michiko nicht viel Unterstützung von ihrer Familie zu erwarten hätte.« Aber schließlich trafen sie doch die Mutter des Mädchens, als sie Michiko im Heim besuchten. Da hörten sie, daß die Mutter selbst krank sei, mit ihren weißen Blutkörperchen stimme etwas nicht, sagte sie. Herr Omuta weiter: »Wahrscheinlich handelte es sich um Leukämie. Michiko saß hilflos da und wußte nicht, wo sie war. Sie konnte nicht einmal ihre Nase, ihre Augen oder ihren Mund zeigen, wenn sie gefragt wurde. Ihre Mutter klammerte sich ein wenig an die Hoffnung, Michiko würde in Zukunft ein wenig nähen lernen, aber es sah nicht so aus.«

Herr Omuta und sein Freund aus der Gruppe veröffentlichten jetzt, als sie genau wußten, daß noch Mikrozephaliekinder lebten, einen Artikel in ihrer Zeitung. Darin beschrieben sie, wie sie Michiko vorgefunden hatten und erklärten, warum sie der Meinung waren, der Zustand dieser Kinder rühre von der Bestrahlung her. Und wirklich meldeten sich in den nächsten Wochen viele Eltern solcher Kinder – zuerst der Vater des Kindes, das auch in dem Film gezeigt und über das in dem Illustriertenartikel geschrieben worden war. Das Mädchen heißt Yuriko Hatanaka. Als Minoru Omuta die Familie 1965 zum ersten Mal besuchte, lebte Yurikos Mutter noch. Sie starb später an Atombombenfolgen. Von ihr hörte er, was geschehen war:

Am 6. August nahm ich für meinen Mann Kunizo, der eingezogen worden war, mit 50 Nachbarn an einem Arbeitseinsatz in Tokaichi (Stadtteil von Hiroshima, etwa ein Kilometer vom Explosionsnullpunkt entfernt; d. Verf.) teil. Auf meinem Rücken trug ich meinen Sohn Masaaki, der knapp ein Jahr alt war. Außerdem war ich im dritten Monat schwanger. Weil ich das Kind zu tragen hatte, war ich dazu eingeteilt, in einem nahen Schuppen das Essen vorzubereiten. Dadurch habe ich überlebt.

Innerhalb eines Augenblicks war nach der Bombe die Stadt völlig verändert. Außer mir lief ich mit Masaaki herum. Sein Kopf war blutbedeckt, Glassplitter hatten ihn getroffen. Ungefähr in Koi durchnäßte uns der schwarze Regen. Zwei Tage verbrachten wir in einem Unterstand in Funairihonmachi. Am Nachmittag des dritten Tages nahm uns ein Lastwagen mit nach Otake zu meiner Mutter.

Yurikos Vater berichtet, was dann geschah:

Meine Frau verlor all ihr Haar. Am ganzen Körper bekam sie Ausschläge, die Zähne lockerten sich und blutiger Eiter entstand auf dem Zahnfleisch. Sie hustete Blut und litt unter blutigem Durchfall. Sie war zu schwach, um auch nur die leichteste Sache das kleinste Stückchen weit zu tragen. Sie hatte nicht länger genug Milch für unser weinendes Kind, das neben seinen anderen Wunden unter dem Durchfall von der Bestrahlung litt. Am 23. Tag nach der Atombombenexplosion starb der kleine Junge ...

Während meine Frau sich bemühte, nach der Strahlenkrankheit wieder zu Kräften zu kommen, wuchs das Kind in ihrem Leib weiter. Im Februar 1946 wurde uns eine Tochter geboren. Zu der Zeit konnte niemand sagen, ob sie jemals auch nur ein wenig wie ein Mensch sein würde.

Die Mutter fährt fort:

Sie war wirklich sehr klein, und die Hebamme sagte mir: »Auf dieses Kind müssen Sie ganz besonders achtgeben.« Yuriko wog unter vier Pfund. Als ich sie das erste Mal badete, war mir so, als ob sich ihr rechtes Bein nach innen drehte, und sie konnte es nicht ausstrecken. Ich habe oft versucht, ihr Knie zu massieren und das Bein zu strecken. Äußerlich sah es eigentlich ganz normal aus. Ernährt habe ich sie zumeist durch Stillen. Als ihr erster Geburtstag kam, konnte sie noch kein Wort von sich geben. Am zweiten war es genauso, nur da konnte sie schon etwas krabbeln. Als sie vier oder fünf war, gab ich mir viel Mühe, ihr das Laufen beizubringen, und sie fing an zu laufen. Aber sie hinkte. Also brachte ich sie in das staatliche Krankenhaus von Otake und ließ sie röntgen. Der Doktor sagte, ihr Hüftgelenk wäre nicht richtig entwikkelt, aber der Oberschenkelknochen würde passen, wenn sie größer würde. Aber sie hinkt noch immer.

Sie kam ins Schulalter. Meiner Meinung nach konnte sie nicht einmal im Kindergarten mitkommen. So beschaffte ich ein ärztliches Attest und bat, sie zurückzustellen. Aber ein Jahr später ging es auch nicht besser. All die Jahre gaben wir die Hoffnung nicht auf, aber es nützte alles nichts. Nach dem sechsten Jahr wurde Yuriko von der Schulpflicht ausgenommen.

Ungefähr um diese Zeit kamen Ärzte von der medizinischen Universität Hiroshima, um eine Studie über Bombenüberlebende in Otake zu machen. Sie untersuchten und fotografierten sie. Es wurde festgestellt, daß sie Mikrozephalie, verursacht durch die Atombombe, hatte. Noch fast bis jetzt dachte ich, sie wäre die einzige ... Da sie keine Freuden in ihrem Leben hat, fing sie an, Kinofilme sehr zu mögen. Sie sieht wohl komisch aus – wenn sie so schief dasteht und vor einem Kinoplakat irgend etwas in sich hineinmurmelt. Die Leute drehen sich neugierig nach ihr um. Schulkinder machen ihr Hinken nach oder versuchen sie mitzuziehen wie einen Hund. Yuriko scheint es peinlich zu sein, wenn alle sie anstarren. Jetzt bleibt sie lieber den ganzen Tag zu Hause vor dem Fernseher oder dem Radio. Das macht sie körperlich schwach; sie wird schon nach einem kleinen Spaziergang ganz müde ... Aber das Hauptproblem ist die Toilette. Radio und Fernsehen beschäftigen sie den ganzen Tag so, daß sie es nicht schafft, rechtzeitig zur Toilette zu gehen. Auch wenn sie einmal in einem Heim für geistig behinderte Kinder aufgenommen werden sollte, macht mir das am meisten Kopfschmerzen, weil ich befürchte, sie wird es ihnen nicht klarmachen können. Wir in unserer Familie können irgendwie erraten, was sie will ...

Über die Armut der Familie berichtete der Vater:

Die Atombombe ließ meine Frau schrecklich leiden und verursachte die Tragödie »Mikrozephalie« bei meiner Tochter. Sie zerstörte außerdem all unseren Besitz und ließ uns ohne einen Pfennig zurück. Ich bin Friseur, und zu der Zeit hatte ich kein Geld, um ein Geschäft zu eröffnen, und um zu versuchen, unseren Lebensunterhalt zu verdienen. Ich borgte mir einen Stuhl, wie ihn Friseure haben, und machte ein normales Zimmer zu einem kleinen Laden, in dem ich hart arbeitete. Aber alle Anstrengungen blieben vergeblich ... Mein kleines Geschäft mußte ich zumachen. Wir wurden vor die Tür gesetzt.

Wir zogen nach Nishi Iwakuni, und ich brachte es fertig, wieder einen Friseurladen zu eröffnen. Aber wieder: Der Laden ging pleite, der Wirt zwang uns auszuziehen, und Großhändler schickten professionelle Geldeintreiber, um mich unter Druck zu setzen. Ich verpfändete alles, was ich konnte, wohl wissend, daß ich die Sachen nie mehr würde einlösen können. Wir waren sechs. Wenn es kalt war, mußten wir uns entscheiden, ob wir Kohlen für den Ofen oder Reis fürs Essen wollten. Beides ging nicht. Von 1957 bis 1961 kämpften wir uns auf der niedrigsten Ebene entlang, die irgend möglich war.[62]

Kunizo Hatanaka hatte, als ein einfacher Friseur, von sich aus versucht, Yurikos Schicksal bekannt zu machen und hoffte auf Hilfe für sie. 1959 brachte er sie zum Weltkongreß gegen Atom- und Wasserstoffbomben in Hiroshima, um den Abgesandten des In- und Auslandes zu zeigen, was die Atombombe bei ihr verursacht hatte. 1956 hatten die Eltern, immer mit der Hoffnung, es würde etwas für Yuriko getan, erlaubt, daß man sie filmte. 1961 war die ganze Familie in großer Not. Herr Hatanaka schrieb im Sommer desselben Jahres einen Brief an den Kommandeur des amerikanischen Militärstützpunktes in Iwakuni:

Meine zweitälteste Tochter Yuriko hat Mikrozephalie, aber medizinisch wird nichts für sie getan. Es wird für unnötig gehalten, weil es nichts bringen würde. Ihrer Krankheit wird ein Name gegeben, aber sie bekommt keinerlei Hilfe. Mikrozephalie ist eine Art geistiges Zurückbleiben, aber normalerweise kann ein geistig zurückgebliebenes Kind auf sich achten und manchmal sogar zur Schule gehen. Yuriko, die der Atombombe im dritten Schwangerschaftsmonat ausgesetzt war, kann nicht auf sich achten, und sie hat auch nicht die Intelligenz, um eine Schule zu besuchen ... Wenn auch Japan und Amerika sich im Zweiten Weltkrieg bekämpften – die einfachen Leute in beiden Ländern waren nicht Schuld daran, noch weniger ein Kind im Bauch der Mutter. Wenn Amerika irgend einen Sinn dafür hat, an der Atombombe Schuld zu tragen und Amerika wirklich Frieden wünscht, sollte es den Lebensunterhalt dieses Kindes garantieren, das wegen der Atombombe mit Mikrozephalie geboren wurde und nicht für sich sorgen kann. Wahrscheinlich ist es das einzige Kind mit Mikrozephalie durch die Bombe, das in Japan bis heute überlebt hat – das heißt, das einzige auf der Welt. Aber wie auch immer man an die japanische Regierung appelliert, es ist kaum möglich, daß für ein einziges Kind eine spezielle Zuteilung gewährt oder ein Gesetz durchgebracht wird. Trotzdem muß das Kind irgendwie leben ...

Vielleicht bin ich ein Ertrinkender, der sich an einen Strohhalm klammert, aber ich hoffe, Sie werden sich an die Regierung der USA wenden und sie bitten, etwas zu tun.[63]

Die einzige Antwort, die er erhielt, war die Empfehlung von der ABCC, er möge das Kind in ein Heim geben. Aber die Eltern konnten es nicht übers Herz bringen, sich von Yuriko zu trennen. So blieb dieser Brief ohne Ergebnis.

Als Minoru Omuta und seine Kollegen die Familie Hatanaka die ersten Male besuchten, verbrachte Yuriko die meiste Zeit damit, untätig herumzusitzen – es fehlte das Geld, um ihr Abwechslungen zu bieten. Sie wirkte wie ein zehnjähriges Kind, wog nur 35 Kilogramm und war 133 Zentimeter groß. »Mit ihrem kleinen Kopf, schielend und hinkend, erinnerte sie mich an einen kleinen Affen«, meinte Herr Omuta. »Sie konnte einfache Aufforderungen verstehen, aber außer ›Mama‹ und ›Papa‹ fast nichts sagen – nur ihre Eltern verstanden die eigenartigen Laute, die sie von sich gab ...; sie mußten sie ständig beaufsichtigen, weil sie sonst in die Hose machte.«

Im Laufe des Jahres 1965 meldeten sich mehr und mehr Eltern von Mikrozephaliekindern. Die Kinder waren alle mehr oder weniger geistig zurückgeblieben. Einige konnten leichte Arbeit verrichten, wie zum Beispiel Masayoshi Mizukuni, der in einer kleinen Fabrik für Eisenteile mit dreißig Beschäftigten untergekommen war. Er schaffte ungefähr halb so viel wie die anderen, bekam oft Anfälle von Jähzorn und neigte dann sogar zu gewalttätigen Wutausbrüchen. Das geschah auch jedesmal, wenn das Auto von der ABCC kam – er versteckte sich dann und schlug um sich, wenn man ihn fand. Der Grund dafür war seine Angst vor der Spritze beim Blutabnehmen.

Die Eltern der elf Mikrozephaliekinder, die bis dahin von der Gruppe gefunden und besucht worden waren, trafen sich am 27. Juni 1965 zum ersten Mal. Die Kinder hatten außer der Mikrozephalie noch verschiedene andere Mißbildungen, wie zum Beispiel fehlende Zehen oder Finger, Schielen, Augenzittern oder auch Mongolismus.

Die Eltern mußten während der vorangegangenen Jahre allein mit der Belastung fertigwerden. Als sie sich dann trafen, waren alle erstaunt, daß ihr Kind nicht das einzige war, das mit diesem schweren Strahlenschaden überlebt hatte. Den meisten war von der ABCC gesagt worden, die Mikrozephalie ihrer Kinder sei eine Folge der Unterernährung der Nachkriegsjahre – und fast alle hatten sie das seit jeher bezweifelt. Die Mutter von Hiroshi Nagaoka stritt sogar einmal mit Leuten, die von der ABCC kamen und nach den Schulzensuren ihres Sohnes fragten:

> Als ich bei Ihrem Kinderarzt war, hat er gesagt, das Kind sei krank, weil die Mutter stark unterernährt gewesen wäre. Er hat mich belehrt, das sei nun mal ein Schicksal von Eltern, ich solle eine leichte Arbeit annehmen und für das Kind sorgen. Warum sind Sie nun wieder hier und wollen die Noten meines durch Unterernährung geistig behinderten Kindes? ... Warum sagen Sie nicht, Sie wüßten den Grund noch nicht? Dann würden wir, das Kind und ich, Ihnen helfen![64]

Die ABCC-Leute gingen, die Mutter blieb außer sich vor Zorn und Trauer zurück. Angeregt von Yurikos Vater Kunizo Hatanaka, gründeten die Eltern eine Vereinigung und nannten sie Kinoko-Kai, die Pilz(wolken)-Gesellschaft.

Ihr wichtigstes Ziel, darauf einigten sich die Eltern schon beim ersten Treffen, war, die offizielle Anerkennung ihrer Kinder als Atombombenopfer zu erreichen, damit diese, wie alle anderen Hibakusha, medizinisch betreut werden würden. Auch ihr Lebensunterhalt, insbesondere nach dem Tode der Eltern, müßte gesichert werden.

Zwanzig Jahre waren diese Kinder von den Menschen ringsum nicht für Opfer der Atombombe gehalten worden – die Eltern erkannten ihre Aufgabe: Die Welt muß auch diese Auswirkungen der Atombombe erfahren, nie wieder dürfen solche Opfer geboren werden. Deshalb entschlossen sich die Mitglieder von Kinoko-Kai, zur Abschaffung aller Atomwaffentests und aller Atomwaffen beizutragen, soweit ihre Kraft es ihnen erlauben würde. Herr Omuta und seine Kollegen berichteten über die Gründung von Kinoko-Kai und kümmerten sich weiterhin um die Hibakusha und ihre besonderen Probleme. Inzwischen war die Zahl der hilflosen Kinder, die Kinoko-Kai betreute, auf sechzehn angewachsen. Im Oktober desselben Jahres hörten sie von einem Mikrozephaliekind in Atami bei Tokio, das dringend Hilfe brauchte. Das Mädchen hieß Kinuko Sasaki. Zwei Mitglieder der Schriftstellergruppe besuchten die Familie und fanden das Kind krank im Bett. Seit einigen Wochen, berichteten die Eltern, habe sie Zahnfleisch- und Nasenbluten, jetzt auch noch Fieber. Ihre Auffassungsgabe sei auch immer geringer geworden. Der Arzt hätte keine Diagnose gestellt, aber Blutersatz verordnet. Der Vater reagierte auf den Besuch zuerst mißtrauisch, aber im Laufe des Gesprächs änderte er seine Einstellung und erzählte von kummervollen Jahren mit dem kranken Kind – von der Verständnislosigkeit der Nachbarn und auch der Ärzte, die hier, so weit von Hiroshima entfernt, gar nicht wüßten, wie Atombombenfolgen aussähen. Kinuko selbst nickte auf jede Frage, die ihr die Besucher stellten, aber ihr Gesichtsausdruck veränderte sich nicht ein einziges Mal.

Beide Eltern waren glücklich, von Kinoko-Kai zu hören und erklärten, ihre kranke Tochter keinen Moment lang aus den Augen lassend, daß sie gerne eintreten würden.

»Nach zehn Tagen riefen wir sie aus Hiroshima an«, erinnert sich Herr Omuta. »Wir wollten den Eltern von Vorschlägen zur Behandlung erzählen, die uns ein Spezialist hier gemacht hatte. Aber eine schreckliche Neuigkeit erwartete uns: Kinuko war vor einer Stunde gestorben. Wie viele von diesen Kindern, fragten wir uns später, waren wohl schon gestorben, bevor wir unsere Nachforschungen begannen . . .?«

Einige Zeit darauf fand die Gruppe eine wissenschaftliche Veröffentlichung desselben Dr. Miller, der schon 1950 Mikrozephaliekinder untersucht hatte. Darin wurde über drei Mädchen mit Mikrozephalie berichtet, die alle noch vor Abschluß der Studie starben. Eines der Kinder war mit sieben Jahren an Leberkrebs gestorben, einer Krankheit, die in diesem Alter eigentlich noch gar nicht auftritt. Auch bei diesen Kindern waren außer der Mikrozephalie noch Schielen und Mißbildungen der Hüftgelenke aufgetreten, außerdem Abmagerung und Lähmungen.

Bis 1966 waren die im Mutterleib Geschädigten nicht anerkannt und deshalb auch nicht kostenlos medizinisch versorgt worden. Als nun im Laufe des Jahres 1966 durch Herrn Omuta und seine Kollegen ihre Situation der Öffentlichkeit bekannt wurde, konnten Forderungen nach Gleichstellung mit anderen Hibakusha nicht mehr überhört werden. Deshalb ließ 1967 das japanische Gesundheitsministerium eine Studie über den körperlichen Zustand der Mikrozephalieopfer durchführen und erkannte dann am 23. Oktober 1967 die durch die Atombomben im Mutterleib Bestrahlten als Hibakusha an.

Durch Gesetze aus den Jahren 1968 und 1978 wurde den Eltern, wenn sie ihre Kinder pflegen mußten, je nach Einkommen eine Unterstützung von 15000 Yen (etwa 150 Mark) beziehungsweise 30000 Yen (etwa 300 Mark) monatlich zugestanden.

In den folgenden Jahren stellte sich heraus, daß allein in Hiroshima mindestens 48 junge Menschen mit leichter Mikrozephalie leben, die die Schule beenden und zum Teil auch heiraten konnten. Aus Nagasaki sind etwa fünfzehn Opfer bekannt; wie viele anderswo wohnen, ist ungewiß.

Heute gibt es in Hiroshima 22 Atombombenopfer mit schwerer Mikrozephalie, siebzehn davon sind Mitglieder bei Kinoko-Kai. Vier von diesen Mitgliedern haben noch Vater und Mutter, zwei haben keine Eltern mehr. Die größte Sorge der meisten Eltern ist, was mit den Kindern nach dem Tod der Eltern geschehen wird. Manche wissen, daß Geschwister oder andere Familienmitglieder sie aufnehmen werden. Bisher bleibt für die anderen nur der Weg ins Altersheim, wie der Staat es vorsieht. Aber die Mikrozephalieopfer wären dort lediglich untergebracht, ohne eine Betreuung, die ihren Bedürfnissen gerecht wird. Kinoko-Kai bemüht sich bis heute um die Schaffung einer geeigneten Einrichtung.

Zum Schluß möchten wir über Masanobu Ota, dessen geistige Behinderung durch die Mikrozephalie nicht so schwer ist, berichten. Als seine Eltern mit ihm zu Kinoko-Kai kamen, hatte er gerade die Sonderschule beendet und eine einfache Arbeit gefunden. Der Vater oder die Mutter brachte ihn täglich dort hin und holte ihn auch wieder ab. Nach kurzer Zeit wurde er traurig und einsilbig. Was mit ihm los sei, fragte die Mutter. »Mama«, sagte er, »ich mache Fehler, ich mache immer nur Fehler!« Und die Mutter erfuhr, daß er die Betonblöcke, die er bei der Arbeit weiterreichen mußte, ständig fallenließ. Daraufhin besorgte sie einen solchen Betonblock, und jeden Abend übte Masanobu entweder mit ihr oder mit dem Vater im Garten.

Jahrelang ging es dann gut. Aber seit dem Frühjahr 1982 mag er nicht mehr zur Arbeit gehen. Er macht ewig dasselbe, kann nichts Neues lernen wie die anderen – das bedrückt ihn. Während der Werktage hockt er mit schlechtem Gewissen im Haus und sagt, er sei krank. Sonntags geht er spazieren. Als er hörte, daß Herr Omuta krank geworden sei, strahlte er über das ganze Gesicht und freute sich, daß dieser nun auch einmal zu Hause bleiben mußte wie er.

»Es ist nicht sicher, wieviele Kinder durch die Atombomben mit Mikrozephalie geboren worden sind«, erklärte Herr Omuta, »aber das Leid der Eltern, die oft selbst krank sind, und das ihrer Kinder kann noch weniger als andere Atombombenfolgen durch Zahlen beschrieben werden.«

Leben als Hibakusha

6. und 9. August 1945	Tage und Wochen danach	Späte Auswirkungen
Tod	Tod	Tod
Verletzung	frühe Strahlenkrankheit Isolierung wegen angeblicher Seuche	Keloide Krankheit durch Strahlenspätfolgen
Schmerzen	Schmerzen	Schmerzen
Schock	Schock	Seelische Belastung: quälende Erinnerungen; Angst vor Krank-

		heit, Erbschäden, Versagen am Arbeitsplatz, Armut; Schuldgefühle
Verlust nahestehender Menschen	Verlust nahestehender Menschen	Verlust nahestehender Menschen Einsamkeit geschädigtes Kind
Verlust der Umgebung und des Aufgabenbereiches	Überleben in der Atomwüste	Armut Benachteiligung bei der Arbeitsaufnahme Benachteiligung beim Heiraten
fehlende Hilfe	fehlende Hilfe	fehlende Hilfe
Krieg	ungewisse Zukunft, Kapitulation	Belastung durch Wettrüsten, Atombombentests, Spaltung der Hibakushabewegung, Ängste wegen der Kernenergietechnik

Die seelischen Belastungen der Hibakusha

Die Bedrohung des Lebens, der Gesundheit und die gesellschaftliche Ächtung der Hibakusha sollten uns nicht aus den Augen verlieren lassen, welche seelischen Belastungen die Atombombenabwürfe auch heute noch den Opfern verursachen.

Ihre grauenhaft verunstalteten nächsten Angehörigen und Freunde mußten sie unter zahllosen Toten wiedererkennen, sie verloren ihre Familie, ihre Umgebung, jede Sicherheit. »Trotz allem lebe ich immer noch«, sagte eine alte Frau, Hibakusha aus Nagasaki. »Aber wir tragen tiefe seelische Narben.« Diese seelischen Narben – das sind unerträgliche Erinnerungen, Ängste und Schuldgefühle.

In einer Untersuchung über die seelischen Folgen des Atombombenerlebnisses wurden Hibakusha gefragt, ob es nach über dreißig Jahren Erlebnisse gäbe, die sie noch immer quälen. Hier einige Antworten:

> Im Fluß schrien viele Menschen laut um Hilfe. Aber wenn wir sie gerade herausgezogen hatten, sprangen sie schon wieder ins Wasser zurück. Seither habe ich stets Angst vor Wasser. Manchmal bin ich ganz außer mir, wenn ich an dieses Erlebnis denke. Ich werde in meinen Träumen immer wieder davon verfolgt.
>
> Tausende und Abertausende von Menschen wurden verbrannt, und wir konnten die Gesichter nicht von der Rückseite unterscheiden. Sie waren wie Gespenster.
>
> Eine schreiende Frau klammerte sich an etwas – wahrscheinlich war es der Körper ihres Kindes, aber ein menschlicher Körper war kaum zu erkennen. Vielleicht hat sie ihn an Kleidungsresten, die daran klebten, erkannt. Das ist eine der herzzerbrechendsten Szenen.
>
> Ein etwa vierzigjähriger Mann hatte ein fünf oder sechs Jahre altes Mädchen im Arm und bettelte: »Bitte, gib ihr ein bißchen Salbe.« Also wollte ich sie mit Salbe behandeln, aber da sah ich, daß sie schon tot war. Ich sagte das dem Mann, aber er sagte: »Nein, sie lebt.« Ich muß sie eincremen. Er stand still da und sah völlig verwirrt aus.
>
> Kinder starben um mich herum; viel Schreien, viel Stöhnen. Sogar jetzt noch tönt der Schrei: »Hilf mir, hilf mir« in meinen Ohren. Verzweifelt rannte ich weg von diesem Ort und suchte Sicherheit.[65]

Auch Angstträume quälen die Hibakusha. Die meisten verlaufen so ähnlich wie der folgende – ein Arzt, damals Medizinstudent in Nagasaki, berichtet, daß er von diesem Traum immer und immer wieder verfolgt würde:

> Ich wandere durch eine wüstenartige Gegend. Absolut nirgends gibt es Schutz. Dann sehe ich ein Flugzeug über mir fliegen, und ich weiß, es trägt eine Atomwaffe. Entsetzt stelle ich fest, daß, wenn die Bombe fällt, ich ganz ohne Schutz bin. Da wache ich auf.[66]

Die Bedrohung verfolgt die Opfer. Mannigfache Ängste nehmen Einfluß auf ihr Leben: Vor allem anderen fürchten sie, krank zu werden, auch bei leichten Krankheitsanzeichen unheilbar krank zu werden und zu sterben. Ein Hibakusha beschreibt, wie diese Furcht sich entwickelte.

> Wir hörten den neuen Begriff »Atombombenkrankheit«. Die Angst in uns wuchs, besonders nachdem wir gewisse Dinge gesehen hatten, die sich vor unseren Augen abspielten: Ein Mann fährt morgens mit dem Fahrrad zur Arbeit und sieht dabei völlig gesund aus – plötzlich spuckt er Blut, und dann stirbt er ... Bald waren wir alle besorgt um unsere Gesundheit, um unseren eigenen Körper – ob wir leben oder sterben würden. Und wenn jemand krank wird, hörten wir, gäbe es keine Behandlung, die helfen könnte. Wir konnten auf nichts bauen ...[67]

Mit den Jahren verringerte sich die Furcht nicht, sondern wurde zum ständigen Begleiter der Hibakusha. Ein Mann, der zwei Kilometer vom Zentrum entfernt war, ein Keloid im Gesicht davontrug, aber innerlich bis dahin gesund blieb, beschreibt dieses Gefühl so:

> Offen gesagt, sogar jetzt noch habe ich Angst ... Sogar heute noch sterben Leute ... an der Atombombenkrankheit, und wenn ich das höre, bekomme ich Angst, daß auch mir das Gleiche früher oder später passiert ...[68]

Ganz sicherlich bestimmt diese von vornherein vorhandene Angst auch die Art und Weise, wie Hibakusha mit Unpäßlichkeiten, die jeder einmal erlebt, fertig werden. Nach außen hin, zum Beispiel am Arbeitsplatz, werden sie jedes Unwohlsein verbergen, um nicht als Hibakusha aufzufallen. In ihnen aber nagen Zweifel: Die alltäglichen Beschwerden und Vorkommnisse, wie Kopfschmerzen nach Überanstrengung, Sodbrennen oder Nasenbluten, verbinden sie sofort mit Bestrahlungsfolgen, und alles, was sie an die Bestrahlungsfolgen erinnert, erinnert sie an den Tod – an Leukämie, Krebs, an die unsichtbare Verseuchung, die sie noch immer in sich tragen mögen. Seit dem Ereignis sind sie nicht mehr die Menschen, die sie zuvor waren. Das Vertrauen, noch eine gewisse Zeit leben zu dürfen, wenn nichts Besonderes, nichts Schreckliches geschieht, dieses Vertrauen, das ein gesunder Mensch normalerweise hat, ist bei ihnen erschüttert. Denn das Schreckliche ist in ihrem Leben schon geschehen. Es bestimmt dieses Leben mit, auch wenn sie damals noch Kind waren. Jeder Bericht in den Massenmedien, der sich mit Spätfolgen der atomaren Strahlung befaßt, jeder Tod eines Atombombenkranken, von dem sie erfahren, verstärkt ihre Ängste.

Verantwortungsvolle japanische Journalisten befinden sich damit in einem Dilemma: Späte Wirkungen der Atombomben an die Öffentlichkeit zu bringen, als Warnung und auch, damit die Situation der Betroffenen besser verstanden wird, ist ihre Pflicht. Aber diese Berichte, auch alle wissenschaftlichen Veröffentlichungen über Schäden bei Hibakusha und ihren Nachkommen, verängstigen zutiefst die Opfer, fördern ihre Diskriminierung. Auch Nachrichten über Atombombentests und andere atomare Bedrohungen vermehren die Ängste der Hibakusha. Zwar gibt es unter den Atombombenüberlebenden auch Opfer, die nur wenig Bestrahlung ausgesetzt waren, aber solche Ängste sind nicht davon abhängig.

Jene, die nur wenig Bestrahlung erlitten haben, wie der nachfolgend zitierte Vater von zwei Kindern, gelten genauso als Hibakusha wie die wenigen, die bis heute überlebt haben, obgleich sie dem schwarzen Regen ausgesetzt oder dem Explosionsnullpunkt sehr nahe waren. Bestimmte Ängste sind allen Hibakusha gemeinsam, wenn auch mehr oder weniger offen zugegeben:

> ... ich war in einem Gebäude, als die Bombe fiel und wurde sofort aus der Stadt gebracht, und dann blieb ich ziemlich lange außerhalb – wenn man das alles bedenkt, müßte man daraus schließen, daß um meinen Zustand sehr wenig zu fürchten wäre ... aber allgemein gibt es begründete Vermutungen, daß die, die der Bombe ausgesetzt waren, krank werden könnten, fünf Jahre später, zehn Jahre später oder irgendwann in der Zukunft ...
>
> Auch, als meine Kinder geboren wurden, war es so, daß ich mich um Dinge ängstigte, um die sich normale Leute nicht ängstigen, zum Beispiel um die Möglichkeit, daß sie irgend eine schreckliche Krankheit von mir erben könnten ... Ich wußte, daß die Möglichkeit für uns, mißgebildete Kinder zu bekommen, größer ist als bei normalen Leuten ...[69]

Unter der zuletzt angesprochenen Sorge, der Sorge um die Kinder, leiden ebenfalls alle Betroffenen, die Kranken wie die Gesunden:

> Ich hörte von Wissenschaftlern aus Tokio, daß sie (die Atombombenschäden; d. Verf.) bis in zukünftige Generationen weitergetragen werden können. Wenn Hibakusha sowas hören, geht ein dunkles Gefühl durch die Generationen ... Die Toten sind tot ..., aber die Lebenden müssen mit diesem dunklen Gefühl leben ...[70]

In den ersten Jahren nach 1945 wußten die Hibakusha noch nicht, daß ihre Kinder von Erbschäden bedroht sind – Kinder bedeuteten ihnen Trost und neues Leben. Aber später wurde die Zeit der Schwangerschaft für Hibakushaeltern oder auch für ihre Nachkommen eine Zeit der Angst. Mitsue Furutas Eltern sind Hibakusha. Als Mitsue ihr Kind erwartete, schrieb sie dieses Gedicht:

Mitsue Furuta: Für dich, Kleines

Was ist mit den Händchen?
Und hast du zwei Augen?
Die Ohren?
Das Näschen?

Na, wenn du das hörst
da lachst du vielleicht!
Aber ich sorge mich
sorge mich doch

Sieh mal, Mama
ist jetzt
zwar gesund
Aber
an dem Tag
glühte der Blitz auf
dann dieser Regen
Spuren des Regens –
wenn nun bei dir ...?
Wenn nun bei dir ...?

Unsagbares Leid
Menschen ins Feuer
wie altes Gelumpe
Auch heut noch
kann ich
die Gedanken
nicht ertragen

Was ich selbst nicht sah
das wird mir jetzt deutlich

weil ich bald Mutter bin
vielleicht deshalb?

Es ist nun schon Frühling
draußen vorm Fenster
Die Sonne wird scheinen
läßt Sommerblumen blühen.

Wenn du dann dein Händchen
zum ersten Mal ausstreckst
Was wirst du sehen
und fühlen – mein Kind?

Für diesen Tag
diesen Tag unsrer Freude
werden Mutter und Vater
und auch alle Freunde
den festlichen Platz
zum Feiern herrichten

Der Himmel ist blau
die Blumen sind da
Die runde Sonne
scheint auch für
dich, Kleines

Wenn's auch nicht viel ist
mein liebes Kleines
wirst du es annehmen
bitte, ja?

Die Hibakusha sind krank, ihre Nachkommen sind gefährdet – Diskriminierung und Ängste waren die Folge. Die Diskriminierung verursachte neue Ängste: die Angst davor, daß sie selbst oder ihre Kinder beim Heiraten benachteiligt sein werden, Angst vor Versagen am Arbeitsplatz, vor Entlassung, Armut und Einsamkeit. »Was wird aus mir, wenn ich alt werde?« antworteten unter anderem Ende der siebziger Jahre fast zwei Drittel aller befragten Hibakusha, als man wissen wollte, was ihnen große Sorge bereiten würde.

In Japan spielt die Eingliederung in die Familie eine große Rolle. Die Familie sorgt normalerweise für die Kranken, die

Arbeitslosen, die Alten – der Staat hilft wenig oder gar nicht. Wer ohne Familienangehörige zurückblieb, gilt als »Waise«, ganz gleich, in welchem Alter. »Verwaiste Alte« werden die Hibakusha genannt, die jetzt einsam alt werden müssen – ein Schicksal, das anderen alten Menschen in den großen Familienverbänden Japans allgemein erspart bleibt. Die verwaisten alten Hibakusha haben Ängste, wie sie alle Atombombenopfer kennen, zusätzlich fürchten sie, bettlägerig zu werden und verarmt, hilflos, sich selbst überlassen. Auch soziale und seelische Belastungen der Hibakusha verstärken sich gegenseitig.

Ängste begleiten, mehr oder weniger, unser Leben, sie sind für jeden von uns vorstellbar. Aber neben Ängsten und quälenden Erinnerungen hinterließen die Ereignisse Schuldgefühle. Schuldgefühle? Sie sind so häufig bei den Hibakusha anzutreffen, daß man sich fragen muß, ob es dafür wirklich eine logische Erklärung gibt. Wahrscheinlich ist es diese überwältigende Erfahrung mit dem Tod, die sie mitten im normalen Leben überfiel, dieses Sterben überall und ohne Ende – diese Erfahrung scheint ganz allgemein bei den Betroffenen Schuldgefühle ausgelöst zu haben. Warum lebe ich noch, wofür lebe ich jetzt? scheint die eigentliche quälende Frage zu sein.[71] In der schon erwähnten Untersuchung über die seelischen Folgen der Katastrophen wurden die Hibakusha nach diesen Schuldgefühlen gefragt. Die folgenden Antworten waren charakteristisch:

> Die Situation war so, daß ich nicht überleben konnte, ohne selbst ein gefühlloser Teufel zu werden. Ich mußte auf Leichen treten und an ihnen vorbeilaufen.
>
> Nachdem es mir besser ging, hatte ich sie (die Schuldgefühle; d. Verf.) noch stärker. Ich konnte zu der Zeit überhaupt nicht daran denken, andere zu retten. Menschen sind schreckliche Wesen. Vor Angst scheint man nur noch verzweifelt sein Leben retten zu wollen. Auch wenn ich auf leblose Körper treten mußte, wollte ich gerettet werden; ich rannte raus und schubste die Langsamen zur Seite.
>
> Ich hörte Stöhnen und Hilfeschreie. Ich wußte nicht, wer schrie. Menschen baten um »Wasser, Wasser!« Das Feuer und die Haufen von Leichen machten es unmöglich, zu den Stimmen hinzukommen. Sie taten mir so leid, besonders, als ich krank im Bett lag.
>
> Ich bereue, daß ich, als ich in die Stadt kam, die Toten nicht mit der Sorgfalt behandelt habe, wie es sich für menschliche Leichen gehört.

Wenn ich versucht hätte, meinem Mann zu helfen, wäre ich selbst gestorben, wäre ich selbst verbrannt. Ich wünschte, ich hätte das tun können. Manchmal denke ich, ich muß viel leiden, um meine Unterlassung wieder gutzumachen.

Ich fühle Mitleid, nicht nur mit meiner eigenen Familie oder den Verwandten; ich fühle Mitleid mit all den toten Menschen von Hiroshima, während ich überlebte.[72]

Gibt es Auswege aus dieser Situation? Manche Hibakusha fanden eine Antwort auf die quälende Frage nach dem Sinn ihres Überlebens – andere versuchen, diese Fragen zu unterdrücken – sie wollen vergessen, nicht darüber sprechen: »Wer nicht selbst Hibakusha ist, kann uns sowieso nicht verstehen«, so fassen viele ihre Abwehr in Worte. Einsam leiden sie unter ihren Ängsten und Alpträumen, denen nach dieser Erschütterung der Grundlagen ihres Daseins wohl nur wenige entrinnen können. Ihr Schockerlebnis geistig zu verarbeiten ist für Hibakusha besonders schwer. Sie müssen sich nicht nur ihren eigenen Ängsten und Fragen stellen, sondern sich auch mit Diskriminierung und Vorurteilen ihrer Mitmenschen auseinandersetzen. Deshalb gibt es viele, die ihren Lebenssinn und Trost in Form von religiösen Handlungen finden. Insbesondere, wenn sie die einzigen Überlebenden ihrer Familie sind, fällt ihnen die Aufgabe zu, einen Familienaltar zu errichten und ihn zu versorgen. Eßbares und kleine Geschenke für die Toten gehören an einen solchen Platz, der Überlebende betet dort für die Seelen seiner getöteten Angehörigen, damit sie nicht in einer Welt umherirren müssen, in der sie völlig vergessen sind.

Die Grenze zwischen Leben und Tod ist für die Hibakusha fließend, unschärfer gezogen als für andere: »Ich wäre fast gestorben«, »Ich hätte sterben sollen, nicht sie«, »Ich bin schon tot, jedenfalls bin ich nicht lebendig«, sagen sie. Der Tod und die Toten sind ein Teil ihres Lebens, nicht nur ihre toten Familienangehörigen, sondern alle toten Atombombenopfer.

Die Journalistin Nobuko Konishi beschreibt in einer Ausgabe des großen japanischen Magazins ›Sekai‹ folgende Begegnung:

Vor einer der ungefähr fünfzig Gedenktafeln für Atombombenopfer in Hiroshima sah ich am 6. August eine eigenartige Frau. In ihrem Beutel trug sie mehrere Bierflaschen. Sich hinhockend, goß sie Wasser aus einer der Flaschen in ihre Hand, spritzte es an die Steintafel und eilte weiter zur nächsten ... Endlich habe ich sie ansprechen können ... Sie

war damals Leiterin eines Kindergartens gewesen und hatte Verletzte betreut. »Alle diese unzähligen Verletzten baten um Wasser, Wasser ... Die Ärzte meinten, wenn man ihnen Wasser gibt, sterben sie. Ich habe ihnen deswegen kein Wasser gegeben. Trotzdem wurden sie unter Qualen einer nach dem anderen zu kalten, leblosen Körpern ... Deshalb ... hole ich Wasser von einer reinen Quelle und gebe es den Toten.«[73]
Betroffene, die nicht einsam blieben, sondern mit Leidensgefährten gemeinsam versuchen, ihr Schicksal zu verarbeiten, schlossen sich in verschiedenen Gruppen zusammen: buddhistischen, christlichen und Frauengruppen, politischen und anderen Hibakushavereinigungen. Kunizo Hatanaka zum Beispiel, der Begründer von Kinoko-Kai, ist gläubiger, aktiver Buddhist.

Am ehesten überwinden diejenigen Hibakusha ihre seelischen Qualen, die erkennen, daß nicht das eigene Versagen, sondern der Krieg die eigentliche Ursache ihrer Schuldgefühle ist. Die Frage, wozu sie noch leben, wozu sie Schmerzen und Ängste erdulden, stellte sich ihnen wie den anderen Hibakusha. Die Antwort lautete für viele von ihnen, daß sie Zeugen einer Menschheitserfahrung sind, die sie unter großen Schmerzen, um den Preis ihrer Angehörigen, ihrer Gesundheit und Geborgenheit machen mußten[74].

In Osaka trafen wir einen alten Mann, der durch die Atombombe auf Hiroshima seine Frau und seine einzige Tochter verloren hatte. Er erzählte uns davon, wie schwer es ihm gefallen sei, sich öffentlich als Hibakusha zu bekennen, daß er aber nur weiterleben könne, wenn er sein verbliebenes Leben der Arbeit gegen den Krieg widme. Er sprach auch von den Schwierigkeiten der Hibakusha, ihr seelisches Gleichgewicht wiederzugewinnen. Zur Erklärung berichtete er uns von seinem Schicksal:

> Als ich nach dem Pikadon (Hibakusha nennen die Ereignisse vom 6. und 9. August allgemein Pikadon: Pika = Blitz, don symbolisiert das Geräusch; d. Verf.) zu mir kam, dachte ich, gerade unser Haus hätte einen direkten Treffer abbekommen. Ich konnte nicht glauben, was ich danach sah. Alles war flach – Hiroshima war nicht mehr da, mein schönes Hiroshima war einfach nicht mehr da! Und eigenartig: Obgleich jedes Haus in Trümmern lag, gab es keine Bombenkrater.

Seine Tochter fand er lebend vor, fast unverletzt. Aber sie wurde krank. Wie alle anderen auch, dachte er an Giftgas oder eine

Bakterienbombe. »Aber unsere Erfahrungen galten nicht für die Atombombe. Sie starb so schrecklich, so anders. Erst viel später hörte ich das Wort Radioaktivität. Damals habe ich gar nichts begriffen.«

Die persönlichen Erschütterungen in seinem Leben stellte er uns als Glieder in der langen Kette von Katastrophen dar, durch welche die Hibakusha immer wieder am Sinn dessen, was sie für richtig hielten, zweifeln:

> Zuerst dachten wir, wir müßten diese Opfer bringen – für den Sieg. Unser Hiroshima, unsere Lieben – alle tot. Aber wir würden nicht besiegt werden. Und dann hat der Kaiser erklärt, daß wir verloren haben. Bald starb dann noch meine Tochter.

Er selbst wurde Anfang September schwer strahlenkrank und verbrachte zum ersten Mal in seinem Leben fast ein Jahr im Krankenbett. Weil er in Hiroshima ganz allein war, ging er zu Verwandten nach Osaka.

> Überall hieß es, die Atombomben hätten den Frieden gebracht. Wir sollen unser Opfer für den Frieden gebracht haben. Etwas anderes durfte gar nicht gesagt werden. Aber mit der Zeit mußten wir lernen, daß das auch nicht stimmte. Japan war doch sowieso am Ende.

Seinen Verwandten war er sehr dankbar, denn sie nahmen ihn gut auf, obgleich er immer wieder krank wird, besonders im Sommer. »Da hatte ich es viel besser als viele andere in meiner Lage, die meist einsam sind«, betont er immer wieder. 1955 hatte er sich einer Hibakushagruppe in Osaka angeschlossen:

> Wir sind eingetreten für eine Zukunft ohne Atomwaffen. Wir sind als Hibakusha laut geworden, weil wir wissen, was das eigentlich bedeutet, eine Atombombe. Aber dann hat sich die Bewegung gespalten. Alles nur Kommunisten, hieß es. Das war schrecklich. Und dann ist da die Sache mit der »friedlichen Atomkraft«. Die ganzen ersten Jahre haben wir gedacht, daß die Atombombe ja was Entsetzliches sei, aber nun wird diese entsetzliche Kraft jedenfalls für etwas Gutes benutzt. Und wieder mußten wir lernen, daß Atomkraftwerke uns in Gefahr bringen. Und wie ist das mit der Abschrekkung? Sie erhält uns den Frieden, heißt es.

Wir hatten ihn bei einer Veranstaltung getroffen, auf der er einen Antikriegsfilm mit ein paar Worten einleitete. Anschließend waren wir zusammen in ein Café gegangen. Der Mann neben der Espresso-Maschine stellte den Fernseher ein. Eine

Luftwaffenstaffel veranstaltete ein Schaufliegen. Dröhnen war zu hören und die begeisterte Stimme des Kommentators. »Friede«, sagte der Alte bitter.

Sankichi Toge: Gib wieder die Menschen

Die Väter gib wieder
die Mütter gib wieder
gib wieder die Alten
gib wieder die Kinder

Gib wieder mich selbst
gib wieder die Menschen
mir nahen Menschen

Solange es Menschen
und Menschenwelt gibt
gib wieder den Frieden
den es für immer gibt

Bericht von Yoshiaki Hirakawa, am 6. August 1945 Polizeischüler in Hiroshima

Ich war damals 18 Jahre alt und wurde am 20. Juni des Jahres zum Schutzmann bestimmt. Zwei Monate später sollte die Polizeischule beendet sein. Jeden Tag mußten wir die Räumung und den Abriß von Häusern beaufsichtigen, um die Stadt für einen Luftangriff vorzubereiten. Nachts waren wir ständig in Alarmbereitschaft und konnten daher kaum schlafen. Eine Ausbildung zum Polizisten fand kaum statt. Durch die vielen Einsätze und den Hunger waren wir erschöpft und wollten sobald wie möglich abgelöst werden – zu einer anderen Abteilung.

Am Vormittag des 5. August war meine Mutter gekommen, um mich zu besuchen – sie hatte eine der wenigen Fahrkarten ergattern können. Sie war gekommen, weil ich ihr vor einer Woche geschrieben hatte. Da hatte uns nämlich unser Schulleiter gesagt: »In unserer heutigen Zeit kann es jeden Tag sein, daß ihr euer Leben dem Kaiser opfern müßt. Ihr solltet ein Vermächtnis schreiben und es mit einer Haarlocke euren Eltern schicken, damit es nicht plötzlich zu spät ist.«

Wir hatten uns seit Monaten nicht gesehen. Ich nahm mein Mittagessen in den Besucherraum mit. Sie sah mein eingefallenes Gesicht, meine Schüssel, machte ein betrübtes Gesicht und meinte: »So wenig gibt man euch zu essen?« Sie weinte fast, als sie das sagte, spähte um sich und packte ihre Reisklöße aus. Ich hatte ewig keinen Reis gegessen und stürzte mich darauf.

Sie fuhr noch am selben Tag zurück. Zwar bekam ich einen heftigen Durchfall, war aber doch am nächsten Tag etwas besser gestärkt als sonst.

Wir Polizeischüler mußten uns nachts um drei Uhr in der Stellung einfinden. Ich stand dann auf dem Dach des Rathauses von Hiroshima. Ausnahmsweise brauchten wir am 6. August nicht zum Morgenappell anzutreten. So war es ein gemütlicher Morgen mit klarem Himmel, und ohne den Appell waren wir um acht Uhr gerade fertig mit dem Frühstück.

Nach langer Zeit bekam unsere 5. Gruppe mal wieder Unterricht. Wir saßen am Tisch, Jacke und Säbel abgelegt. Unser Lehrer war der Hauptwachmann Iwai – er war für Wirtschaft zuständig.

»Heute lernt ihr das für die augenblickliche Kriegssituation Wichtigste«, sagte er und schrieb an die schwarze Tafel: »Lebensmittelverwaltungsgesetz« – dabei den Rücken uns zugekehrt. Ich saß an dem Morgen zufällig sehr günstig. Die Sonne schien auf meine Mitschüler in den vorderen Reihen durch die geöffneten Fenster, die nach Osten gelegen waren. Gerade vor meinem Tisch endeten die Fenster, ich saß an der Mauer im Schatten. »In einigen Tagen werdet ihr zur Arbeit eingeteilt, und ihr müßt eure beruflichen Pflichten als Polizisten erfüllen. Insbesondere müßt ihr strengstens unterbinden, daß Hauptnahrungsmittel, vor allem Reis und Weizen, an andere als den Staat verkauft werden oder Transporte ...«

Er sah in das geöffnete Gesetzbuch auf dem Tisch. In dem Moment wurde er unterbrochen von einem intensiven blauvioletten Licht, einem Licht wie beim Elektroschweißen. Er hob den Kopf, ein fragender Blick. Seine Brille glänzte eigenartig. Das Blitzlicht dauerte vielleicht eine halbe Sekunde. Lehrer Iwai wurde nach links unten, wir nach rechts oben geschleudert. Ein lautloser Moment. Da stürzte das Gebäude über uns zusammen. Nur Knacken und Knistern waren zu hören, keine menschlichen Stimmen. Von allen Seiten wurde ich gestoßen und geschlagen. Die Dachziegel, die mir auf den Kopf fielen, waren heiß wie Feuerbälle. Es wurde so dunkel, daß man höchstens dreißig Zentimeter weit sehen konnte. Alle waren verschüttet, niemand schrie – erst als der Krach aufhörte, habe ich einen Laut von mir gegeben: »Hilfe!«

Als hätte meine Stimme einen Damm durchbrochen, tönten nun von allen Seiten Hilfeschreie, starke, schwache, gequälte Stimmen und Stöhnen. Die Aschewirbel lichteten sich etwas, ich sah ein Stückchen Himmel. »Ich kann weg!« Ich kam zu mir. Ich hockte auf meinen Fersen zwischen den Trümmern. Hier und da kamen Menschen hervor. Knisternd fing das Feuer an zu brennen. Niemand hilft mir! Ich bewegte mich und konnte mein linkes Bein nicht befreien – der Stiefel war zwischen den Balken eingeklemmt.

Das Knistern des Feuers schien näherzukommen. Viermal, fünfmal zog ich, aber mein Fuß bewegte sich nicht, jedoch meine Hände waren frei. Mit der rechten stützte ich meinen

Körper, mit der linken löste ich das Schuhband. Es war halb gelöst, ich zog noch einmal kräftig und war plötzlich frei. Erst einmal weg wollte ich und tat einige Schritte. Um meinen zurückgelassenen Schuh tat es mir leid, warum, weiß ich nicht.

An meinem linken Fuß bemerkte ich plötzlich etwas Weiches, Warmes. Es war ein Mensch, mein Mitschüler. Sein Gesicht war nach unten gerichtet, und er war bereits tot. Ich erkannte sein Gesicht, aber an seinen Namen kann ich mich nicht erinnern.

Dann konnte ich doch noch meinen Schuh rausziehen. Ich zog ihn an und floh am Motoyasufluß entlang. Dort sammelten sich viele Menschen. Sie rannten oder liefen langsam, manche taumelten, manche konnten sich nur mit Mühe aufrecht halten. Andere versuchten verzweifelt auf allen Vieren zu fliehen. Alle waren halb oder auch ganz nackt. Jeder konnte nur noch sich selbst retten und war unfähig, anderen zu helfen. »Hilfe ...« Auf einer Straße sprach mich ein kleines Mädchen an. Etwa vier Jahre war sie alt. Sie deutete auf ein eingestürztes Haus. »Mutter ist darunter, hilf!« Ich wandte meinen Blick dort hin. Stöhnen war zu hören. Das Haus fing schon an zu brennen. Da hörte ich von hinten meinen Mitschüler Gokichi Kanda. »Schnell! Fliehen wir! Wenn wir uns aufhalten, müssen wir sterben!« Während er sprach, klammerte sich das Mädchen an meiner Hose fest. »Warte einen Moment«, sagte ich und zog mein Bein weg. Die Hand des Mädchens war trotz seiner Anstrengung leicht abzuschütteln, und es torkelte. Die Kleine brach in Tränen aus. Sie fing an, laut loszuweinen – sie muß deutlich die Lüge in meinem Gesicht gesehen haben.

Weiter laut weinend, sah sie mir nach. Immer mehr Fliehende kamen. In dem Gedränge stolperte ein großer Mann über das Kind, so daß es umfiel. Es war der Lehrer Iwai. Ich rannte weiter und drehte mich nicht mehr um.

Kanda und ich liefen mit dem Menschenstrom eilig, ohne Ziel, am Fluß entlang nach Süden. Viele Tote trieben im Motoyasufluß. Die Menschen, die wir überholten, die, die uns überholten, hatten schwere Verbrennungen. Bei vielen war das Gesicht nicht zu erkennen, manche saßen am Wegrand und wollten die Vorüberhastenden noch um etwas bitten. Niemand hörte ihnen zu. »Schneller«, trieb mich Kanda an. Etwa um neun Uhr kamen wir am Yoshijima-Flughafen an.

»Was ist mit deinem linken Fuß?« fragte er. Da merkte ich erst, daß ich hinkte. Und als ich mit dem Ärmel über mein Gesicht fuhr, bemerkte ich eingetrocknetes Blut und eine Wunde an meinem Kopf.

Viele tausend Menschen befanden sich auf dem großen Flughafen. Dort, wo wir hergekommen waren, wirbelte schwarzer Rauch über roten Flammen, darüber etwas wie ein weißer Pilzschirm. Die Wolke kam auf den Flughafen zu. »Wir haben überlebt«, sagte Kanda aufatmend. Ich hatte mich etwas beruhigt und verlangte plötzlich Wasser, genau wie Kanda. Wir gingen zu einem südlich gelegenen Gebäude, wo weniger Menschen waren. Vor dem Haus stand ein Wassertank, und wir drehten am Hahn – nur wenige Tropfen kamen heraus.

Plötzlich spürte ich meine Müdigkeit. Auch Kanda war anzusehen, wie erschöpft er war. Wir irrten umher, fanden aber kein Wasser, nur eine dreckige Pfütze im Wassertank. »Wir trinken Meerwasser«, meinte Kanda, und wir gingen zum Strand, aber das Meerwasser war weit und uns fehlte die Kraft, den Steindeich hinunterzuklettern.

»Bitte, bitte«, klang es schwach vom Steindamm her. Es war eine alte Frau. Ihr Rücken war abgeschält, feuerrot. Wie in Lumpen hing die Haut bis zur Hüfte herab. »Bruder, um mir zu helfen – gegen Verbrennungen soll Urin gut sein – auf meinen Rücken ...«

Ihre Stimme war so leise wie die eines kleinen Insekts ... Das kleine Mädchen, das ich verraten hatte, ging mir durch den Kopf ... Ich nickte und stellte mich hinter die Alte. Sie, die sich kaum bewegen konnte, erhob beide Hände und betete. Mein Körper schwankte, und ich schaffte es nicht. »Großmutter«, entschuldigte ich mich, »ich kann nicht.« »Ist schon gut, vielen Dank«. Im nächsten Moment fiel sie rückwärts auf mich. Sie war tot, ihre starren Augen zum Himmel gerichtet.

Irgendwoher hatte Kanda einen langen Bambusstock geholt. Er streifte damit das Meerwasser und leckte die Spitze ab. »Du machst das falsch«, sagte er, »kümmerst dich um andere und denkst nicht an dein Überleben.« Dabei tauchte er den Stock noch einmal ein und gab ihn mir. Ich wollte Wasser, aber kein Meerwasser. Ich würde gerne sterben, dachte ich, wenn mir jemand Wasser gäbe.

Ich folgte Kanda. Er lief zum Wassertank und trank aus der Dreckpfütze. Am Schluß atmete er tief aus, fiel seitlich um und erbrach sich. Ich wollte seinen Rücken streicheln. Aber die Kraft fehlte mir, und plötzlich erbrach ich mich selbst. Wir erbrachen, was wir zum Frühstück zu uns genommen hatten, Kanda erbrach sich wegen des schmutzigen Wassers noch mehr als ich. Dann schliefen wir in der Sommerhitze ein – wie lange, weiß ich nicht.

Als wir von großen Regentropfen geweckt wurden, war die Pilzwolke nicht mehr deutlich zu sehen. Wir warteten den Regen unter dem Vordach ab. Ich war noch immer schlapp, aber nicht mehr müde. Den Mund geöffnet, versuchte ich, die Regentropfen zu trinken.

Im Westen sahen wir unverbrannte Häuser, als der Regen aufhörte. Menschenmassen drängten sich zwischen den Toten auf dem Flughafen. Stundenlang überquerten Kanda und ich den Flughafen, hin zu den unzerstörten Häusern. Als wir endlich das Rollfeld überquert hatten, sahen wir zu unserer Enttäuschung einen breiten Fluß zwischen diesen Häusern und uns. Es gab keine Brücke, und die Wasseroberfläche war bedeckt mit Holzstücken und zahllosen Leichen.

Da zeigte Kanda stromaufwärts. Ein kleines Schiff, überladen mit Opfern, schleppte sich ans andere Ufer. Viele Hunderte warteten.

Zwei Militärpolizisten standen dort. Zehn Gefangene in blauen Uniformen führten ihre Befehle aus. Streng wurden wir aufgehalten: »Ihr seid nur leicht verletzt, daher dürft ihr nicht rüber.« »Es ist eine offizielle Angelegenheit«, erwiderte Kanda, »wir sind von der Polizei. Weil das Telefon nicht funktioniert, müssen wir mit einer Benachrichtigung zur Polizei in Yokkaichi.« Kanda log aus dem Stegreif. Ich war verwirrt und kraftlos, aber er trat sicher auf ...

Die Militärpolizisten sahen unsere Säbelgürtel und ließen uns bevorzugt auf das Schiff, nicht einmal nach unseren Namen fragten sie ... Am anderen Ufer angekommen, verspürte ich großen Durst. Eine freundliche Frau ließ uns in ihre große Küche und pumpte uns selbst das Wasser. Wir tranken abwechselnd etwa sechs Gläser. Dann erbrachen wir uns und fielen um. Die Frau und das Hausmädchen brachten uns in ein großes Zimmer und machten uns das Bett mit weichem Seidenbettzeug. Mit Wasser und Tüchern wuschen sie unsere Körper und behandelten auch die Verletzung an meinem Kopf. Mir war, als wäre ich nun wieder in die Welt der Menschen zurückgekehrt.

Die drei Töchter der Familie waren zur Arbeit nach Hiroshima verpflichtet worden. Um halb acht waren sie aus dem Haus gegangen und noch nicht zurückgekehrt. Der Vater war sie suchen gegangen ...

Das Fensterglas war zerbrochen, und wieder regnete es. Kanda und ich waren verwirrt. Wir lagen in dem Seidenbettzeug und sahen das Feuer auf der anderen Seite des Flusses.

Abends kam der Hausherr zurück – anscheinend mußte er erzählen, daß er nichts über die Töchter erfahren konnte. Die drei Menschen schluchzten im Nebenzimmer.

Die Hausherrin kochte uns Reisbrühe, aber wir hatten keinen Appetit.

Irgendwann nachts gab es wieder einen Luftangriff. Die Frau rief uns, Kanda stand auf, aber ich konnte nicht mehr. Das Hausmädchen versuchte hartnäckig, mich in den Bunker im Berg hinter dem Haus zu schleppen. »Bitte«, flehte ich sie an, die Hände erhoben, »gehen Sie ohne mich, ich bin zufrieden, wenn ich hier sterben kann – das Aufstehen ist so schwer.« Zum Glück wurde der Luftalarm nach ein paar Minuten aufgehoben. Die schreckliche Nacht verging – mein Körper war so schwach, daß ich nicht einmal allein zur Toilette konnte ...

Am Morgen des 7. August ging der Mann wieder aus dem Haus, um die drei Töchter zu suchen. Kanda ging kurz weg und kam mittags zurück. Ich beneidete ihn wegen seiner Kraft. Er gab mir ein Papier ... Es war eine Bescheinigung für Bombenopfer. Abends konnte ich mit Mühe wieder Reisbrühe essen. Ich konnte es nicht mit ansehen, wie der Mann enttäuscht, wieder ohne Erfolg, von der Suche nach den Töchtern zurückkam.

Am Morgen des 8. August verließen wir das Haus, obgleich die Leute meinten, wir seien noch zu schwach, und uns deshalb zum Bleiben nötigten. Wir wandten uns nordwärts zum Bezirk Funairi, der nur noch aus Asche bestand. Leichen lagen am Straßenrand. Hier und dort lehnte ausgebranntes Blech, und darauf stand mit Kalk etwas vom Schicksal der Leute geschrieben, und wo die Überlebenden sich aufhielten.

Wieder war mir, als hätte ich die Welt der Menschen verlassen. Viele irrten umher und suchten Angehörige ... Überall sah ich den Rauch von Feuerbestattungen.

Zwei Menschen lagen vor der Sumiyoshi-Brücke, Mutter

und Kind. Das Gesicht und der Oberkörper der halbnackten Mutter waren verbrannt. Das etwa zweijährige Kind vergrub sein Gesicht in ihrer Brust. Es konnte nicht mehr weinen, war völlig erschöpft und sah mich an. Ich erinnerte mich an das kleine Mädchen vom 6. August. »Mama – sie schläft noch«, sagte die Kleine mit ihrem süßen Gesicht zu mir. Der Körper der Mutter verbreitete Leichengeruch, Fliegenschwärme um Mund und Augen –

Am Straßenrand Sterbende, die mit letzter Kraft die Vorübergehenden um Wasser baten, und niemand half ihnen ...

Ich fuhr noch am gleichen Tag nach Hause. In unserem Dorf erlebte ich die Kapitulation und das Fest zum Andenken an die Toten am selben Tag, und ich erholte mich zeitweilig ...

Vom 28. August an fiel plötzlich mein Haar aus, und ich bekam hohes Fieber. Bis Ende September blieb ich bettlägerig. Besonders in der ersten Septemberwoche schwebte ich in Lebensgefahr, ich war bewußtlos – meine Verwandten kamen zusammen. Alle Haare fielen aus. Mein Zahnfleisch schmerzte sehr. Es entwickelte sich viel Speichel. Fast jeden Tag stieg das Fieber über 40 Grad.

Meine Mutter kochte mir viel Süßkartoffeln und Kürbis. Dadurch verbesserte sich mein Zustand von Mitte des Monats an, und als am 14. Oktober das Dorffest gefeiert wurde, war ich wie durch ein Wunder wieder fast ganz gesund.

Ende Oktober ging ich trotz des Protestes meiner Mutter und der Verwandten, mit einer Mütze auf meinem kahlen Kopf, zurück in die provisorische Polizeischule. Fast alle Lehrer waren neu, nur noch drei von damals waren übriggeblieben. Der Lehrer Iwai und Kanda, der mit mir floh, waren bereits gestorben, hörte ich ...

Ich arbeitete zehn Jahre als Polizist. Am 31. Oktober 1955 wurde ich nach Kure versetzt (nicht weit von Hiroshima). Zum Jahresende nahm ich Urlaub und ging in Uniform, mit einem kleinen Geschenk in der Tasche zu dem Haus (in dem er damals aufgenommen wurde; d. Verf.). Die Frau war allein da und empfing mich sehr freundlich. Ihre drei Töchter waren verschollen geblieben. Sie fragte nach meiner Familie und bat mich, wenn möglich, Adoptivkind zu werden. Ich wußte gar nicht, was ich darauf antworten sollte ...

1964 nahm ich allein an der Gedenkfeier zum 6. August teil. Nach der Feier sah ich einen Stand im Friedenspark, an dem Seerosen und Räucherstäbchen verkauft wurden. Eine etwa fünfundzwanzig Jahre alte Frau kaufte einen Strauß und Räucherstäbchen. Wenn sie nun das Mädchen war, das mich um Hilfe für ihre Mutter gebeten hatte – was könnte ich tun... Ich fühlte mich beklommen, Tränen füllten meine Augen. Auch ich kaufte Seerosen und Räucherstäbchen, zündete sie an und verließ den Ort fluchtartig. Bis zu meinen Fingern waren die Räucherstäbchen heruntergebrannt, als ich bei der Motoyasu-Brücke ankam. Ich weiß nicht mehr, wie ich dorthin gelangte. Vielleicht war ich weit weg – in der Welt vor 19 Jahren. Ich stieß unklare Laute aus, warf Blumen und Räucherstäbchen von mir, in den Fluß.

Abends besuchte ich jenes Haus mit einem Korb voller Früchte. Es war völlig verkommen. Die Frau sei vor zwei Jahren an Magenkrebs gestorben, erklärte das Hausmädchen. Als ich sagte, weshalb ich gekommen war, führte sie mich zu dem Hausherrn, der allein in einer Ecke der Küche saß und Bier trank. »Schön, daß Sie gekommen sind«, sagte er ganz automatisch. Sein Gesicht war so leblos.[75]

Bericht von Toshiko Nakamura, 1945 Mutter von sechs Kindern, Nagasaki

Am 9. August 1945 wurde morgens früh ein Luftalarm gegeben. Meine älteste Tochter, die gerade das erste Jahr zur Oberschule ging, kehrte auf dem Schulweg um. Meine zweite, meine dritte und die vierte Tochter, alle noch Volksschülerinnen, waren zu Hause. Wir gingen in den Bunker, aber bald schon kam die Entwarnung, und wir waren froh, wieder rauskommen zu können. Mein Mann, der mit den Luftschutzhelfern unterwegs gewesen war, kam gerade nach Hause. Meine beiden kleinsten Kinder, zwei Jungen von fünf und zwei Jahren, lächelten fröhlich, denn sie hatten die Schmetterlingshaarspangen ihrer Schwestern an ihren Hemden.

Ich wollte vor dem Mittag in unserem kleinen Bunker etwas Ordnung schaffen.

»Geht Mama in den Bunker?« hörte ich die süße Stimme von Shoji, meinem Jüngsten, hinter mir beim Weggehen...

Da plötzlich sah ich einen Blitz und etwas wie Erde schlug gegen mein Gesicht. Dann war alles stockdunkel. Ich sah nichts. Ich hörte nichts. Voller Angst, lebendig begraben zu werden, tastete ich nach einem Weg – ich fühlte ein paar Bambuswurzeln und konnte mich daran festhalten ... glücklicherweise gab es ein Loch, klein, aber groß genug für meinen Kopf. Ich klammerte mich an die Wurzeln und kletterte raus ... Da sah ich unser Haus zerschmettert vom Nachbarhaus, auf das wiederum das nächste Haus gefallen war. Die Holzwände brannten schon. Im Nu brannte das Ganze. Ich konnte mich nicht einmal nähern.

Was war mit meinen Kindern, meinem Mann? Hatten sie sich retten können? Kein Mensch war zu sehen. Das Feuer wuchs. Als ich zu mir kam, fingen auch die Hügel um mich herum an zu brennen. Dann wankten Menschen oder eher schreckliche Ungeheuer oder lebende Gespenster aus den Flammen. Vom Feuer fortgetrieben lief ich mit diesen Gespenstern mit ...

Am nächsten Morgen kehrte ich dorthin zurück, wo unser Haus gestanden hatte. Die Asche war so heiß, daß man sie nicht berühren konnte. Waren alle meine Angehörigen hier begraben? Außer mir vor Angst lief ich hin und her und mir war schrecklich übel ... Dann ging ich zu meinen Verwandten nach Hinami. Da merkte ich erst meine Verbrennungen im ganzen Gesicht – wahrscheinlich hatte im Bunker glühende Erde mein Gesicht getroffen ...

Am dritten Tag kam ein Freund meines Mannes, Herr Ikeda, und half mir, in den Trümmern zu graben. Wir entdeckten etwas Weißes, Rundes. Es war ein Schädel, ganz weiß, nur oben schwarz. Ein älterer Soldat kam vorbei und erklärte, das müsse von einem dreißig- bis vierzigjährigen Mann stammen. Also von meinem Mann. Ein Teil des Gehirns war nicht verbrannt. Ich nahm das Ganze vorsichtig auf meine Handflächen und setzte es auf einen Stein. Vom nahen Hügel holte ich Holz, machte ein Feuer, hockte mich daneben und sah, wie alles völlig zu Asche wurde.

Inzwischen hatte Herr Ikeda sechs Schädel ausgegraben – und die zwei Schmetterlingsspangen von den Hemden meiner Jüngsten – ich legte alle Knochen, von meinem Mann und meinen sechs Kindern in einen Helm, bedeckte ihn mit Stoff und nahm ihn mit.

Ich vergoß nicht eine Träne. Jeden Tag starben Menschen

... Nur ich überlebte in der Gegend. Was mit mir danach war, weiß ich nicht mehr so recht. Wie eine Schlafwandlerin irrte ich durch die Straßen Nagasakis. »Die Arme – sie blieb allein übrig« sagten manche über mich. Hier gab man mir einen Reiskloß, dort noch einen. Ich wußte, ich hatte die Knochen meiner Angehörigen mit meinen eigenen Händen aufgesammelt, und doch dachte ich, vielleicht lebt jemand noch ...

Es ging so weit, daß ich am öffentlichen schwarzen Brett der Stadtverwaltung die aufgelisteten Namen der Überlebenden durchging ...

Nun war ich ganz allein zurückgeblieben. Mußte ich überhaupt leben? Und wofür? Wie oft dachte ich daran, mich zu töten! Blaurote Flecken erschienen auf meinem ganzen Körper und ich wurde krank ...

Schließlich fing ich an, mich durch Nähen zu ernähren. Drei Jahre später, als es mir noch gar nicht wieder gut ging, heiratete ich einen Mann, der mir helfen wollte. Als mir klar wurde, daß ich ihm nicht vertrauen konnte, trennte ich mich von ihm. Kurz danach merkte ich, daß ich schwanger war. Ich wollte das Kind bekommen. Für den Rest meines Lebens würde ich für dieses Kind dasein, sagte ich mir. Ich gebar ein Mädchen.

Das Nähen wurde mir unerträglich, denn die schönen Kleider in meinen Händen erinnerten mich an meine Töchter, die nicht mehr lebten. Was ich sah, verschwamm vor meinen Augen, und ich konnte nicht mehr weiternähen. Mein Baby war das lebende Ebenbild meiner zweiten Tochter, die die Bombe tötete.

Schließlich gab ich das Nähen auf. Aber wovon sollten wir leben, das kleine Mädchen und ich? Ich fing in einem Hotel zu arbeiten an, wo ich mit meinem Kind wohnen konnte. Aber im ersten Hotel wurden nur die Angestellten verpflegt, mein Kind nicht. Außerdem gab es erst um halb zwölf Frühstück, wenn ich die Zimmer geputzt hatte. Es war schwer, dem Kind genug zu essen zu verschaffen. So war ich gezwungen, es wegzugeben, in die Obhut einer Bekannten. Immer wieder brauchte ich meinen Lohn im voraus.

Wenn ich meiner Tochter etwas zu essen brachte, mußte ich dem Kind der Bekannten das gleiche mitbringen. Trotzdem kam meine Tochter dann und wann zu meiner Arbeitsstelle und jammerte vor Hunger, weil ihr Anteil zu klein war.

Ich arbeitete nur für mein Kind. Als sie zur Schule kam, kaufte ich ihr den schönsten Ranzen, den ich mir leisten konnte ... Ich zog von Stadt zu Stadt: Fukuoka, Sasebo und wieder nach Nagasaki, um Arbeit zu finden ... Dann wurden die Gesundheitsausweise für Hibakusha ausgegeben, und eines Tages meinte ein Beamter in der Stadtverwaltung von Nagasaki: »Ich beneide euch Hibakusha, weil ihr alles mit diesem Ausweis bekommt.« Da bin ich schrecklich wütend geworden. Ich schleuderte den Ausweis zu Boden und schrie: »Wer will solch einen Ausweis haben? Gebt mir meinen Mann wieder! Gebt mir meine sechs Kinder wieder!«

Die Leute bezeichneten mich als stark, und so habe ich mich durchgekämpft. Meine Tochter beendete die Schule, wurde Kosmetikerin und ging Ende 1963 wegen der Arbeit nach Osaka. Ich wollte ihr folgen, war aber erschöpft, hustete Blut und mußte ins Krankenhaus – für acht Monate. Ob es wohl Tuberkulose war? Die Ursache wurde nicht gefunden ... Erst 1968 ging es mir gut genug, um nach Osaka zu ziehen.

Jetzt haben wir es gut, meine Tochter und ich. Was mir Sorgen macht ist, daß ihre Gesundheit nicht so stabil zu sein scheint wie die anderer junger Frauen. Hoffentlich findet sie einen guten, gesunden Mann.

Meine Gesundheit scheint heutzutage nicht die beste zu sein. Im Krankenhaus sagte man mir, daß da ein Tumor in meiner Speiseröhre sei. Aber ich will leben und meine Tochter nicht allein zurücklassen. Ich will doch jetzt nicht sterben, wo ich doch so nahe am Explosionszentrum der Bombe überlebt habe. Ich will noch meiner Tochter helfen, ihren eigenen Salon zu eröffnen.

Als ich mich entschloß, meine Geschichte zu veröffentlichen, versuchte meine Tochter, mich davon abzubringen. Sie hatte Angst, mein Kummer würde wieder geweckt. Aber als sie meine Entschlossenheit sah, stimmte sie zu.

Meine Erinnerungen sind unauslöschlich. Mein Herz ist erfüllt von dem Vorsatz, daß Kriegsgrausamkeiten nie mehr geschehen dürfen, und daß wir nie mehr uns belügen lassen.[76]

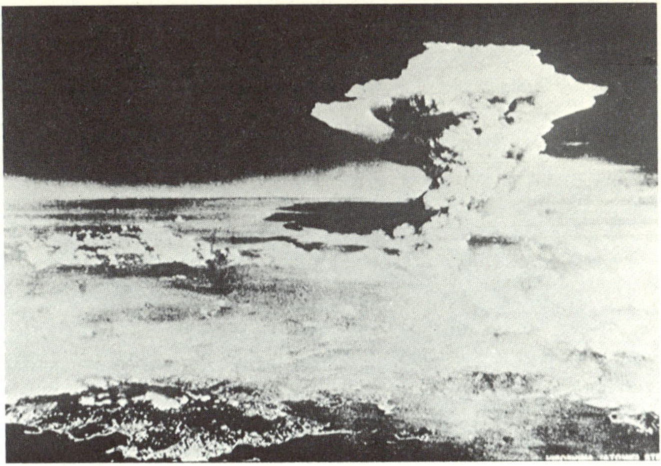

1 Der Atompilz, der sich am Morgen des 6. August 1945 über Hiroshima erhob.

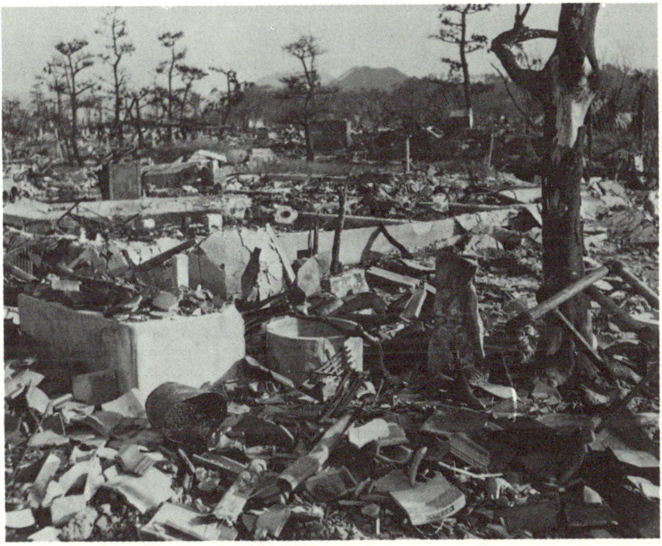

2 Radioaktiv verseuchte Atomwüste, Hiroshima. (Im Vordergrund die Überreste eines Gebäudes, in dem vier deutsche Missionare betroffen wurden.)

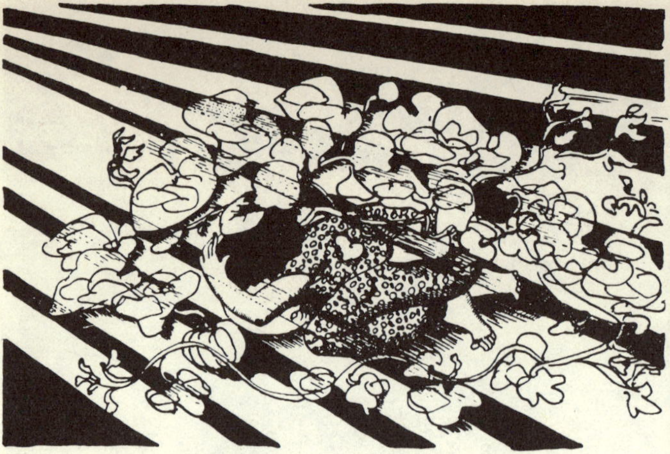

3 Lichtblitz und Strahlung. (Abbildung 3 bis 6: Vier Zeichnungen aus der Bildgeschichte ›Pika-Don‹ von Iri und Toshi Maruki.)

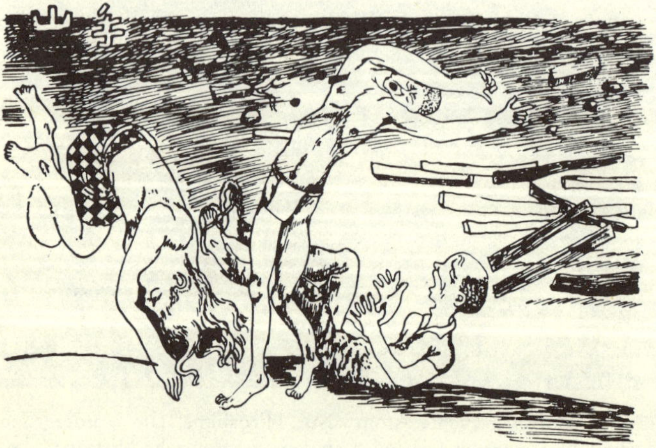

4 Hitze- und Druckwelle.

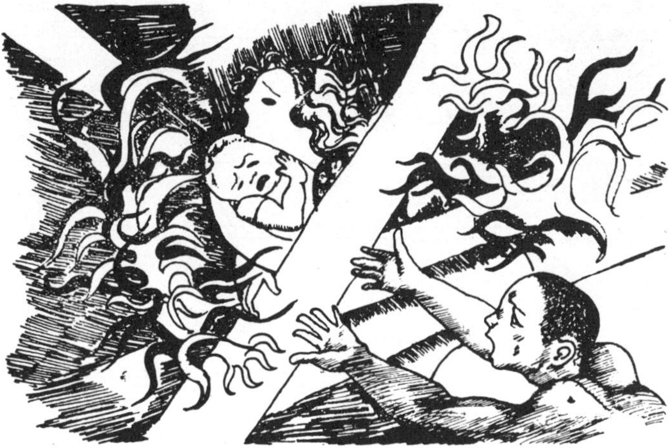

5 Feuer.

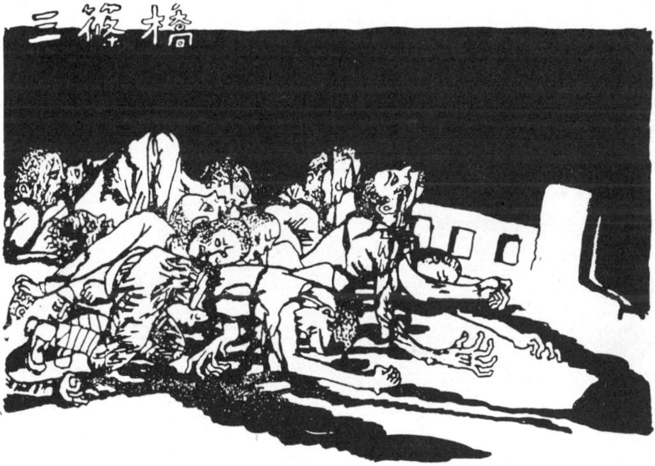

6 Flucht.

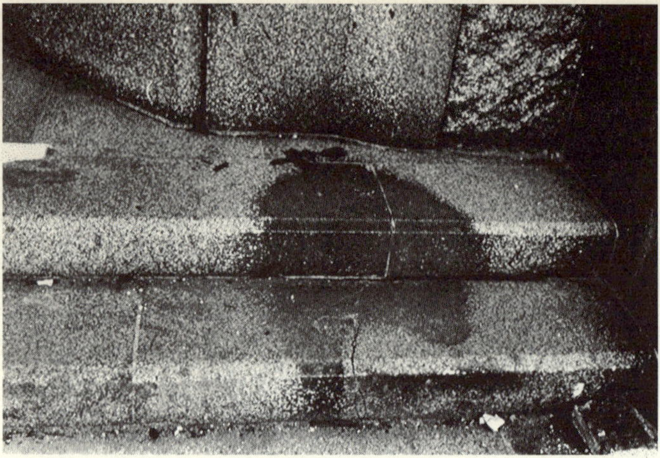

7 In unmittelbarer Nähe des Explosionsnullpunkts überlebte niemand. Durch die Hitzestrahlung schmolz hier die Oberfläche von Granitsteinen. Dadurch entstand dort, wo auf dieser Treppe ein Mensch gesessen hatte, ein Schatten. Von dem Körper des Toten blieben keine Überreste zurück (Hiroshima).

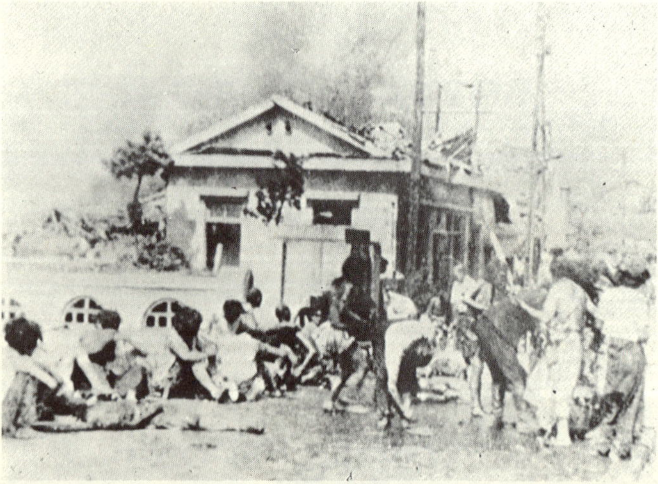

8 Überlebende warten auf Hilfe. 2,3 Kilometer vom Explosionsnullpunkt entfernt (Hiroshima).

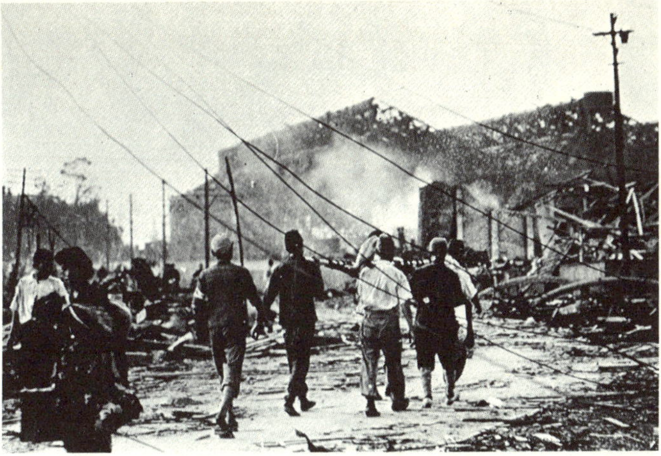

9 Ein Hilfstrupp auf dem Weg in die radioaktiv verseuchte Trümmerwüste (Nagasaki).

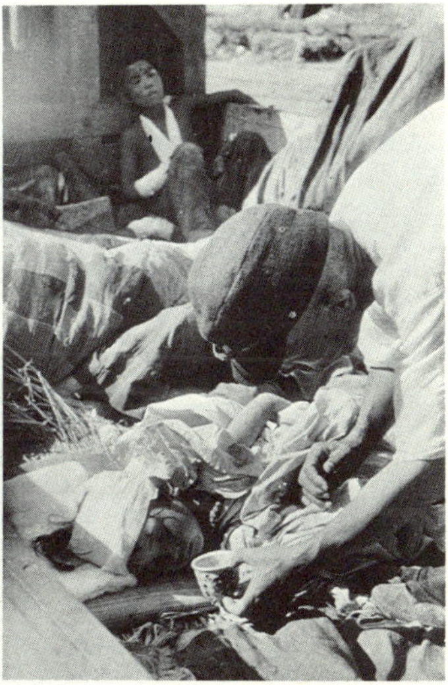

10 Die Opfer werden auf Lastwagen in Notlazarette gebracht (Hiroshima).

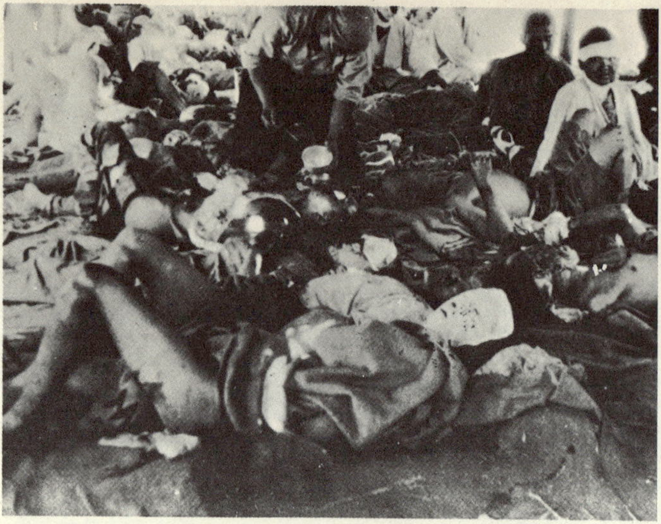

11 Im Notlazarett (Hiroshima).

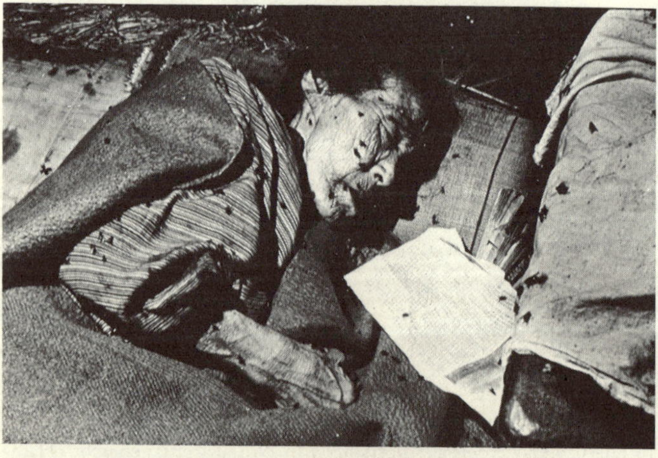

12 Unzählige Fliegen quälten die Leidenden und Sterbenden.

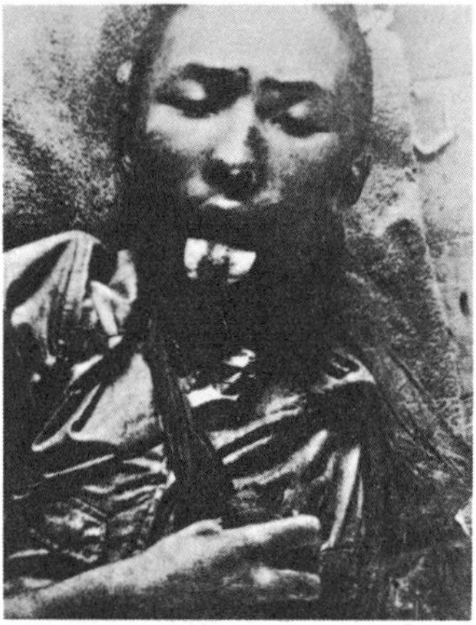

13 Dieser Mann war nach dem Atombombenabwurf als Hilfstruppenangehöriger in das verseuchte Hiroshima geschickt worden. Das Foto entstand am 12. August 1945, kurz nach seiner Einlieferung in die provisorische Krankenstation. Das Bluten seiner Zunge hörte nicht auf. Blutungen der Eingeweide führten nach zehn Tagen zu seinem Tod durch die Folgen der radioaktiven Bestrahlung.

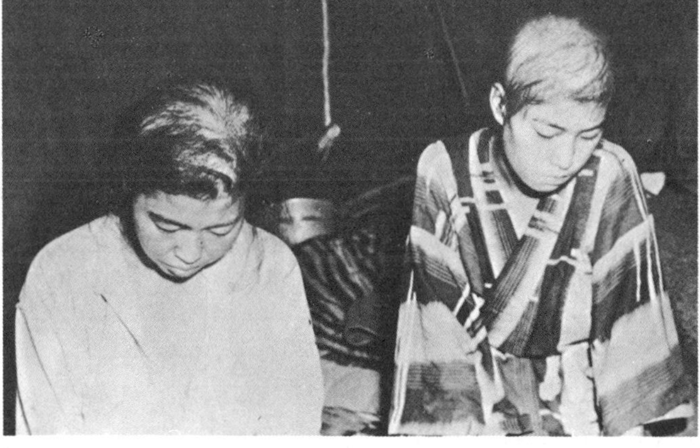

14 Haarausfall durch die Strahlenkrankheit (Hiroshima).

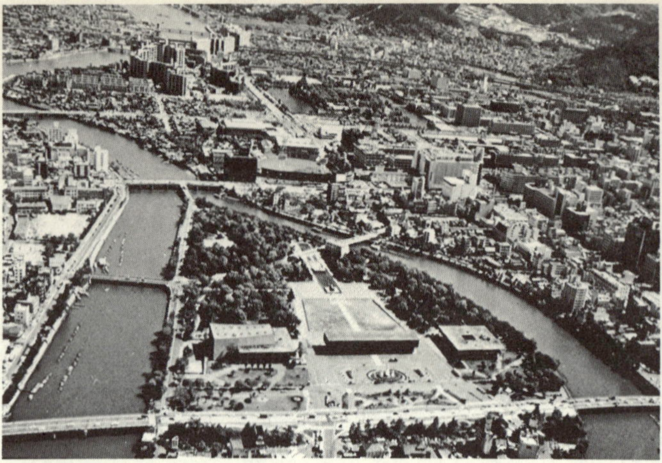

15 Hiroshima heute.

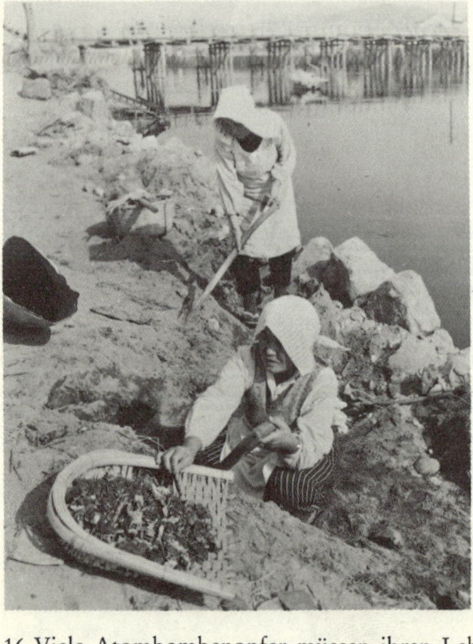

16 Viele Atombombenopfer müssen ihren Lebensunterhalt als Tagelöhner/-innen verdienen.

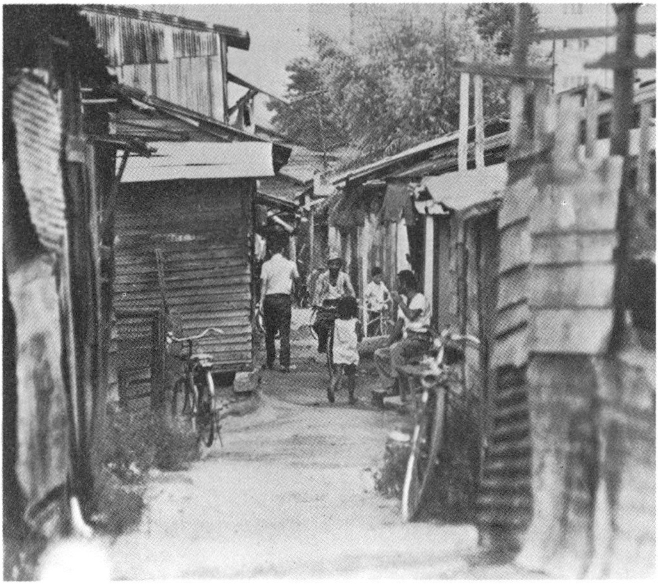

17 Atombombenslum am Ufer des Otagawaflusses.

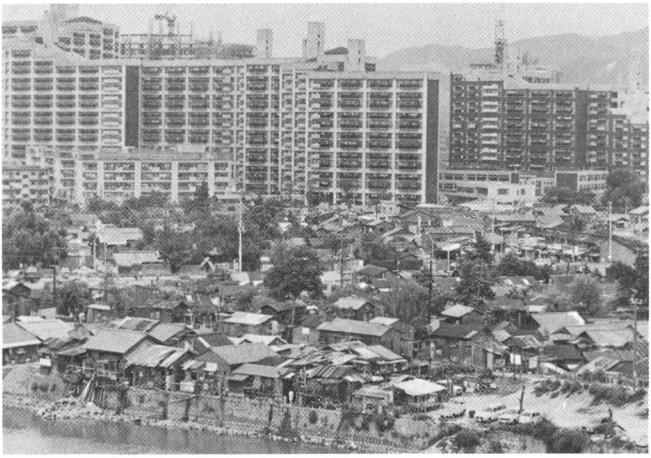

18 Die Hütten des Atombombenslums werden fortsaniert und durch Betonhochhäuser ersetzt.

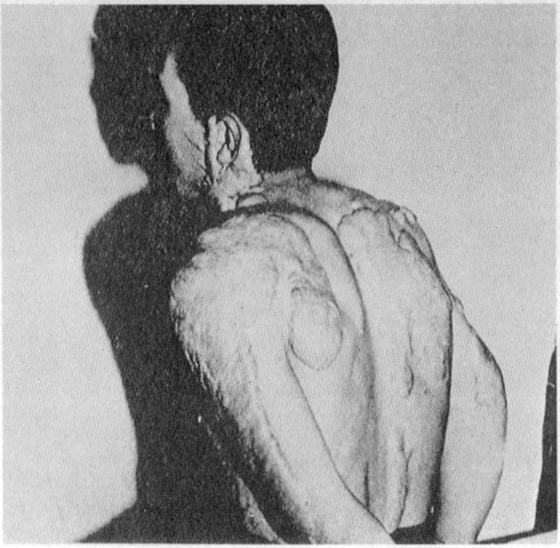

19 Auf den Wunden vieler Radioaktivitätsopfer bildeten sich Narbenwucherungen, sogenannte Keloide.

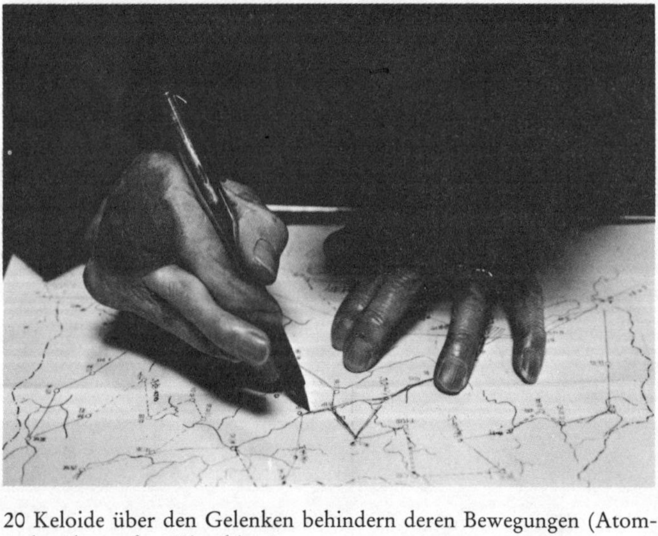

20 Keloide über den Gelenken behindern deren Bewegungen (Atombombenopfer, Hiroshima).

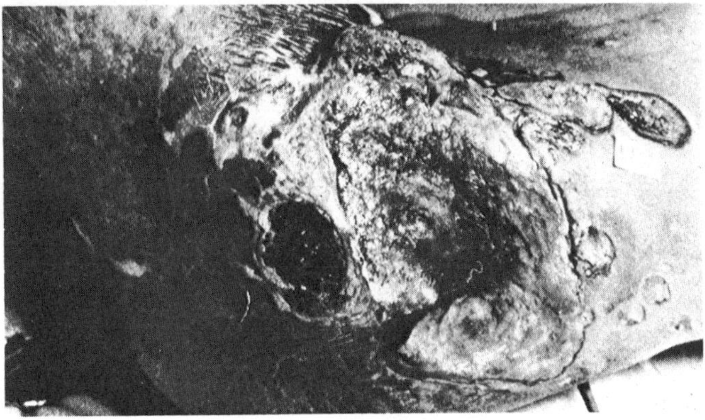

21 Hautkrebs entwickelte sich im Keloid an der rechten Hüfte dieses Betroffenen. 1945 war er 23 Jahre alt; er starb 1967.

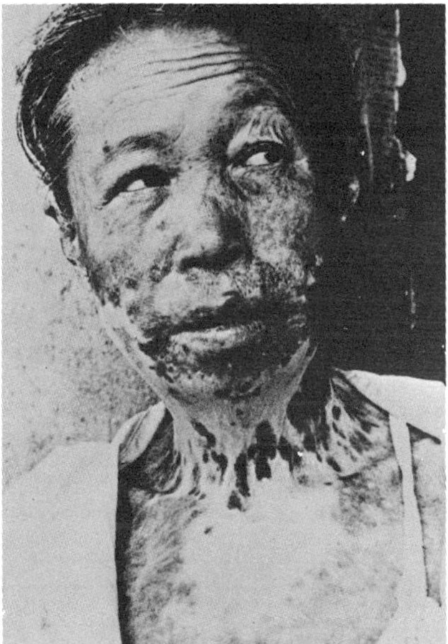

22 Dieser Koreaner wurde zum Atombombenopfer, weil er als Zwangsarbeiter nach Japan deportiert worden war.

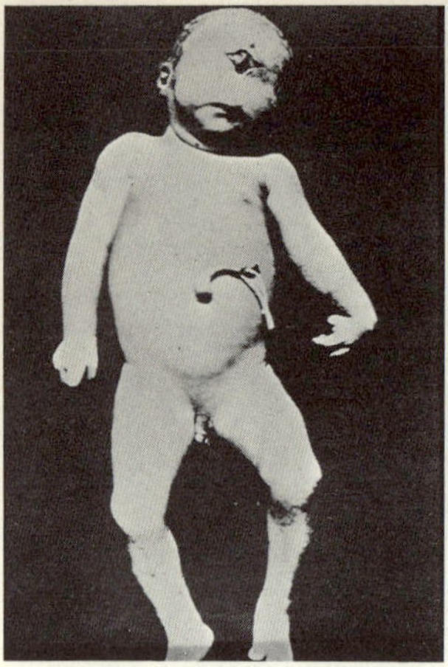

23 Dieses Kind wurde fünf Jahre nach dem Atombombenabwurf von einer Betroffenen geboren (Hiroshima).

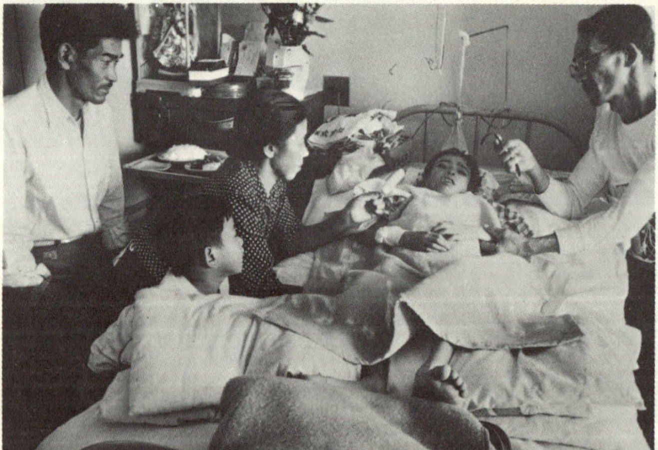

24 Die Mutter von Kenji Kajiyama hatte in der Atomwüste nach Angehörigen gesucht und wurde strahlenkrank. Kenji kam gesund zur Welt. Er starb mit zwölf Jahren an Leukämie (Hiroshima). Hibakusha und ihren Nachkommen drohen Erbschäden und Krebs.

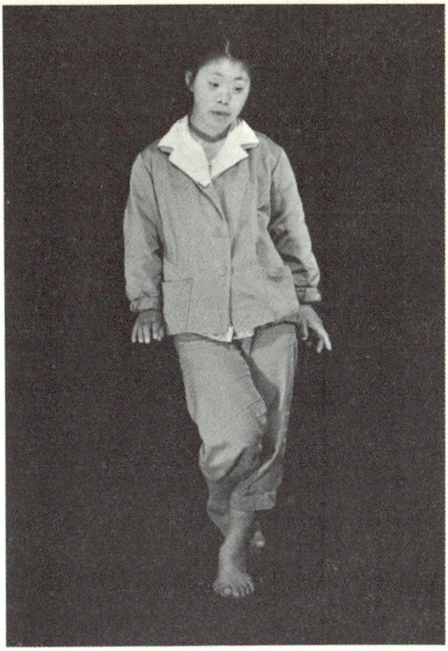

25 Sie wurde mit Mikrozephalie geboren, weil ihre Mutter im dritten Schwangerschaftsmonat der Strahlung der Atombombe ausgesetzt war.

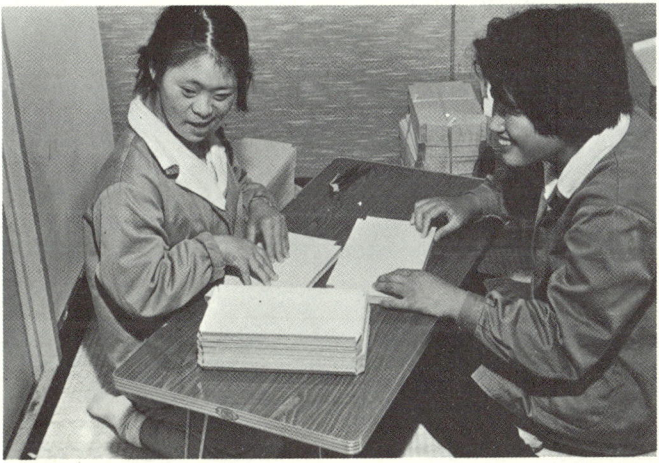

26 Sie lernt in einer Einrichtung für geistig Behinderte, wie Kartons gefaltet werden (Hiroshima).

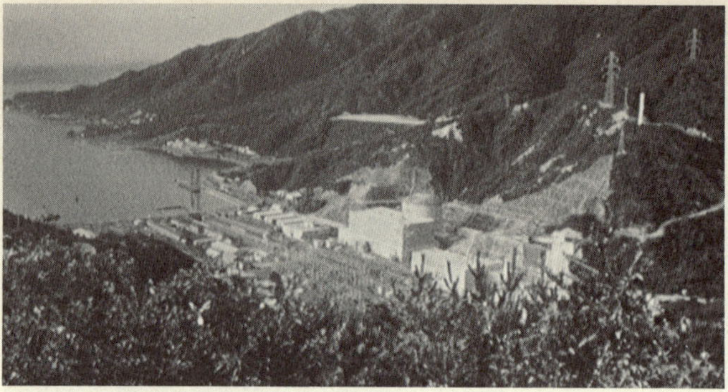

27 Das Atomkraftwerk von Tsuruga an der Westküste Japans.

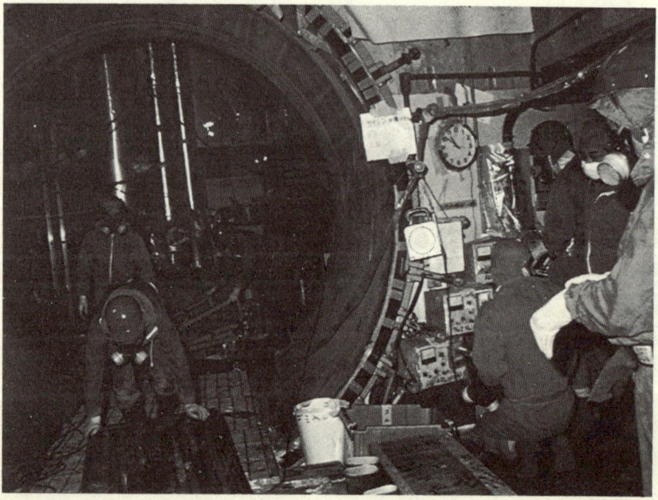

28 Tagelöhner »entseuchen« den verstrahlten Bereich des Reaktors.

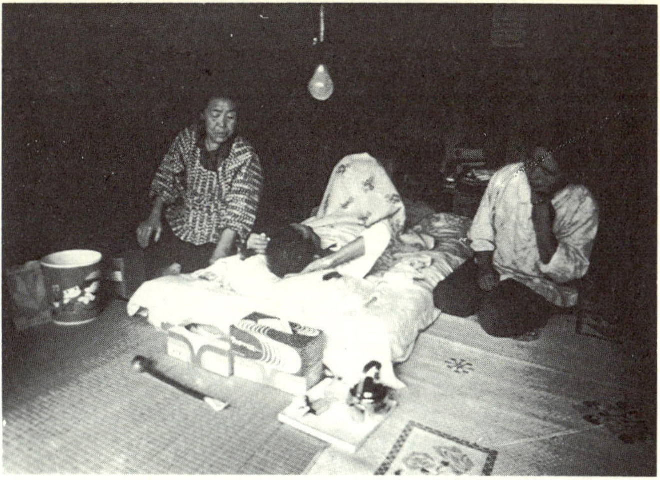

29 Ein Atomkraftwerksarbeiter stirbt an Strahlenfolgen.

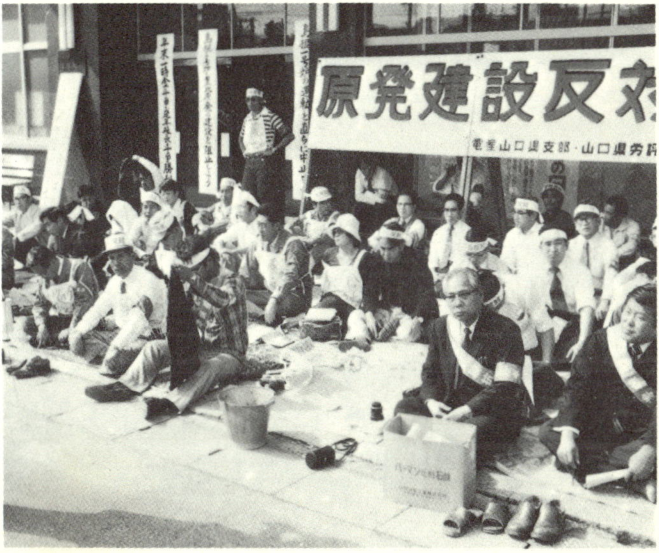

30 Vor dem Haupteingang einer in Hiroshima ansässigen Elektrizitätsfirma protestieren Angestellte mit einem Sitzstreik gegen ein von ihrer Firma geplantes Atomkraftwerk.

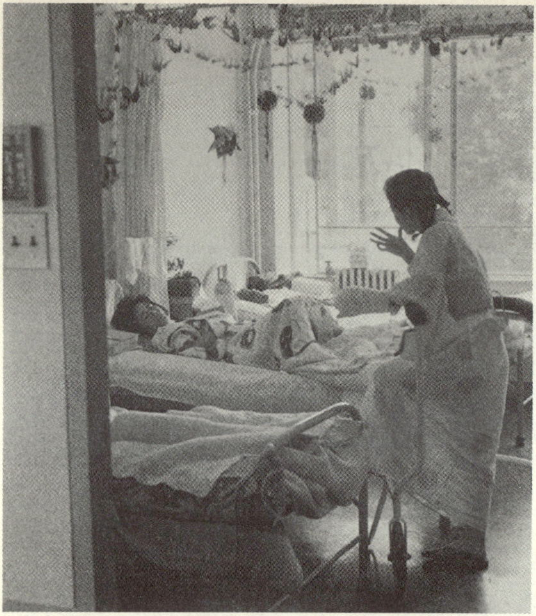

31 Im Atombombenopferkrankenhaus von Hiroshima.

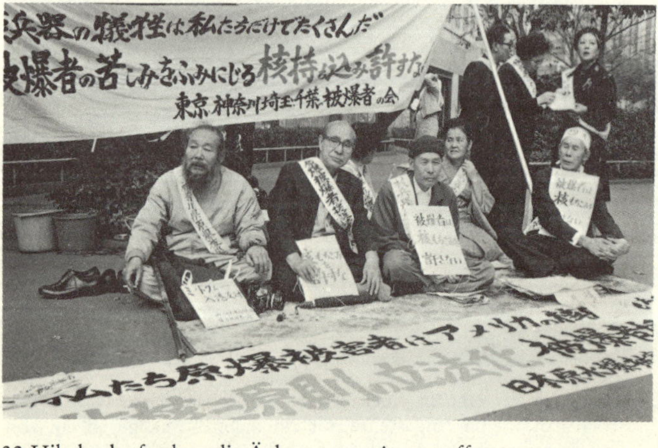
兵器の犠牲は私たちだけでたくさんだ
爆者の苦しみをふみにじる核持ち込み許すな
東京 神奈川 埼玉 千葉 被爆者の会

32 Hibakusha fordern die Ächtung von Atomwaffen.

Arm in reichen Städten – Hibakusha werden sich ihrer Lage bewußt

Nagasaki ist heute wieder eine attraktive, reiche Stadt mit 500000 Einwohnern, mehreren Universitäten, Werften, vielen Krankenhäusern, darunter dem Atombombenkrankenhaus. Die christliche Tradition und die Jahrhunderte währenden Kontakte zum Ausland unterscheiden auch heute noch diese Stadt von anderen Städten Japans. Die alte Holländersiedlung ist erhalten geblieben, die Einflüsse Chinas und Europas sind unübersehbar. Der Tourismus ist heute eine der Haupteinnahmequellen Nagasakis. Die Reisenden besuchen außer den ehemaligen Ausländervierteln mit ihrem eigenen Gepräge die vielen Gedenkstätten, die an die Christenverfolgung in Japan erinnern und außerdem das »Internationale Kulturzentrum Nagasaki«. Das ist das fünfstöckige Gebäude, in dem die Zeugnisse der Atomkatastrophe aufbewahrt werden. Über eine Million Besucher aus aller Welt kommen jährlich an diesen Ort – mehr als zum Friedensmuseum in Hiroshima.

In Hiroshima wohnen heute etwa 800000 Menschen – eine moderne Industriestadt ist entstanden. Ein führender Automobilkonzern hat dort seinen Sitz, Schiffe, Landmaschinen, Textilien und Papier werden produziert. Waren aus Hiroshima gehen ins In- und Ausland – der Name der Stadt hat seinen eigenen Klang, besonders in den USA. Hunderttausende sind nach 1945 in das Gebiet des ehemaligen Hiroshima geströmt. Heute sind nur noch etwa 15 Prozent der Einwohner Hibakusha. Die Zerstörung wurde überbaut mit einer neuen Stadt nach amerikanischem Muster: breite Straßen, Beton. Aber auch dort, wo das alte Schloß von Hiroshima stand, steht wieder ein Schloß. Und es sieht genauso aus wie das alte. Die Stadt ist reich geworden.

Unter dem Explosionsnullpunkt entstand der Friedenspark. An seinem Rande steht das einzige Gebäude in der Mitte dieser Stadt, das älter ist als die Nachkriegszeit: der sogenannte Atomdom. Das ehemalige Ausstellungsgebäude der Industrie, ein

Bauwerk mit einem Kuppelgerüst, wurde zum Mahnmal, das die Bombe hinterlassen hat: Seine Ruine stand inmitten der Atomwüste, fast genau unter der Stelle, an der man die Bombe abwarf. Wahrscheinlich wurden die Mauern nicht umgerissen, weil an dieser Stelle die Druckwelle von oben kam. Man ließ die Ruine so stehen. Heute wirkt der Atomdom klein und fremd vor den Hochhäusern der neuen Stadt. Im nahegelegenen Friedensmuseum, einem brückenähnlichen Betonbau inmitten des Friedensparks, werden Reliquien der Katastrophe ausgestellt, als stammten sie aus ferner Vergangenheit – verkohlte Kleidungsfetzen sind zu sehen, geschmolzene Steine, Fotos von grausam verbrannten Menschen. Den Touristen entgeht dort die Gegenwart: die Schmerzen der lebenden Opfer, das Sterben der Hibakusha in den Atombombenkrankenhäusern, ihre Einsamkeit, ihre Diskriminierung.

In der aufstrebenden Stadt Hiroshima wurden die Hibakusha von Anfang an benachteiligt, von Rückkehrern und Einwanderern an den Rand gedrängt. Sie konnten beim Wiederaufbau nicht mit den Neubürgern konkurrieren – Krankheit, Kummer und Einsamkeit nahmen ihnen den dafür nötigen Lebensmut. An den Ufern des Otagawa entstanden Slums, die zum größten Teil von Hibakusha bewohnt wurden. Im Laufe der siebziger Jahre wurden diese Slums, das sichtbare Zeugnis für die Unfähigkeit der Mitmenschen, Hibakusha ebenbürtig zu behandeln, weitgehend fortsaniert. Nun leben sie in besseren Wohnungen, die meisten sind aber nach wie vor isoliert und ärmer als die übrige Bevölkerung. Bis ins hohe Alter müssen viele als Tagelöhner arbeiten – weil sie keine Familie haben, die sie unterhält, oder weil sie in all den Jahren keine bessere Arbeit bekommen konnten. Masaharu Kanemoto, Tagelöhnerin, 76 Jahre alt, berichtet:

> Mein Mann und meine beiden ältesten Söhne arbeiteten damals in der Kunamo-Dosenfabrik . . . Alle drei sind innerhalb von einem Monat grauenvoll gestorben . . . Alle Männer (die Ernährer der Familie; d. Verf.) waren plötzlich tot. Ich war mit meinen drei Töchtern im Haus, wir haben überlebt . . . Ohne Einkommen, hatten wir oft tagelang nichts zu essen . . . Jetzt arbeite ich als Tagelöhnerin im Friedenspark. Dann und wann, wenn ich fröhliche junge Menschen sehe, kommen mir Tränen.[77]

Auch Frau Sueno Mori ist heute Tagelöhnerin und blieb damals mit drei Kindern zurück:

Am 6. August verbrannte unser Haus völlig, deshalb gingen wir ins Dorf zu meinen Eltern ... Von der Atombombe her sind wir, meine Kinder und ich, kränklich. Wir verbrauchten alles Geld für die vielen Arztbesuche. Außerdem konnten wir keine Landarbeit machen ... Mein erster Sohn war damals acht Jahre alt. Durch die Atombombe wurde sein Kopf krank. Was los war, wußte man lange nicht. Wir zogen von Krankenhaus zu Krankenhaus ... Endlich wurde er operiert. Er ist nun in so einem Zustand und kann gar nichts machen. Einen Hibakusha-Ausweis hat er nicht bekommen. Solange ich noch lebe, geht es ja, aber was ist wenn ich sterbe? Das läßt mir keine Ruhe, das läßt mich nicht los.

Wir haben eine alte Hütte gemietet, 30000 Yen (etwa 300 Mark) Miete muß ich aufbringen. Das Leben ist hart. Ach, wenn ich die Atombombe nicht erlebt hätte – auf dem Lande hätte ich genug zu essen gehabt ...[78]

Sueno Mori muß mit 75 Jahren noch arbeiten, wie die Tagelöhnerin Yoshiko Sakamoto:

Wir lebten von einem Friseursalon und einem Laden ... Der jüngste Sohn, damals in der ersten Klasse, starb zusammen mit dem Großvater durch die Atombombe. Noch heute denke ich an ihn, wenn ich einen kleinen Jungen in seinem Alter sehe. Mein nächster Sohn starb 1946 an den Folgen der Bombe ... Der dritte Sohn war beim Schülereinsatz und erlitt schwere Verbrennungen an Rücken und Nacken. Mein ältester Sohn Zenzaburo war in China im Krieg ...

Auf der Atomwüste bauten wir eine kleine Baracke und versuchten vom Handel zu leben – aber weil wir zu gutmütig waren, machten wir Pleite. Wir hatten kein Zuhause mehr und lebten fast im Freien. 1964 starb mein Mann an Entkräftung.

Mein größtes Unglück ist, daß die zwei Söhne, die überlebt haben, heute unter Angstzuständen leiden – vor einem Krieg und vor der Atombombe. Sie können kaum arbeiten. Der Älteste ist jetzt 55 Jahre alt ... Das Getöse der Artillerie, seine Malaria und diese Dinge haben ihn zerstört. Der Jüngere ist auch zerstört: durch den Blitz, das Getöse der Bombe, durch seine Verbrennungen. Der Ältere pendelt zwischen der psychiatrischen Anstalt und Zuhause. Der Jüngere gammelt im Hause rum. Von meiner Arbeit als Tagelöhnerin müssen drei Menschen leben ... Ich kann nicht in Ruhe sterben. Bitte macht nie wieder Opfer wie uns![79]

Seit der Sanierung der Slums in den siebziger Jahren hat sich die allgemeine soziale Lage der Hibakusha in Hiroshima und Nagasaki ein wenig verbessert – die Zustände schadeten dem Ruf der Städte. Aber bis heute gibt es viele Hibakusha, die vom Existenzminimum leben müssen oder vom kargen Lohn der Tagelöhner(innen) wie Frau Sakamoto, Frau Kanemoto oder Frau Mori.

Schon seit sich Hibakusha zusammenschlossen, haben sie zwei Hauptanliegen. Sie versuchen, an die Öffentlichkeit zu bringen, daß die meisten ihrer Leidensgenossen oder sie selbst Hilfe brauchen, auch noch viele Jahre nach dem Krieg, und sie bemühen sich um die Ächtung der Atomwaffen.

In den ersten Nachkriegsjahren war so etwas wie eine Hibakushabewegung nicht möglich, weil unter der Zensur der Besatzungsmacht keine Informationen weitergegeben werden konnten. Schon das Wort Atombombe war tabu. Lehrer durften es in der Schule nicht erwähnen, Reporter nicht in ihren Berichten. Das war auch der Grund, weshalb das japanische Wort »Gen« (= Atom) in dem Ausdruck »Hibakusha« vermieden wurde.

Der erste bekannt gewordene Versuch, sich als Hibakusha zusammenzutun und ihre Probleme zu veröffentlichen, wurde von Frau Toshiko Kobayashi unternommen. Sie war Angestellte in dem für Frauen und Jugendliche zuständigen Bereich des Arbeitsministeriums, Abteilung Hiroshima. Wegen der Zensur führte sie im April 1948 in aller Heimlichkeit eine Umfrage bei Hibakushafrauen durch. Gewerkschaftler unterstützten sie später. Fast 2000 Betroffene beantworteten anonym die Fragebogen. Es ging vor allem um ihre gesundheitliche und soziale Lage. Das Ergebnis war erschütternd. Frau Kobayashi verfaßte einen Bericht, in dem sie die entscheidenden Worte vorsichtig umschrieb, und versuchte, ihn in die Zeitschrift des Arbeitsministeriums zu schmuggeln, was ihr jedoch nicht gelang. Die Veröffentlichung wurde von der Militärpolizei verboten.

Aber sie brachte es fertig, am 10. August 1948 ein Treffen für Hibakushafrauen zu veranstalten. Nur acht Frauen wagten es, daran teilzunehmen – die jüngste war 13, die älteste 60 Jahre alt. Einige hatten Narben an den Beinen und Armen, Keloide an den Händen und im Gesicht. Eine ältere Hibakusha hatte einen Arm verloren. Die Frauen bestimmten Akie Tazaki zur Diskussionsleiterin und berichteten untereinander erst einmal, wie es ihnen bisher ergangen war und von ihrer jetzigen Lage.

Frau Tazaki war Volksschullehrerin gewesen und wurde betroffen, als sie gerade mit dreißig Schülern auf dem Weg zum Arbeitseinsatz war. Nur zwei von diesen Schülern lebten noch. Sie selbst und ihr Kind, das sie vier Monate später gebar, überlebten wie durch ein Wunder. Weil sie durch die Bombe verletzt worden war, wurde sie von der Familie ihres Mannes verstoßen, das Kind wurde ihr weggenommen. Sie habe sich nun aufgerafft, sagte sie, und sei zu diesem Treffen gekommen, um mit Menschen sprechen zu können, die ein ähnliches Schicksal erlitten hatten – um einen Weg zu finden, wie man sich gegenseitig helfen könne.

Nachdem sie sich kennengelernt hatten, arbeiteten die Frauen eine gemeinsame Erklärung aus und schickten sie dem damaligen Premierminister Ashida. Sie nannten das Papier ›Resolution der Frauen, die äußerlich und innerlich schwer verletzt wurden‹ und vermieden bei allen Formulierungen sorgsam das Tabuwort Atombombe.

Die Resolution enthielt folgende Sätze:

Zweimal im Jahr müßten kostenlose Untersuchungen durchgeführt werden, und medizinische Hilfe müßte zum Selbstkostenpreis gewährt werden.

Der Staat müßte in großem Umfange medizinische Forschung (für die Bombenopfer; d. Verf.) betreiben.

Notleidende Opfer müssen Hilfe bekommen.

Die Menschen müssen lernen, uns zu verstehen, besonders jene, die führende Positionen in der Gesellschaft einnehmen.

Eine Stiftung, die für den Weltfrieden arbeitet, muß eingerichtet werden.[80]

Die Frauen beschlossen, sich von nun an regelmäßig zu treffen und auch Männer mit einzubeziehen. Über die Sitzung wurde in der größten Zeitung Hiroshimas berichtet.

Frau Tazaki versuchte, eine größere Konferenz zu organisieren. Sie sprach Frauen in den Gewerkschaften an, und fast wäre es geglückt, einen Verband der Hibakushafrauen zu gründen. Aber ihre Aktivitäten waren aufgefallen. Die Konferenz konnte nicht stattfinden, Frau Tazaki und ihren Mitarbeitern wurde von der Militärbehörde nahegelegt, von einer solchen Veranstaltung abzusehen.

In diesen Jahren war man in Hiroshima und Nagasaki mit dem Wiederaufbau beschäftigt, die Städte wurden geplant, und gleichzeitig schossen wild Baracken aus dem Boden – eine Stadt des Friedens sollte auf der Atomwüste von Hiroshima entstehen; eine internationale Kulturstadt sahen die Planer von Nagasaki vor.

Am 2. Oktober 1949 trafen sich in Hiroshima etwa 300 Leute, um über »Demokratie und Faschismus« zu diskutieren – so lautete das Thema der Veranstaltung. Der Dichter Sankichi Toge leitete die Diskussion. Ein neunjähriger Junge stand auf und berichtete von seinem Atombombenerlebnis, das ihm den Bruder raubte. Der Damm war gebrochen. Gedichte wurden vorgelesen, Erfahrungen berichtet. Besorgnis über die durch Atombomben bedrohte Zukunft der Menschen wurde laut. Als Ergebnis der Versammlung forderten die Anwesenden zum ersten Mal öffentlich eine Ächtung der Atombomben. Zwei Zeitungen wagten es, diesen Appell zu drucken.

Seit 1946 veranstaltet man am 6. August in Hiroshima und am 9. August in Nagasaki Gedenktage. Der 6. August 1946 wurde in Hiroshima noch »Wiederaufbaufest« genannt. In Nagasaki wurden am 9. August 1946 Messen für die Toten gelesen. Bis heute lassen die Trauernden an jedem Jahrestag abends Papierlaternen die Flüsse hinunterschwimmen. Auf die Laterne malen sie die Namen der Betrauerten und beten für ihre Seelen. Tausende von kleinen Lichtern treiben ins Meer hinaus und erinnern daran, daß der Fluß in jenen Tagen unzählige Tote ins Meer hinaustrug.

Ab 1947 übernahm in Hiroshima die Stadtverwaltung die Ausrichtung der Gedenkfeier unter dem Motto »Friedensfest«. Es wurden in den ersten Jahren merkwürdige Friedensfeste, bei denen weder die Atombombe noch die Bombenopfer erwähnt werden durften.

Bis zur Aufhebung der amerikanischen Besatzung gab es immer wieder Versuche einzelner Japaner und Amerikaner, den Opfern zu helfen; aber über Hiroshima und Nagasaki hinaus wurde die Hilfsbedürftigkeit der Hibakusha nur wenig bekannt.

Im Juni 1950 brach der Koreakrieg aus. Der Befehlshaber der Besatzungstruppen, Douglas MacArthur, forderte den Aufbau einer japanischen Verteidigungsarmee. Weil Kundgebungen gegen den Krieg und gegen die Amerikaner befürchtet wurden, sollten am 6. August 1950 keine Gedenkfeiern stattfinden – sie wurden verboten. Alle drei Stunden ertönten im Radio Mahnungen zur Ruhe und Ordnung. Eine spontane Demonstration vor dem Hauptbahnhof von Hiroshima wurde mit Gewalt von der Polizei zerstreut. Illegale Flugblätter, auf denen der Koreakrieg verurteilt und die Ächtung der Atombomben verlangt wurde, flatterten vom Dach des größten Kaufhauses und tauchten in den dunklen Kinos der ganzen Stadt auf.

Am 30. November 1950 kündigte Präsident Truman an, daß der Einsatz von Atombomben im Koreakrieg erwogen würde. Angst und Verzweiflung breiteten sich unter den Hibakusha aus.

Ein berühmter Dichter gegen die Atombomben, Tamiki Hara, der den 6. August in Hiroshima überlebt hatte, tötete sich in diesen Tagen selbst, weil er die Bedrohung nicht mehr ertragen konnte. Kurz zuvor schrieb er dieses Gedicht:

Tamiki Hara: Weihnachten für Kinder ohne Heim

Erbarme dich, Herr
zu Weihnachten
der Kinder ohne Heim
Kinder ohne Heim
werden morgen
auch keins haben
Kinder mit Heim
werden morgen
auch keins haben.

Wir Armen, wir Dummen
Unsre Körper
uns selbst
geben wir hin
für die Vernichtung
können nicht
haltmachen
kurz davor

Morgen fällt wieder
Feuer vom Himmel,
morgen stirbt wieder
der Mensch im Feuer,
wieder und wieder
und weiter Schrecken
bis keine Städte
und Staaten mehr sind

Erbarme dich, Herr,
der Nachtvisionen
Dies Weihnachten ist
so voller Zeichen,
daß unser letzter Tag
näher kommt

Die japanische Wirtschaft, besonders die in der aufstrebenden Industriestadt Hiroshima und auch in Nagasaki, wurde durch den Koreakrieg angekurbelt. Als er am 27. Juli 1953 zu Ende ging, war für die meisten Japaner die bittere Armut der Nachkriegsjahre überstanden.

Die amerikanische Besatzung des Landes endete am 28. April 1952. Kurz danach, im Juli 1952, wurden in Kinos des ganzen Landes Teile der Dokumentaraufnahmen von 1945, die die Fotografen des Filmteams der Nichiei-Wochenschau versteckt hatten, gezeigt. Am 6. August brachte ein großes japanisches Magazin eine Sonderausgabe heraus, die fast nur aus den Fotos bestand, die kurz nach den Atombombenabwürfen in Hiroshima und Nagasaki aufgenommen worden waren. Beide Veröffentlichungen verursachten große Aufregung. Zum ersten Mal ahnten alle Japaner das Ausmaß der Zerstörung durch die Atombomben, wenn auch noch immer nicht allgemein verstanden wurde, was es mit der Radioaktivität auf sich hatte.

Dieses so lange wie möglich streng gehütete »militärische Geheimnis« über die Wirkungen der Atombomben wurde erst durch ein Ereignis im Jahre 1954 gelüftet. Am 1. März 1954 zündeten die USA eine Wasserstoffbombe auf dem Bikini-Atoll im Pazifik, ohne ausreichende Evakuierungs- und Absperrungsmaßnahmen zu treffen. Das Prinzip der Wasserstoffbombe beruht nicht auf dem Prinzip der Kernspaltung, sondern auf dem der Kernverschmelzung. Bei der reinen Kernverschmelzung entsteht keine radioaktive Strahlung, sie setzt ungeheure Energiemengen frei. Um eine Wasserstoffbombe zu zünden, ist aber eine Uran- oder Plutoniumbombe nötig, deren Radioaktivität dann mit der Energie der Wasserstoffbombe verteilt wird. Aus den Wasserstoffbomben werden »Superbomben«, wenn man sie noch mit einem Uranmantel umgibt. Er umhüllt die Bombe nur zum Zweck der radioaktiven Verseuchung, die dann bei der Explosion freigesetzt wird. Eine solche »Superbombe«, tausendfach stärker als die Hiroshima-Bombe, wurde auf dem Bikini-Atoll gezündet.

Ein japanisches Fischerboot, der »Glückliche Drache Nr. 5« (»Daigo Fukuryu-maru«) mit 23 Besatzungsmitgliedern war seit Januar im Pazifik unterwegs auf Thunfischfang. In der Nacht zum 1. März befand es sich ungefähr 160 Kilometer vom Explosionszentrum der Bombe entfernt, etwa 25 Kilometer außerhalb des Sperrgebiets.

Im Morgengrauen des 1. März, um 3.50 Uhr, sahen die Männer des »Glücklichen Drachen« westlich einen riesigen Feuerball in den Himmel aufsteigen, etwa sechs Sekunden lang. Der Kapitän Hisakichi Tsutsui berichtete später:

> Sein Licht war zuerst rot, dann gelblich-weiß, dann wieder rötlich ... Dann, sieben bis acht Minuten später, hörten wir ein entferntes Geräusch wie von einer Lawine. In der Richtung des Lichts entwickelte sich eine riesige Wolke, die auf uns zukam. Um halb fünf fingen wir an, das Netz einzuholen. Um halb sechs war über uns eine dünne Wolkenschicht, und um sechs Uhr eine dicke Wolkendecke. Gegen halb sieben fiel weißes Pulver (es war im Meerwasser nicht löslich) auf die Männer, die dabei waren, die Netze einzuholen. Eine weiße Schicht überzog bald das Deck. Es regnete kein Wasser. Um elf Uhr hatten wir die Netze eingeholt.[81]

Sechs Stunden lang fiel der Ascheregen. Am Abend des Tages fühlten sich die Besatzungsmitglieder krank. Fast allen wurde übel, sie erbrachen sich, lagen kraftlos in ihren Kojen und hatten Kopfschmerzen.

Das Schiff fuhr mit voller Kraft nordwärts, zum Heimathafen Yaizu. Der Gesundheitszustand der Männer verschlechterte sich zusehends. In den nächsten Tagen verloren einige ihr Haar. Sie vermuteten, einen Test der USA gesehen zu haben, ahnten aber nicht, daß das weiße Pulver todbringende, radioaktive Asche war. Alle machten sich große Sorgen. Der Funker Aikichi Kuboyama wollte nichts über die Vorgänge senden, weil er befürchtete, das Schiff könnte dann von der amerikanischen Marine gekapert werden.

Die Heimfahrt dauerte zwei Wochen. Als sie am 14. März im Hafen von Yaizu ankamen, waren die 23 Männer schwer strahlenkrank. Man brachte sie nach Tokio, sieben von ihnen in das Krankenhaus der Universität, die anderen sechzehn in das staatliche Dai-Ichi-Krankenhaus.

Der »Glückliche Drache Nr. 5« wurde im Hafen von Yaizu isoliert, der verseuchte Thunfisch konfisziert und als Strahlenabfall behandelt. Angst vor Radioaktivität verbreitete sich in der Stadt, dann im ganzen Land. Verseuchter Fisch – eine Schreckensvision für den Inselstaat – denn seit Menschengedenken ist Fisch eine der Hauptnahrungsquellen Japans, die Existenzgrundlage von Yaizu und vielen anderen Fischereistädten. Prüfer mit Mundschutz und weißen Kitteln, den Geigerzähler in der Hand, schritten die Kistenreihen auf den Fischmärkten ab. Eine untere Grenze wurde festgesetzt; Fisch, der ein zu schnelles Knacken der Geigerzähler verursachte, durfte nicht verkauft werden. Bei insgesamt 683 japanischen Fischerbooten wurde festgestellt, daß sie verseucht waren, 457 Tonnen Fisch, besonders Thunfisch, mußten weggeworfen werden. Aber die Angst hatte die Bevölkerung erfaßt, keine Kontrolle hätte in jenen Tagen die Japaner beruhigt. Die Fischhändler konnten überhaupt nichts mehr absetzen, alle Fische verdarben, die Großmärkte mußten schließen.

Die Menschen im ganzen Land waren alarmiert: Verseuchte Fischer, verseuchter Fisch, verseuchte Fischgründe im südlichen Pazifik. Täglich gab es neue Berichte über die Gefahren durch die Atombombentests, es folgte die alarmierende Entdeckung, daß der Regen, der auf Japan niederging, radioaktive Teilchen enthielt, so viele, daß die japanischen Behörden die Empfehlung ausgeben mußten, man möge keinen ungeschälten Reis mehr essen, denn die Radioaktivität reichert sich hauptsächlich in den Schalen an.

Am 27. März 1954 verabschiedete die Stadtverordneten-Versammlung von Yaizu eine Resolution gegen »jede Nutzung der Kernenergie zu militärischen Zwecken«. Fast alle örtlichen Verwaltungen folgten mit ähnlichen Resolutionen; am 1. und 5. April verabschiedete das Abgeordnetenhaus in Tokio eine »Empfehlung zur internationalen Kontrolle über die Kernenergie«. Gleichzeitig bildeten sich Bürgerinitiativen. Besonders die konservativen Frauen- und Jugendverbände in den Dörfern und Stadtbezirken wurden aktiv. Eine Frauengruppe in Suginami, Tokio, verfaßte den Suginami-Appell, der zur Ächtung aller Kernwaffen aufrief. Die Frauen begannen, Unterschriften zu sammeln, andere Gruppen und Organisationen griffen den Appell auf und verbreiteten ihn.

Täglich wurde vom Befinden der 23 Besatzungsmitglieder des »Glücklichen Drachen« in den Massenmedien berichtet – jetzt erst begriffen die Hibakusha und auch die japanische Öffentlichkeit die bisher rätselhaften, quälenden Symptome der Strahlenkrankheit. Über dem Schock wegen des Unfalls beim Bikini-

Test hatte man zunächst die Opfer in Hiroshima und Nagasaki nicht bedacht, aber einige Wochen später richteten sich die Proteste nicht mehr nur gegen die Wasserstoffbomben, sondern gegen alle Kernwaffen. Die Entrüstung war so groß und spontan, daß überall, auf den Straßen und vor zahlreichen Bahnhöfen, Fotoausstellungen mit Bildern über das Geschehen von Hiroshima und Nagasaki veranstaltet wurden – keine Genehmigungen wurden für diese Ausstellungen eingeholt, und niemand verlangte sie.

Am 23. September 1954 starb Aikichi Kuboyama, der Funker des »Glücklichen Drachen«. Die anderen Besatzungsmitglieder blieben bis zum Mai 1955 im Krankenhaus, dann konnten sie zwar nach Hause entlassen werden, aber zunächst nur leichte Arbeiten annehmen.

Im Laufe des Jahres 1954 hatte sich ein Dachverband der Friedensbewegung gebildet, der die vielen Gruppen der Massenbewegung vereinigen und machtvoll vertreten wollte. Dieser Verband, genannt Gensuikyo, richtete auch zum zehnten Jahrestag des Atombombenabwurfes auf Hiroshima die erste Konferenz gegen Atom- und Wasserstoffbomben aus.

Bis zu diesem Tag, dem 6. August 1955, hatten über 32 Millionen Japaner – mehr als die Hälfte aller registrierten Wähler des Landes – den Suginami-Appell unterschrieben.

Die Bezirksfrauenverbände in Hiroshima sorgten dafür, daß möglichst viele Konferenzteilnehmer bei Hibakusha unterkommen konnten, die ihnen dann von ihrem Schicksal unmittelbar berichten konnten. In diesen Tagen, in denen sich Menschen im ganzen Land selbst bedroht und betroffen fühlten, schien die Diskriminierung vorübergehend aufgehoben.

Die Stadthalle von Hiroshima, in der die Konferenz stattfinden sollte, konnte nur 1900 Personen aufnehmen, deshalb verfolgten die meisten Teilnehmer die Reden über Lautsprecher außerhalb des Gebäudes. Suzu Kuboyama, dic Frau des gestorbenen Funkers des »Glücklichen Drachen«, sprach davon, daß eine Stationierung von Atomwaffen in Japan, die damals drohte, eine Beleidigung der Menschen in Hiroshima und Nagasaki sei. Sie habe aber die große Hoffnung, daß die Menschen in Japan und der Welt gegen einen Atomkrieg zusammenhalten und ihn verhindern würden, schloß sie ihre Ansprache.

»Jetzt habe ich das Gefühl, daß es doch gut ist, daß ich noch lebe«, sagte ein Hibakusha und drückte damit aus, was viele von ihnen empfanden: Ihre schrecklichen Erfahrungen würden in

Zukunft dazu beitragen, das drohende Unheil von der Menschheit abzuwenden. Zur ersten Abendveranstaltung des Kongresses kamen über 30000 Menschen in den Friedenspark.

Noch war das politische Spektrum der Massenbewegung breit: Premierminister Hatoyama und der ehemalige Premierminister Higashikuni sandten dem Kongreß Grußbotschaften. Die gemeinsam geforderten Ziele aller Teilnehmer waren die Abschaffung der Atomwaffen und Hilfe für die Hibakusha.

Aber schon deuteten sich die künftigen Schwierigkeiten an. Es war die Zeit des kalten Krieges. Die USA verweigerten ihren Bürgern, die an der Konferenz teilnehmen wollten, die Ausreise; die japanische Regierung, enger Bündnispartner der USA, verweigerte Konferenzteilnehmern aus Ostblockstaaten die Einreise. Dadurch herrschte auf der Konferenz eine antiamerikanische Stimmung, und Vertreter der Oppositionsparteien, besonders der SPJ (Sozialistische Partei Japans) und der KPJ (Kommunistische Partei Japans) taten sich hervor. Weder die japanische noch die amerikanische Regierung wollten in der Folgezeit den Hibakusha medizinische oder sonstige Hilfe zugestehen. Dadurch wurden die SPJ und die KPJ zu Hauptträgern des Gensuikyo-Verbandes, und der überparteiliche Charakter der Massenbewegung bestand schon auf der 2. Weltkonferenz am 9. August 1956 in Nagasaki nicht mehr. Unter der Führung der SPJ und der KPJ verstärkte sich die antiamerikanische Haltung der Gensuikyo. Die Gensuikyo vertrat die Friedensbewegung nach außen hin, und die Aktiven gegen Atomwaffen und Atomwaffentests konnten immer leichter von ihren Gegnern geringschätzig als »Linksextremisten« abgetan werden. Dabei fragten die Gegner nicht, ob aus Betroffenheit oder menschlicher Grundhaltung heraus das persönliche Engagement des einzelnen entstanden war. Hibakusha wurde wieder ein nicht gern gehörtes Wort.

Aber diese Entwicklung vollzog sich schleichend. Vorerst konnte die Hibakushabewegung doch erreichen, daß den Betroffenen eine gewisse Hilfe zuteil wurde. Spätestens seit der Konferenz am 6. August 1955 war der japanischen Öffentlichkeit bewußt geworden, daß die Hibakusha diese Hilfe nötig brauchten, und am 12. Dezember 1956 wurde schließlich ein Gesetz verabschiedet, das ihre medizinische Versorgung regelte. Jedoch wurde ihnen keine Beihilfe zu ihrem Lebensunterhalt zugestanden. Hibakusha, die sich selbst und hilfsbedürftige Familienangehörige zu ernähren hatten, konnten daher oft nicht auf ihren Tagelohn verzichten, um zum Arzt oder ins Krankenhaus zu gehen. Das Gesetz trat am 1. April 1957 in Kraft und wurde später mehrere Male erweitert.[82] Durch Neujahrskarten-Lotterien wurde Geld für die Atombombenkrankenhäuser in Hiroshima (fertiggestellt am 20. September 1956) und Nagasaki (am 28. Mai 1958) aufgebracht.

Jedes Jahr im August hielt die Gensuikyo jetzt eine internationale Konferenz gegen Atom- und Wasserstoffbomben ab. Bis 1960 hatten sich die meisten konservativen Gruppen aus der Gensuikyo zurückgezogen, und zwischen der SPJ und der KPJ kam es zum Streit um die politischen Forderungen des Verbandes. Diese bezogen sich jetzt hauptsächlich auf die japanisch-amerikanische Bündnispolitik und weniger auf die direkten Anliegen der Hibakusha. 1958 hatte die Sowjetunion einen einseitigen Atomwaffenteststopp verkündet, aber nur teilweise eingehalten. Die KPJ feierte die Sowjetunion als Friedensmacht und baute das »Feindbild Amerika« auf.

Auf der 7. Weltkonferenz der Gensuikyo, 1961, hielt der sowjetische Delegierte Zhukov eine Rede, die er mit dem Satz abschloß: »Heute muß diejenige Regierung, die als erste wieder mit Atomwaffentests beginnt, als Feind des Friedens und der Menschheit gebrandmarkt werden!«[83]

Die KPJ, die zu diesem Zeitpunkt die meisten Vorstandsmitglieder der Gensuikyo stellte, übernahm diesen Satz fast wörtlich in die Schlußresolution des Kongresses, und so erschien er am nächsten Tag in den Zeitungen des Landes.

»Der Feind des Friedens und der Menschheit« war aber die Sowjetunion. Drei Wochen nach Zhukovs großen Worten zündete sie wieder einen Versuchssprengsatz.

Die KPJ befand sich nun in einer peinlichen Lage – die SPJ und die konservativen Parteien richteten gemeinsam scharfe Angriffe gegen die Sowjetunion, die noch am vorigen Tag von der KPJ als Friedensmacht bezeichnet worden war. Die Zuspitzung der internationalen Lage, insbesondere die Berlinkrise, habe die Sowjetunion zu diesem Schritt gezwungen, erklärte die KPJ. Auf der 8. Weltkonferenz kam es zum endgültigen Bruch mit der SPJ. Kurz vorher hatte die Sowjetunion eine neue Testserie angekündigt und die erste Atombombe dieser Reihe vier Tage nach Eröffnung der Konferenz, am 5. August 1962, gezündet. Die Presse griff das Ereignis sofort auf und verglich die Worte der sowjetischen Delegierten mit dem Verhalten ihres Landes – die KPJ war wiederum blamiert. Die Delegierten von der SPJ verlangten, man solle im Namen der Gensuikyo sofort ein Protesttelegramm an die Sowjetunion schicken – die KPJ-Vertreter lehnten das erwartungsgemäß ab.

Die 8. Weltkonferenz 1962 endete mit einer Schlägerei; sozialistische und kommunistische Jugenddelegierte versuchten, das Podium zu besetzen. Fast alle Zuhörer, unter ihnen viele Hibakusha, verließen den Saal – nicht wenige mit Tränen in den Augen.

Noch am selben Tag erklärten die Sozialisten, daß sie für die Gensuikyo keine Zukunft mehr sähen, es sei denn, sie würde sich grundlegend ändern. Es kam zu keiner Einigung. 1963 trat der Bruch offen zutage; die Hibakushabewegung ist seitdem gespalten.

Weil die Gensuikyo sich nicht gegen die sowjetischen Atomwaffentests ausgesprochen hatte, wurden auch ihre Proteste gegen alle anderen Tests unglaubwürdig. Aber diese Tests wurden fortgesetzt – von Großbritannien, der Sowjetunion, Frankreich, den USA. Da ergriffen unabhängig von allen Organisationen Hibakusha und andere besorgte Menschen neue Initiativen. Professor Moritaki, Hibakusha und Friedensvorkämpfer, organisierte nach der nächsten Atombombentestdrohung einen Sitzstreik im Friedenspark. Um ihn veranstalten zu können, gab er seine Professorenstelle an der Universität Hiroshima auf. Der Sitzstreik dauerte zwölf Tage, und 2000 Menschen beteiligten sich beim ersten Mal daran. Inzwischen entwickelte sich daraus eine Protesttradition: Bis heute findet einen Tag nach jedem Atomwaffentest, von welchem Land auch immer er durchgeführt wird, ein Protest-Sitzstreik im Friedenspark von Hiroshima statt. Bald darauf gründeten die Sozialisten einen neuen Dachverband, die Gensuikin, die seit 1965 neben der Gensuikyo eine eigene jährliche Konferenz abhält.

Am 31. Juli 1963 hatten die USA, Großbritannien und die Sowjetunion ein Teilteststoppabkommen unterzeichnet: auf Atomwaffenversuche in der Atmosphäre, im Weltraum und im Meer wollten die drei Länder in Zukunft verzichten. Unterirdische Tests führen sie bis heute fort. Dieser Teilerfolg und die sich anbahnende Entspannungspolitik waren sicherlich der internationalen Friedensbewegung zu verdanken. Doch inzwischen stritten sich in Hiroshima die »Friedens«-Parteien; fast alle Engagierten, Hibakusha und Nichthibakusha, wandten sich tief enttäuscht ab – eine Massenbewegung gab es nicht mehr, obgleich ihre Ziele noch lange nicht erreicht waren. Auch ehemals sehr aktive Hibakusha zogen sich für viele Jahre, manche für immer, zurück. Hiroko Onoyama, die am 6. August 1945 im Gesicht und an den Händen schwere Verbrennungen erlitten hatte und die Strahlenkrankheit überlebte, beklagt sich:

> Immer, wenn ich das Wort Friede in den Mund nehme, fragen die Leute: »Sind Sie Kommunistin?« Da weiß ich gar nicht, was ich antworten soll. Überrascht und verlegen sehe ich die Menschen an. Seit Jahren geht das so mit diesen Fragen. Wie soll ich es nur ausdrücken – für mich gibt es in dieser Frage keine Partei. Dieses Problem ist ein Problem der ganzen Erde, vielleicht des ganzen Alls ...[84]

Auch Frau Kuboyama hatte sich nach der Spaltung jahrelang nicht mehr an der Hibakushabewegung beteiligt, weil sie von keiner der Organisationen ausgenutzt werden wollte. Unter dieser Belastung litt sie sehr. Aber dann ging sie doch wieder am Jahrestag des Ereignisses von Bikini, dem 1. März, zur Gedenkfeier beim Grab ihres Mannes. Sie sagte:

> Ich finde die Friedensbewegung so wichtig. Ich kann natürlich nicht an der Spitze stehen, weil ich keine Bildung habe. Ich möchte aber mutig sein und hinterherlaufen – das sagen auch meine Kinder.[85]

Alle neuen Impulse, die die Hibakushabewegung in den Jahren nach der Spaltung erhielt, kamen von den Betroffenen und wurden anschließend von der Gensuikin oder Gensuikyo in die offiziellen Verlautbarungen und Forderungen aufgenommen, aber diese Verbände erlangten nicht wieder die Bedeutung der ersten Jahre. Zu den neuen Impulsen gehörten die Initiativen von Minoru Omuta und Kunizo Hatanaka, die nicht nur auf das Problem der Mikrozephaliekinder, sondern auf die Schädigung aller im Mutterleib bestrahlten Opfer hinwiesen; koreanische Hibakusha und ihre Probleme wurden bekannt; Strahlenkranke von Rongelap und Utirik, pazifischen Inseln nahe des Bikini-Atoll, machten den Japanern bewußt, daß sie damals nur an die im eigenen Land Betroffenen gedacht und die Inselbewohner regelrecht vergessen hatten; Gruppen der zweiten Hibakusha-Generation wurden aktiv.

Seit langem gibt es Bemühungen, Gensuikyo und Gensuikin wieder zu vereinigen, und wirklich richteten die beiden Organisationen 1977 die erste gemeinsame Konferenz aus – aber nur der internationale Teil wurde zusammen veranstaltet, und noch immer mußten unterschiedliche Meinungen, etwa über die »friedliche« Nutzung des Atoms, ausgeklammert werden.

Während der Konferenz gegen Atom- und Wasserstoffbomben 1981 wurde in Japan bekannt, daß am 6. August der amerikanische Präsident Ronald Reagan die Freigabe der Neutronenbombe für die serienmäßige Fertigung beschlossen hatte.

Aber inzwischen entwickelt sich, unabhängig von Kommunisten, Sozialisten oder anderen Parteien, seit Anfang 1982 wieder eine neue Massenbewegung für den Frieden in Japan – Sprecher dieser neuen Friedensbewegung betonen immer wieder, daß sie sich weder bei der Gensuikyo noch bei der Gensuikin eingeordnet sehen möchten und versuchen wollen, die alten Fehler zu vermeiden. Über 400000 Menschen demonstrierten am 23. Mai 1982 in Tokio für den Frieden – über 360 Organisationen und Gruppen hatten gemeinsam zu dieser Kundgebung gegen die neuerliche Atomkriegsgefahr aufgerufen. Die Probleme der Hibakusha rücken wieder ins Interesse der Öffentlichkeit. Viele Hibakusha sind mißtrauisch und ängstlich nach all den Enttäuschungen in der Vergangenheit – so sagte ein Hibakusha aus Hiroshima:

> Am 6. August kommen die verschiedensten Gruppen aus dem ganzen Land in die Stadt und lärmen herum – über die Vereinigung der Bewegung oder dagegen – wir Hibakusha wollen gerade diesen Tag besinnlich verbringen. Ich will auf den Motoyasu-Fluß und auf den Honkawa-Fluß Laternen setzen, um für die Seelen der Toten und um Frieden zu beten.[86]

Aber viele Hibakusha schöpfen wieder neuen Mut. 33 Millionen Japaner unterschrieben vom Januar 1982 bis zur großen Demonstration Ende Mai einen Appell zur Abschaffung aller Atomwaffen an die UNO. Sehr phantasievoll versuchen die Friedenswilligen, ihr Anliegen zu verdeutlichen: Um zu symbolisieren, was Krieg bedeutet, legten sich am 23. Mai 1982 um 13 Uhr die 400000 Demonstranten für fünf Minuten regungslos hin – auf der Straße, in den Parks oder wo auch immer sie sich gerade befanden; Sänger und Schausteller versuchten, besonders die Kinder anzusprechen; ein Augenzeuge berichtete von dem großen Bombardement Tokios, bei dem 1945 über 100000 Menschen starben; vor dem Eingang zum Zoo berichtete ein alter Mann, was im Krieg mit den Tieren geschah: Sie mußten während des Bombardements getötet werden, weil befürchtet wurde, sie könnten ausbrechen und die Menschen angreifen – die Elefanten nahmen das giftige Futter nicht an und verhungerten. »Wo gibt es Kriege, die nicht grausam sind?« stand auf einem Spruchband, mit dem dagegen protestiert wurde, daß die Schulbehörde Bilder von Atombombenopfern wegen »Grausamkeit« aus den Schulbüchern entfernen ließ, und Schulkinder falten Papierkraniche, das japanische Symbol für Frieden und langes Leben, um sie als Ermutigung den Hibakusha in die Atombombenkrankenhäuser zu schicken. »Das hat nichts mehr mit Amerikafeindlichkeit, Kommunisten und Sozialisten zu tun – sie selbst geht es an, das begreifen jetzt Unzählige«, meinte ein Hibakusha der zweiten Generation, der die Demonstration mit veranstaltet hatte. Hibakusha der zweiten Generation – die meisten sind schon erwachsen, und die dritte Generation wird geboren. Sie alle sind bis heute belastet durch die Auswirkungen der Atombombenabwürfe auf Hiroshima und Nagasaki vor fast vierzig Jahren.

Die bedrohte Zukunft – Zur Frage der Schädigung der Erbanlagen durch die radioaktive Strahlung

Die RERF, die frühere ABCC, behauptet, daß bis heute keine Schäden am Erbgut der Hibakusha nachgewiesen seien. Dem widersprechen Untersuchungsergebnisse der Universität Nagasaki und frühere Studien der ABCC.

Aber auch Kritiker dieses Instituts werden nur ungern auf solche Studienergebnisse hinweisen. Durch sie könnte nämlich die Diskriminierung der Hibakusha verstärkt werden, weil diese Diskriminierung aus den wahrscheinlichen Erbschäden ihre vermeintliche Berechtigung ableitet.

Wie war die Situation in den ersten Jahren nach dem August 1945?

Viele betroffene Frauen berichten, daß ihre Regelblutung aussetzte, monatelang, bei manchen auch jahrelang[87], viele Männer wurden durch Verminderung ihrer Samenzellen vorübergehend unfruchtbar[88], manche fünf Jahre und länger.

Im ersten Jahr nach den Atombombenabwürfen erlebten über die Hälfte aller schwangeren Hibakusha (bis 2,9 Kilometer vom Explosionsnullpunkt in Nagasaki untersucht) Fehl- oder Totgeburten.[89] Das war zwar zum größten Teil die Folge davon, daß viele dieser Kinder noch im Mutterleib bestrahlt worden waren, aber die Angst vor Totgeburten und Mißbildungen ließ die Abtreibungsrate bei den Hibakushafrauen in die Höhe schnellen[90], und viele ließen sich auch sterilisieren. Totgeburten kamen bei Hibakushaeltern aus Hiroshima noch jahrelang häufiger vor als bei Gesunden.[91]

Der häufigste Grund für Fehlgeburten bei Hibakushafrauen waren eine oder auch mehrere schwere Mißbildungen des Kindes.[92]

Die Sterblichkeitsrate der Neugeborenen von Hibakushaeltern war erhöht, bei Hibakushamüttern mehr noch als bei Hibakushavätern.[93] Eine Untersuchungsreihe, die von 1949 bis 1953 durchgeführt wurde, kam zu dem Ergebnis, daß die Mißbildungsrate bei Hibakushakindern um 70 Prozent über der Mißbildungsrate in der Normalbevölkerung lag.[94] Über all diese Feststellungen gibt es Untersuchungen vorwiegend japanischer Wissenschaftler.

Daß bei Hibakushaeltern in Hiroshima mehr Totgeburten vorkamen als sonst, bestätigte auch die ABCC.[95] Aber zu allen anderen Fragen behauptet die ABCC, anders als die angeführten Wissenschaftler, es gebe keine beachtenswerten Unterschiede zwischen den Hibakushanachkommen und den Nachkommen aus Kontrollgruppen.

In den ersten Jahren nach 1945 wußte niemand von den Hibakusha genau, ob und warum ihre Kinder gefährdet sein würden. Der Krieg war vorüber, niemand warf mehr Bomben. Diese Kinder würden nicht, wie die vielen, die so bald gestorben waren, im Mutterleib geschädigt, sondern sie wurden ja erst im Frieden gezeugt. Zwar gab es Gerüchte, Ängste, aber die wurden von der ABCC besänftigt. So wurde die zweite Hibakushageneration geboren. Ihre Eltern machten sich zwar mehr Sorgen um ihre Kinder als andere Eltern, aber nicht so sehr wegen möglicher Erbschäden, sondern wegen ihrer eigenen schlechten Gesundheit als Hibakusha. Diese ihre schlechte Gesundheit war jedoch wegen der mangelhaften Kranken- und Altersversorgung in Japan wiederum ein weiterer Anlaß, Kinder zu haben. Einige Hibakusha entschlossen sich daher, mehr Kinder als die »Durchschnittsfamilie« Japans zu haben, andere verzichteten ganz auf Nachkommen. Statistisch gesehen haben Hibakusha zwei Kinder pro Elternpaar, wie alle anderen Japaner auch.

Wer nicht Genetiker ist oder keine Spezialkenntnisse hat, glaubt im allgemeinen, die ABCC müßte recht haben, denn eine Katastrophe trat nicht sichtbar ein. Die meisten Menschen der zweiten Hibakushageneration sehen auf den ersten Blick gesund aus. Aber die Genetiker wissen einerseits, daß viele Erbschäden, wenn sie sich (wie das seltener der Fall ist) schon in der ersten Generation zeigen, den Keim in einem so frühen Stadium zum Absterben bringen, daß sich dieser Erbschaden allen Statistiken entzieht. Die Mutter bemerkt zum Beispiel nur eine stärkere Monatsblutung.

Weit häufiger aber tritt der andere Fall ein, daß eine Erbkrankheit sich erst dann zeigt, wenn die gleiche Anlage vom Vater und von der Mutter dem Kind mitgegeben wird. Erhält das Kind eine bestimmte schädigende Anlage nur von einem Elternteil, so wird diese sich bei ihm nicht zeigen, aber es hat diese Anlage und überträgt sie wieder auf Enkel, Urenkel und so weiter. Nun hat der Mensch, nach Schätzungen der Genetiker, zwischen fünfzigtausend und mehreren Millionen Erbanlagen. Deshalb kommt es selten vor, daß schon bei der ersten Generation der Hibakushanachkommen zwei gleiche Schädigungen der Erbanlagen, von der Seite des Vaters wie von der Seite der Mutter, zusammentreffen. Aber die geschädigten Erbanlagen, wenn auch verdeckt, bleiben vorhanden, bis ein Paar mit der gleichen, verdeckten, kranken Anlage zusammentrifft. Und das ist, von Verwandtenehen abgesehen, erst nach einigen Generationen der Fall. Auch sind nicht alle Erbschäden äußerlich sichtbar. Viele beeinträchtigen den allgemeinen Gesundheits- und Kräftezustand, doch könnte das erst nach schwierigen Untersuchungen über mehrere Generationen hinweg nachgewiesen werden.

Aber es läßt sich auch aus den Untersuchungen der ABCC das Auftreten von Erbschäden beweisen. Wir müssen, um dies zu erklären, etwas näher auf die genetischen Vorgänge bei der Vererbung eingehen.

Veränderungen im Erbgefüge, genannt Mutationen, entstehen durch Veränderungen an den Chromosomen, das sind jene in jedem Zellkern vorhandenen Gebilde, die das Erbgut des Lebewesens tragen. Die Chromosomen werden fadenförmig unter dem Mikroskop sichtbar, wenn die Zelle sich teilt. Alle Zellen des Menschen enthalten 46 Chromosomen, paarweise einander zugeordnet, davon ein Chromosomenpaar, das das Geschlecht bestimmt. Unter dem Mikroskop lassen sich bei der Zellteilung an den Chromosomen nur wenige Erbschäden feststellen. Wenn die Chromosomen verändert sind, gebrochen oder verkrüppelt, so läßt sich daran ein Strahlenschaden recht einfach ablesen. Durch viele Untersuchungen ist bestätigt worden, daß diese Chromosomenveränderungen bei Hibakusha bedeutend häufiger vorkommen als bei weniger bestrahlten Kontrollgruppen: Bei Hibakusha, die zur Zeit des Atombombenabwurfs bis zu 30 Jahre alt waren, 34mal so häufig wie bei der Kontrollgruppe.[96]

Aber die Chromosomen bestehen aus unendlich vielen Teilchen, Bausteinen, die allesamt Informationen für den Körper des betreffenden Menschen enthalten, zum Beispiel die Informationen für schwarze Haare, die Blutgruppe, die Anlage zur Zuckerkrankheit. Wenn nun durch den Strahlenschaden solche »Einzelbausteine« des Chromosoms betroffen sind, so läßt sich das durch mikroskopische Untersuchungen der Chromosomen nicht feststellen. Untersuchungen dieser »Bausteine« müssen chemisch durchgeführt werden und waren wohl früher sehr schwierig, jedenfalls werden sie an den Atombombenopfern erst seit 1978 durchgeführt, und die Untersuchungsreihen dauern mehrere Jahre. Außerdem werden die Gesundheitsschäden und Beschwerden der zweiten Generation erst seit 1980 in größerem Umfange erfaßt.

Daß aber das Erbgut der Hibakusha geschädigt worden ist, hat auch unmißverständlich eine Studie der ABCC nachgewiesen, die J. V. Neel und W. J. Schull für das Institut von 1948 bis 1955 durchgeführt haben. Verglichen wurde das Zahlenverhältnis von lebend geborenen Mädchen zu lebend geborenen Jungen von Paaren, bei denen Mutter oder Vater Hibakusha sind.[97]

Dazu einige theoretische Ausführungen: 23 seiner 46 Chromosomenpaare erhält jeder Mensch von seiner Mutter und ebenfalls 23 von seinem Vater. 22 dieser Chromosomenpaare entsprechen sich, das 23. Chromosomenpaar bestimmt neben anderen Merkmalen das Geschlecht des Kindes. Für dieses Chromosomenpaar gibt es in der Eizelle der Mutter ein sogenanntes X-Chromosom, und zwar immer ein X-Chromosom, egal, ob ein Junge oder ein Mädchen entstehen wird. Die eine Hälfte der Samenzellen des Vaters enthält als 23. Chromosom ein X-, die andere Hälfte ein sogenanntes Y-Chromosom. Wenn die mütterliche Eizelle mit ihrem X-Chromosom von einer Samenzelle befruchtet wird, die auch ein X-Chromosom enthält, ergibt sich als 23. Chromosomenpaar ein XX-Paar. In diesem Fall entsteht ein Mädchen. Enthielt die Samenzelle ein Y-Chromosom, ergibt sich in der Ursprungszelle des werdenden Menschen ein XY-Chromosomenpaar: es entsteht ein Junge.

Es gibt Erbschäden, die einen Baustein des Chromosoms so verändert haben, daß durch sie der Keim abstirbt, es sei denn, der entsprechende Baustein auf dem Chromosom des nicht geschädigten Elternteiles ist vorhanden und übernimmt die Aufgaben seines kranken Gegenstücks. Man nennt diese geschädigten »Bausteine« des Chromosoms, die zum Tod der Keimzelle führen können, Letalfaktoren.

Häufig werden Letalfaktoren durch ein gesundes Gegenstück des anderen Elternteils unterdrückt. Aber es gibt auch den Fall, daß ein Letalfaktor so krankmachend ist, daß er trotz eines gesunden Gegenstücks die Keimzelle zum Absterben bringt. Solche Letalfaktoren nennt man dominante Letalfaktoren.

Die zuvor erwähnte Untersuchung von Neel und Schull ergab, daß den Paaren, bei denen die Mutter Hibakusha ist, mehr Mädchen geboren wurden als Jungen, und daß den Paaren, bei denen der Vater Hibakusha ist, mehr Jungen geboren wurden als Mädchen.

Warum ist dadurch eine Erbschädigung bei den Hibakusha bewiesen?

Hier zuerst die Erklärung, warum die Hibakushamütter bei einer Schädigung ihrer Chromosomen mehr Mädchen gebären: Neben Erbschäden an den 22 Chromosomen, die durch ein Gegenstück auf den Chromosomen des gesunden Vaters ausgeglichen werden können, gibt es Unterschiede beim geschlechtsbestimmenden Chromosomenpaar. Hatte ein Junge entstehen sollen, so war ein XY-Geschlechtschromosomenpaar entstanden. Nun ist aber die Mutter eine Hibakusha. Ihr X-Chromosom enthält einen Letalfaktor. Auf der Seite des gesunden Vaters ist kein X-Chromosom und damit kein gesundes Gegenstück vorhanden. Die Keimzelle stirbt ab.

War aber die mütterliche Eizelle mit einer Samenzelle befruchtet worden, die ein X-Chromosom enthielt, so entstand eine Keimzelle mit einem XX-Geschlechtschromosomenpaar. Ein lebensfähiges Mädchen entstand, weil der Letalfaktor des X-Chromosoms der Mutter vom X-Chromosom des Vaters überdeckt wurde. Aber dieses Mädchen trägt den Letalfaktor weiter in die nächsten Generationen, wie auch alle anderen Strahlungsschäden ihrer übrigen Chromosomen.

Mütter mit Erbschäden ihrer Keimzellen gebären also mehr Töchter als Söhne, vorausgesetzt, daß der Vater gesunde Erbanlagen hat.

Nun zu den Verhältnissen bei den Paaren, wo die Väter Hibakusha, die Mütter nicht strahlengeschädigt sind. Ihnen wurden mehr Jungen geboren. Warum?

Das Y-Chromosom, das der Vater dem Sohn weitergibt, ist anders aufgebaut als das X-Chromosom. Es ist anzunehmen, daß das Y-Chromosom außer der Festlegung des männlichen Geschlechts keine anderen Merkmale oder auch Erbschäden weitergibt. Dagegen sind viele Erbschäden, die durch das X-Chromosom an die nächste Generation weitergegeben werden, bekannt, und zum Teil sind diese Schäden dem X-Chromosom auch unter dem Mikroskop anzusehen.

Beim Y-Chromosom verhält es sich jedoch anders. Erbschäden, die durch das Y-Chromosom weitergegeben werden, sind bisher nicht sicher nachgewiesen worden. Wenn es sie also überhaupt gibt, sind sie extrem selten. Von dem Y-Chromosom, das ein erbgeschädigter Vater seinem Sohn weitergibt, droht diesem also keine Gefahr. Anders ist es mit jener Hälfte der väterlichen Samenzellen, die ein X-Chromosom tragen. Enthält dieses X-Chromosom einen Letalfaktor, der durch das gesunde X-Chromosom der Mutter nicht wirksam wird, so werden ihre Töchter zwar trotz des Letalfaktors, den sie auf einem ihrer beiden X-Chromosomen tragen, leben. Aber sie tragen den Letalfaktor ihres Vaters weiter in die Generation ihrer Kinder, und wenn diese überleben, erhält ihn die Generation der Enkel und so weiter. Wenn aber der Letalfaktor auf dem X-Chromosom der Samenzelle des Hibakushavaters dominant ist (nicht von dem X-Chromosom der gesunden Mutter für die nächste Generation unterdrückt werden kann), stirbt das Mädchen. Vätern mit Erbschäden ihrer Keimzellen werden daher weniger Töchter als Söhne geboren.

Daß Hibakushavätern mehr Söhne, Hibakushamüttern mehr Töchter geboren werden und warum, wurde in der erwähnten Studie der ABCC von J. V. Neel und W. J. Schull schon 1956 und noch einmal 1959 veröffentlicht. Trotzdem behauptet die ABCC/RERF, daß bis heute keine Erbschäden bei den Hibakusha nachgewiesen seien.

Nur ein winziger Teil aller Erbschäden sind zur Zeit der ersten Generation so leicht nachzuweisen, wie die Letalfaktoren der X-Chromosomen. Die meisten Auswirkungen von Erbleiden durch radioaktive Strahlen werden spätere Generationen zu tragen haben.

Die zweite Generation: Hibakunisei

Auch für die Kinder der Hibakusha entwickelte sich in Japan ein spezieller Ausdruck: Hibakunisei. Nisei bedeutet Angehörige(r) der zweiten Generation.

Die Hibakunisei haben viele Schwierigkeiten, die denen ihrer Eltern ähneln. Auch bei ihnen gibt es gesundheitliche Probleme, und Diskriminierung kommt vor. Außerdem haben sie Ängste um ihre Kinder, vor Krankheit und vor gesellschaftlichen Nachteilen. Deswegen verschweigen die meisten Hibakunisei, wie viele Hibakusha, daß ihr Leben von der Atombombe mitbeeinflußt wurde. Nur wenige finden es richtig, wenn öffentlich über ihre Probleme gesprochen wird.

Diese wenigen wollten nicht mehr stumm leiden, daher bildeten sich in den siebziger Jahren die ersten Hibakunisei-Gruppen. 1978 nahmen die Gruppen von Tokio, Osaka und Hiroshima Kontakt miteinander auf und beschlossen, eine gemeinsame Zeitschrift herauszugeben. Sie veröffentlichten in der Nullnummer folgende Erklärung:

> Haben wir uns schon bewußt gemacht, was es bedeutet, Hibakunisei zu sein? Aus Angst vor Diskriminierung und Vorurteilen haben wir bisher gezögert, uns dazu zu bekennen. Solange wir noch gesund sind, dachten wir, geht es uns nichts an. Täglich ist die Angst vor dem Krankwerden da, und wir konnten mit niemandem darüber reden. Wir litten unter der Diskriminierung und den Vorurteilen, konnten aber nicht richtig darauf reagieren. Das ließ uns früher verschweigen, daß wir Hibakunisei sind, jetzt aber ist das der Grund, weshalb wir uns dazu bekennen.
>
> Es hat sich wohl noch nie ausgezahlt, sich zu verstecken und sich die eigene Situation nicht bewußt zu machen – wenn wir uns verstecken, müssen wir Angst haben, daß es herauskommt. Müssen wir diese Angst unser ganzes Leben lang ertragen? Wer die eigene Situation nicht erkennt, muß unterliegen, wenn Diskriminierung oder andere Probleme sich ergeben. Willst du das alles einfach hinnehmen? Solange wir uns nicht zu unserem Hibakunisei-Sein bekennen, wird unsere Gesundheit weiter zerstört, die Diskriminierung nimmt zu, die Vorurteile auch. Wenn wir nicht wissen, was mit unserer Gesundheit los ist und uns übernehmen, schaden wir uns und den anderen Hibakunisei.

Die Gesellschaft, die Vorurteile hat und Hibakunisei diskriminiert, kann so nicht bleiben. Wenn wir schweigen, ändert sich nichts, nur unser Leid nimmt zu. Und dieses Leid droht, auch unsere Nachkommen zu erreichen. Wir müssen uns jetzt darüber Klarheit verschaffen und mit aller Kraft Lösungen suchen ... Wir erklären, daß wir Hibakunisei sind ...[98]

1965 wurde in der japanischen Öffentlichkeit der Fall eines kleinen Jungen der zweiten Generation bekannt, der ein Opfer der Leukämie wurde. Sein Leben konnte auch durch eine Blutspendekampagne, an der sich landesweit hilfsbereite Menschen beteiligten, nicht gerettet werden. Mit sieben Jahren starb das Kind, das fünfzehn Jahre nach dem Krieg geboren worden war. Danach schrieben die Zeitungen über andere Leukämiefälle bei Hibakunisei – es gab sogar Hibakushafamilien, die zwei Kinder durch diese Krankheit verloren.

Unter den besorgten Hibakusha wurde die Forderung nach einer genauen Untersuchung des Gesundheitszustandes ihrer Kinder laut. Andere Hibakusha wiederum wehrten sich mit aller Kraft dagegen: sie befürchteten nicht zu Unrecht, daß dann in Zukunft ihre Kinder bei der Arbeitsaufnahme, beim Heiraten und auch sonst mehr Schwierigkeiten haben würden. Hibakushafrauen aus Osaka erzählen von den Sorgen ihrer Kinder:

Als ich in das Zimmer meines Sohnes kam, sah ich dort zwei Bücher über die zweite Generation liegen. Ich erschrak. Nie haben wir zu Hause über die Atombombe gesprochen – und mein Sohn macht sich doch Sorgen. Ich war vollkommen überrascht. Vielleicht hätte ich doch kein Kind haben sollen ...

Meine Tochter macht mir Vorwürfe, weil ich einen Hibakusha-Ausweis beantragt habe. »Gib diesen Ausweis sobald wie möglich zurück«, sagt sie, »sonst sickert es irgendwie durch, daß ich von der zweiten Generation bin. Was ist, wenn ich nicht heiraten kann?«[99]

Professor Kiyoshi Shimizu von der Universität Hiroshima veröffentlichte 1971 mehrere Untersuchungsreihen, die er bei Hibakunisei durchgeführt hatte. Er stellte bei diesen Studien fest, daß etwa jeder fünfte der Untersuchten krank war. In der Folgezeit wurden von einzelnen Universitäten, Gewerkschaften und von Hibakushaorganisationen immer wieder Anfragen und Untersuchungsreihen bei Hibakunisei durchgeführt. Was herausgefunden wurde, kann man so zusammenfassen: Es gibt unter den Hibakunisei viele völlig Gesunde, aber der Anteil an kränklichen oder kranken Personen ist unter ihnen größer als in Vergleichsgruppen ohne Hibakunisei.[100] In der zuvor erwähnten Zeitschrift der Hibakunisei schreiben oft Betroffene über ihre gesundheitlichen Probleme. Eine von ihnen ist Shuko Jinno:

Im Sommer 1977 wurde mir zum ersten Mal bewußt, daß ich mit meinem Körper sehr vorsichtig umgehen muß ... Seit Juni des Jahres hatte ich nicht mal die Kraft zu essen, wenn ich von der Arbeit kam. Ich bekam Schmerzen im linken Arm, eine Bronchitis, dann eine Blinddarmentzündung und mußte operiert werden. Die Narkose habe ich schlecht vertragen und habe mich nur sehr langsam davon erholt ...

Bis dahin habe ich mein Kränklichsein und die Tatsache, daß ich Hibakunisei bin, nicht in Verbindung gebracht. Das mag anderen eigenartig vorkommen, aber ich habe meine Augen zugemacht – zum einen wünschte ich mir, daß es keine Atombombenfolgen wären. Zum anderen wird einem als Hibakunisei leicht gesagt: »Weil es keine wissenschaftlichen Beweise gibt, ist das alles Einbildung.« Aber es ist eine Tatsache, daß man beim Arbeiten spürt, daß man nicht so belastbar, daß man anfällig und leicht müde ist. Auch wenn man es nicht wahrhaben will – es ist traurig, daß man nicht wie andere arbeiten kann. Als ich dann zurückblickte, habe ich es erst verstanden. Seit meiner Geburt bin ich schon kränklich. In der Pubertät durfte ich überhaupt keinen Sport treiben. Letzten Sommer durfte ich zum ersten Mal nach zwölf Jahren wieder schwimmen gehen. Ich dachte: wenn ich körperlich nicht stark bin, muß ich es mit dem Kopf wettmachen, und ich habe mich in den Streß der Aufnahmeprüfung für die Universität hineingeworfen. Aber wenn man körperlich nicht belastbar ist, kann man mit dem Streß überhaupt nicht mithalten ...

So bin ich in dem (Kindergärtnerinnen-)Kollektiv gelandet, in dem sich Leute wie ich zusammengeschlossen haben ... Als ich dann in diesem Sommer andere Hibakunisei traf, war das für mich ein richtiges Erlebnis ..., nie vorher hatte ich jemanden getroffen, der ähnliche Krankheiten und Anfälligkeiten hatte ... Da habe ich auch zum ersten Mal erfahren, daß einige Hibakunisei noch kränker sind, und manche sogar starben ... Auch mein Zustand kann sich plötzlich verschlechtern. Das habe ich dort erst alles erfahren. Ich muß der Tatsache ins Auge sehen, daß ich Hibakunisei bin ...

Shuko Jinno macht sich auch Gedanken darüber, ob sie Kinder haben sollte. Anders als andere Hibakunisei, die unter sich heiraten und auf eigene Kinder verzichten, möchte sie eigene Kinder:

Im Stadtparlament von Tokio hat der Abgeordnete Kondo gesagt: »Gibt es denn kein Mittel, die Hibakusha auszurotten?« Das ist eine schwerwiegende Aussage. Im Gegensatz zur Regierung, die der zweiten und dritten Generation keine medizinische und soziale Hilfe leistet, akzeptiert dieser Mensch die Erbschäden. Daraus folgend fordert er gemäß dem Denken der Erbhygieniker die Ausrottung der Hibakusha, die möglicherweise behinderte oder kränkliche Nachkommen gebären.

Ich habe mir unser Problem auch hin und her überlegt. Einmal ist da die materielle Sorge. Aber viel wichtiger ist die Frage, ob ich körperlich in der Lage bin, zu arbeiten und das Kind aufzuziehen. Ich bin da nicht sicher. Und wenn das Kind behindert oder krank ist, wird das, in der Gesellschaft wie sie heute ist, sehr schwer. Aber seit einiger Zeit denke ich so: Gerade deswegen muß ich weiterleben, ein Kind gebären und es aufziehen. Ob es behindert ist oder nicht, wir brauchen eine Gesellschaft, in der sein Leben gesichert ist. Das muß ich der nächsten Generation hinterlassen ...[101]

Mit der Zeit wurde bekannt, daß nicht die Leukämie das Hauptproblem der Hibakunisei zu sein scheint, sondern ihre Anfälligkeit, Blutarmut, allgemeine Schwäche und ähnliche Krankheitszeichen. Stimmen, die eine systematische Untersuchung und eine Gesundheitsfürsorge für die Hibakunisei ähnlich wie die für Hibakusha verlangten, wurden laut.

Die Vorstellung, möglicherweise noch generationenlang für Schäden dieses lange vergangenen Krieges aufkommen zu müssen, war den Zuständigen in den betreffenden Regierungsstellen nicht angenehm. Man wehrte sich gegen eine allgemeine Nachforschung zuerst mit dem Hinweis auf drohende Diskriminierung und man verwies auf Untersuchungen der ABCC, die Schäden bei der zweiten Generation widerlegt haben wollen. Aber in einzelnen Präfekturen begann man doch mit kostenlosen Untersuchungen von Hibakunisei. Vorher gingen Fragebogen an die Betroffenen. Bei einer solchen Umfrage in Kioto wurden 760 Briefe verschickt. 680 Hibakunisei antworteten.

266 von ihnen wünschten eine solche Untersuchung, die anderen nicht. »Laßt mich in Ruhe«, schrieben diejenigen, die sie ablehnten, oder: »Mir geht es jetzt gut.«

Vieles über den Gesundheitszustand der Hibakunisei ist noch immer nicht geklärt. Es ist bekannt, daß es Erbschäden gibt, die (als überdeckte Mutationen) eine Schwächung des allgemeinen Gesundheitszustandes verursachen können. Ob es diese Erbschäden bei Hibakunisei oder folgenden Generationen gibt, ist heutzutage noch nicht zu beantworten. Im Laufe der siebziger Jahre wurden es immer mehr Präfekturen, die Untersuchungen an freiwilligen Hibakunisei durchführten, obgleich man sich zuerst so sehr dagegen gesträubt hatte. Seit 1980 sind diese kostenfreien Untersuchungen (nicht aber kostenfreie Behandlungen) im ganzen Land möglich geworden. Ist das ein Eingehen auf die öffentliche Meinung und die Wünsche mehrerer Hibakunisei-Gruppen, die sich während dieser Zeit gegründet hatten? Das ist möglich, aber ungewiß, meint dazu eine Hibakunisei-Vereinigung in Osaka und stellt darüber Vermutungen an:

> Die RERF/ABCC hatte bisher freien Zugang zu Daten der Meldestellen (zum Beispiel über Geburten und Todesfälle in Hibakusha-Familien – man könnte daraus die Todesrate bei den Kindern ableiten; d. Verf.). Heute protestieren die Hibakusha dagegen.
>
> Vielleicht sind die staatlichen Untersuchungen dazu da, die genetischen Auswirkungen der Radioaktivität für militärische Zwecke zu erforschen. Gleichzeitig haben sie Störer ihrer Militarisierungspolitik, zu denen Hibakusha und Hibakunisei mit dieser nicht mehr unterdrückbaren Forderung (nach einer Untersuchung; d. Verf.) geworden sind, beruhigt.[102]

Was die seelischen Belastungen der Hibakunisei betrifft, bekam ich davon eine Vorstellung durch Katsumi F., den ersten Japaner, mit dem ich jemals sprach.

1982 schrieb ich mit meinem Mann an diesem Buch über die Atombombenfolgen, aber 1974 – so lange ist es her, daß ich Katsumi F. aus Hiroshima traf – wußte ich fast nichts darüber.

Katsumi war damals auf der Flucht, auf der Flucht vor Ängsten und Vorurteilen, mit denen sich Nachkommen von Hibakusha auseinandersetzen müssen. Aber das wurde mir erst viel später klar. Meine Freundin hatte ihn in einer Jugendherberge getroffen. Wir nahmen ihn auf, weil er ohne Geld und feste Bleibe war, gestrandet auf einer ziellosen Weltreise. Er war 23 Jahre alt, sprach gut englisch und suchte einen Job in Europa. Er fand keinen Job. Aber auf seinem Rückweg über Paris lernte er eine Französin kennen – die beiden heirateten kurz darauf in Tokio.

Katsumi hatte drei Monate bei uns gewohnt. Irgendwann während dieser Zeit erzählte er mir, daß Familienangehörige seiner Mutter und auch seines Vaters durch die Atombombe auf Hiroshima starben, und daß seine Eltern beide tagelang nach ihnen suchten. Sie hatten 1947 geheiratet, und der Vater war 1952 gestorben. Damals wußte ich nichts über irgendwelche Folgen für Katsumi. Wir sprachen nie wieder darüber.

Als ich ihn und seine Frau drei Jahre später in Tokio besuchte, fragte ich ihn einmal spaßhaft, warum er nie eine japanische Freundin gehabt habe, sondern eine englische, eine amerikanische, eine französische ... Er reagierte völlig unangemessen, mit einem regelrechten Wutanfall. »Das geht dich einen Scheißdreck an!« schrie er, und noch andere Höflichkeiten durfte ich mir anhören.

Der Vorfall war jedoch bald vergessen. Ich plante meine Reise durch das Land. Aus Katsumis Zeit in Deutschland wußte ich von seiner Schwester in Kioto, und daß seine Mutter noch in Hiroshima wohnte. Auch ihre Namen hatte ich behalten. Da ich beide Städte besuchen wollte, fragte ich, ob ich Mutter und Schwester kennenlernen könnte. Er wehrte sich fast ängstlich dagegen. Ich verstand nicht, warum – fragte jedoch nicht weiter.

Katsumi machte Gelegenheitsarbeiten, gab Ausländern Japanisch- und Japanern Englischunterricht, lernte Französisch und versah den Haushalt. Er war oft krank, meistens litt er unter Magenbeschwerden oder Bronchitis. Seine Frau Véronique verdiente sehr gut als Sekretärin bei einer französischen Firma.

Ich kam von der Reise zurück. Katsumi war eigenartig, tieftraurig. Um seinen Mund zuckte es nervös, wenn ich ihn ansprach, und er wirkte, als hätte er nächtelang nicht geschlafen.

Als ich mit Véronique allein war, erzählte sie mir, daß sie während meiner Abwesenheit eine Fehlgeburt gehabt habe – sie selbst nähme das gar nicht so schwer – es sei zwar schon die zweite, aber sie käme darüber hinweg – nur Katsumi – er habe schon beim ersten Mal einen Nervenzusammenbruch erlitten, und diesmal sei er nicht nur völlig außer sich, sondern tagelang unansprechbar gewesen.

Ich verstand noch immer nicht die Zusammenhänge und war genauso ahnungslos wie Véronique.

Kurz darauf begann ich, mich mit den Geschehnissen von Hiroshima und Nagasaki zu beschäftigen. Katsumi schrieb immer seltener, dann gar nicht mehr. Den letzten Brief von ihm bekam ich 1980, als er mir überglücklich mitteilte, Vater einer gesunden Tochter, des »schönsten Kindes der Welt« geworden zu sein. Meine Gratulation und spätere Briefe beantwortete er nicht mehr.

Einige unserer Freunde kommen aus Hiroshima oder Nagasaki. Vor unserer Informationsarbeit über die Folgen der Atombombenabwürfe hatten wir nie miteinander über ihr Betroffensein oder das ihrer Eltern gesprochen. Seit dieser Arbeit hat sich das geändert.

Neulich bekam ich, Jannes Kazuomi Tashiro, unerwarteten Besuch von meinem früheren Studienkollegen Kenji Y. Fünf Jahre hatte ich ihn nicht gesehen. Damals studierte er Soziologie, nachdem er sein Medizinstudium abgebrochen hatte. Wir wohnten im selben Studentenheim.

»Ich bin zufällig in Berlin«, sagte er, »nur fünf Tage. Ist das wahr, daß du mit deiner Frau über Hiroshima und die Folgen arbeitest? Dann muß ich mit dir reden.« Er setzte sich und fuhr fort, ohne meine Antwort abzuwarten. »Schon in meiner Schulzeit wollte ich etwas machen – zuerst bei Kakukinkaigi.« Er grinste ein wenig abfällig. Kakukinkaigi ist eine Hibakushaorganisation, die der Regierungspartei nahesteht. »Die waren einfach nett – von den großen Organisationen hatte ich auch nur Schlechtes gehört . . . und dann, an der Uni – da ging ich zu dieser trotzkistischen Gruppe. Die waren gegen die USA und gegen die Sowjetunion. Antiimperialismus und Antistalinismus. Das war jedenfalls gegen beide großen Atommächte.«

Ich war ein wenig überrascht über diese Einzelheiten, über so etwas hatte er nie gesprochen, die ganze Zeit über im Studentenheim nicht. Ich fragte ihn, warum das damals schon so wichtig für ihn war. »Meine Eltern sind Hibakusha«, sagte er. Es entstand eine Pause. Jetzt erinnerte ich mich, daß er und seine Frau aus Hiroshima kamen. Was sollte ich jetzt sagen? Er bemerkte meine Verlegenheit und erzählte von seiner Kindheit: »Es gab noch nicht überall wieder Häuser, als ich klein war. Damals standen noch auf verwilderten Wiesen oder einfach an der Straße kleine Holztafeln und Gedenkstätten mit Namen oder auch ohne Namen, für unbekannte Tote. Später hat man sie alle im Friedenspark zusammengefaßt, da hab' ich sie dann nicht mehr gesehen.« Ich fragte nach seinen Eltern. »Mein Vater starb, als ich neun war. Meine Mutter hat nie direkt über die Atombombe gesprochen. Aber sie hatte Angst, große Angst. Angst vor Krebs, besonders vor Blutkrebs. Eigentlich habe ich deswegen angefangen, Medizin zu studieren.« Ich fragte ihn, wie er denn erfahren habe, daß seine Eltern beide Hibakusha waren. »Von meinem älteren Bruder«, sagte er. »Aber wir haben später nie wieder davon gesprochen, bis jetzt nicht. Das war kein Thema – ich dachte daran, wenn meine Mutter krank war oder diese Ängste hatte – aber ich fragte das nie. Damals hatte ich eigentlich auch noch gar keine Angst – ich selbst.« Wie es denn mit der Gesundheit seiner Mutter sei, fragte ich. »Sie ist oft krank und immer schwach. Sie hat starke Blutarmut und kann im Sommer nicht einmal rausgehen, sie vermeidet jeden Sonnenschein. Ich mag übrigens auch keine Sonne, aber – sie ist ganz schwach.«

Er selbst, sagte ich, sei doch meistens ganz gesund gewesen. »Also, mir geht es ganz gut – aber die Angst, die Angst, Krebs zu kriegen, die hab' ich auch, wie meine Mutter. Wenn ich hier in Deutschland sage, daß ich Angst vorm Krebs habe, na ja, davor hat jeder mal Angst. Aber meine Mutter – ich glaube, meine Mutter hat wirklich schreckliche Angst.« Wie es denn sei, fragte ich, wenn er eine normale Erkältung habe oder sonst irgend etwas, war gar nichts mit Krebs zu tun habe. »Als ich damals nach Deutschland kam – die Umstellung. Im ersten halben Jahr war ich ständig krank – ich lebte bei einer deutschen Familie, und sie waren wirklich besorgt um mich – als ich dann hörte, ich hätte Blutarmut, ist mir vor Schreck fast das Herz stehengeblieben.« Ich fragte nach seinem Medizinstudium. »Es war in der Zeit des Vietnamkriegs. Im Atombombenkrankenhaus habe ich mit einem alten Mann gesprochen. Er sagte: ›Ich möchte am liebsten den Amerikanern zeigen, was ich hier habe.‹ Er hatte Keloide im Gesicht und an beiden Armen, und er mußte immer nur liegen, und er hatte keine Familie, keine Angehörigen, niemanden, nur die Leidensgenossen im Krankenhaus. Er hatte keine Adresse, seine Zustelladresse war das Krankenhaus. ›Am liebsten möchte ich das allen zeigen, die Krieg machen – aber, was soll man machen?‹ Er ist dann bald gestorben.« Warum er mit dem Medizinstudium aufgehört habe, erkundigte ich mich. »Ja, da gab es so etwas wie eine ›Lernsperre‹ in meinem Kopf. Am Tag, in dem Praktikum, habe ich die

Kranken auf der Station gesehen – es war eine Kinderstation – und die Kinder hätten von meiner Mutter oder meiner Tante sein können, damals gab es so viele Leukämiefälle bei Kindern in Hiroshima, und immer, wenn ich in der Krankengeschichte nachforschte, war es so, daß ihre Eltern irgendwie mit der Atombombe zu tun gehabt hatten. Nachts lag ich wach und zählte, wieviele Kinder pro Saal die Chance hatten, gesund entlassen zu werden. Ich werde nie vergessen, wie der eine Vater – am Bett seines sterbenden Kindes saß und ihm aus einem Kinderbuch vorlas, die Gardinen rechts und links vom Bett waren vorgezogen, das Gesicht des Kindes war dick und aufgeschwemmt von den Medikamenten. Von den Medikamenten waren dem kleinen Mädchen auch alle Haare ausgefallen. Und das Gesicht des Vaters – die Augen waren so groß geöffnet, und das Gesicht war so leer – wie er da leise vorlas, das Kind röchelte beim Atmen, und wenn es hustete, spuckte es Blut. Ich konnte nichts machen, ich konnte nicht mal etwas Tröstendes zu dem Vater sagen – er war auch einer von ihnen.«

Wie hatte ich ahnen können, daß Kenji in der Weise betroffen war! Ich mochte ihn nicht so richtig, damals, er hatte sich immer so ein wenig überlegen gegeben, so von oben herab. Nach einer langen Pause fragte ich, ob auch seine Frau Hibakunisei sei. »Man heiratet unter sich – die Leute bei uns in der Gegend wissen, wer betroffen war. Sie will auch kein Kind, sie hat Angst vor genetischen Schäden – ich habe davor eigentlich weniger Angst – aber ihre Mutter hatte mehrere Fehlgeburten, und als wir klein waren, da hat man schon mal so etwas Schreckliches gehört, ein Kind ohne Arme sei geboren worden, und auch ein Kind ohne Kopf; aber ich glaube, die Angst ist das größte Problem. Wenn ich dem Kind diese Angst weitergeben würde!«

Ich stand auf und machte Tee für uns. Beim Eingießen merkte ich, daß ich noch immer sehr aufgeregt war. Er wollte wissen, was wir machen, und ich zeigte ihm die halbfertige Bildbroschüre über Hiroshima und Nagasaki, die wir gerade zum Druck vorbereiteten. Er blätterte schnell, fast hektisch. »Ich kann diese Bilder nicht sehen. Ich finde gut, daß ihr das macht, ohne Wenn und Aber finde ich das gut. Aber ich kann das nicht.« Er legte alle Bücher zur Seite. »Ich kann mich damit nicht beschäftigen«, fuhr er fort, »aber ich finde das doch gut – auch die Friedensbewegung hier in Deutschland beeindruckt mich irgendwie. Aber ich kann das nicht so richtig, darüber etwas schreiben oder so. Dabei ist doch erstaunlich, daß die

Deutschen so viel Mitgefühl haben können – mit den Hibakusha, meine ich. In Wirklichkeit wissen sie das doch nicht so richtig. Ihre Demonstrationen hier sind wie Volksfeste. Wenn ich in Japan auf eine Friedensdemonstration ging – aber das ist schon lange her – hatte ich mehr das Gefühl von einem Gebet.

Die Deutschen sind irgendwie ›zukunftsbetroffen‹ glaube ich, zukunftsbetroffen. Sie haben auch Angst. Da könnte die Friedensbewegung hier fast noch stärker werden als in Japan. Eigentlich ist die Grundlage gar nicht so verschieden. Wir sind betroffen, sie sind zukunftsbetroffen.«

Nicht alle Hibakusha sind Japaner

Über manche Auswirkungen der Atombombenabwürfe wurde erst nach vielen Jahren innerhalb der Hibakushabewegung und in der japanischen Öffentlichkeit nachgedacht. Die große Zahl der Auswanderer zum Beispiel war lange Zeit bei den Betrachtungen über die Atombombenfolgen vergessen worden. Dabei gibt es Hibakusha aus Hiroshima und Nagasaki heute in vielen Ländern der Erde. Mehrere zehntausend Betroffene haben in den Nachkriegsjahren die beiden Städte verlassen und die kanadische, brasilianische, australische oder eine andere Staatsangehörigkeit angenommen.

Aber auch schon am 6. und am 9. August 1945 wurden mit den Japanern viele Angehörige anderer Staaten getötet oder verletzt. Die meisten dieser Opfer waren Koreaner oder Chinesen.

Auch Deutsche wurden zu Hibakusha – bis auf einen Reisenden, der am 9. August in Hiroshima starb, waren es Angehörige des Jesuitenordens. Die Jesuiten hatten damals zwei Häuser in Hiroshima. Das eine lag außerhalb der Stadt, in Nagatsuka, das andere war eine Pfarrei innerhalb von Hiroshima. Vier deutsche Patres wurden in dieser Pfarrei betroffen; sie überlebten. Pater Johannes B. Siemes, der mit anderen vom außerhalb gelegenen Noviziat des Ordens zu Hilfe eilte, schickte 1946 den ersten Bericht nach Deutschland:

> Wir wußten, unten in der Stadt waren Pater Lasalle, unser Oberer, und drei unserer Patres mitten drin. Gegen 4 Uhr nachmittags erfuhren wir, die Kirche, das Pfarrhaus und die angrenzenden Gebäude seien niedergebrannt, Pater Lasalle und Pater Schiffer seien schwer verwundet und könnten sich nicht fortbewegen. Daraufhin eilten sechs der Unsrigen mit Pater Rektor zur Stadt hinunter. Je näher wir an die Stadt herankamen, um so größer wurden die Zerstörungen und um so schwieriger kam man voran. Zweimal mußten wir sogar in den Fluß hinunter, um den Flammen auszuweichen.
>
> Eine große Menschenmenge hatte sich in den Park geflüchtet, obschon alle Wege und Brücken durch umgeworfene Bäume blockiert waren. Feuersbrünste flammten noch in der

Ferne auf und verbreiteten ein unheimliches Licht. Schließlich stießen wir am äußeren Ende des Parks, gleich am Ufer des Flusses, auf unsere Mitbrüder. Pater Schiffer lag totenbleich auf dem Boden. Er hatte einen tiefen Schnitt hinter dem Ohr und hatte so viel Blut verloren, daß wir für sein Leben fürchten mußten. Pater Superior (Hugo Lasalle) hatte eine tiefe Wunde am Bein. Pater Cieslik und Pater Kleinsorge hatten zwar geringe Verletzungen, waren aber völlig erschöpft.

Nach und nach erzählten sie uns so ihre Erlebnisse. Um 8.15 Uhr hatten auch sie das grelle Licht gesehen, und gleich darauf hörten sie, wie Fenster, Mauern, Möbelstücke auseinanderkrachten. Sie wurden mit Glassplittern und Trümmern überschüttet. Pater Schiffer wurde unter einer einstürzenden Mauer begraben und trug eine schwere Kopfwunde davon. Pater Superior (Lasalle) bekam unzählige Splitter in Rücken und Beine, wobei ein erheblicher Blutverlust eintrat. Auch hier hatte man die Empfindung gehabt, daß die Bombe in unmittelbarer Nähe geplatzt sei. Alle Gebäude ringsum stürzten sofort ein. Überall von den Trümmerhaufen erhoben sich entsetzliche Hilferufe. Pater Lasalle und Pater Schiffer halfen trotz ihrer Wunden, soviel sie nur konnten, aber dabei verloren sie viel Blut. Als das Feuer immer näher kam, mußten sie fliehen, um ihr Leben zu retten.

Herr Fukai, der Sekretär der Mission, verlor fast den Verstand. Er wollte nicht von der Stelle weichen, bis Pater Kleinsorge ihn auf seinem Rücken aus dem Hause herausschleppte und mit Gewalt forttrug. Unter den Häusertrümmern straßauf, straßab lagen viele Menschen verschüttet und schrien um Hilfe. Aber Hoffnung war keine: die Flammen würden sie erreichen, bevor man sie aus den Trümmern ausgraben könnte. Herr Fukai weigerte sich, weiter mitzukommen, und man hat nichts mehr von ihm gehört.

Zu unserem Glück kam uns ein rettender Engel zu Hilfe. Es war ein protestantischer Pfarrer, ein Japaner, der in einem Boot an uns vorbeifuhr. Er bestand darauf, daß er unsere Verwundeten stromaufwärts in Sicherheit brachte. Pater Schiffer, der am schwersten mitgenommen war, wurde als erster übernommen. Mehrere Kinder, die wir unterwegs am Ufer auflasen, starben bald. Sie hatten schwere Brandwunden. Pater Cieslik erbot sich, zu Fuß nach Hause zu gehen, um anderen im Boot Platz zu machen.

Um Mitternacht waren wir noch bei der Arbeit, sorgten für die Verwundeten und suchten, wie wir unsere eigenen Leute nach Nagatsuka zurückbrächten. Drähte, Balken, Ruinen und Geröll versperrten jede Straße und jeden Durchgang. Bei dem Dunkel konnte man nichts sehen. Immer aufs neue fielen wir hin, und immer flogen die Tragbahren mit uns zu Boden. Pater Schiffer verlor das Bewußtsein. Pater Lasalle machte noch bei jedem Fall einen Scherz, und doch war das sicher eine sehr schmerzliche Sache für ihn, da er überall im Rücken die Glassplitter sitzen hatte. Das Unternehmen hatte fast zwölf Stunden in Anspruch genommen. Normalerweise hätten wir den Weg hin und zurück in zwei Stunden machen können. Frühmorgens konnte ich zwei Stunden schlafen. Dann las ich eine Dankmesse; es war der 7. August, der Jahrestag der Wiederherstellung der Gesellschaft Jesu.

Den folgenden Tag über galt es, die Opfer längs der Straße zu bergen. Nirgendwo in der Stadt zeigten sich sonst Rettungsmannschaften. Die Leute, die wir tags zuvor in Sicherheit gebracht hatten, saßen und lagen noch genau an den Plätzen, wohin wir sie geschafft hatten. Mehr als dreißig Stunden vergingen, bevor die erste eigentliche Rettungsabteilung ankam.

Als wir wieder in Nagatsuka eintrafen, war es schon wieder dunkel. Wir hatten fünfzig Flüchtlinge bei uns; die meisten waren verwundet, viele hatten gefährliche Brandwunden, alle aber, selbst jene mit weniger schlimmen Verbrennungen, waren sehr schwach und hilflos. Unsere Hilfeleistung war in den Augen des Volkes ein größerer Ruhm für das Christentum, als all unsere Arbeit in den vorhergegangenen langen Jahren ... Tausende von den Verletzten, die nachher noch starben, hätten gerettet werden können, wenn sie eine richtige Behandlung erfahren hätten! Aber es gab ja keine Hilfeleistung ...

Doch es gab auch Fälle, wo sich Verwundete anfänglich erholten, dann aber plötzlich starben. Einige, die bloß kleine äußere Verbrennungen hatten, starben innerhalb einer Woche nach einer Entzündung im Rachen und im Mund. Ich kenne persönlich mehrere Fälle, wo Leute starben, die gar keine äußeren Verbrennungen gehabt hatten. Pater Kleinsorge und Pater Cieslik, die ganz in der Nähe der Explosion gewesen waren, erlitten ordentliche Schnittwunden, aber keine Verbrennungen. Vierzehn Tage nach der Explosion waren die einfachen Schnitte normal verheilt, die andern aber wurden schlimmer und waren noch im Oktober nur unvollkommen geheilt. Zweifelsohne hatten die Strahlen, was es auch sein mag, irgend einen Einfluß auf das Blut ...[103]

Die Jesuiten werden in vielen Aufzeichnungen, japanischen und amerikanischen, als unermüdliche Helfer beschrieben. Besonders Pater Wilhelm Kleinsorge rettete und half bis zu seiner totalen Erschöpfung Verwundeten und Sterbenden. Im September bekam er hohes Fieber, nachdem er sich am Fuß eine kleine Verletzung zugezogen hatte. Danach verbrachte er ein Jahr im Marienhospital in Tokio und wurde später nie ganz gesund. Wie andere Hibakusha verbrachte er viele Monate seines verbleibenden Lebens im Krankenhaus. Er starb 1977 an Leukämie und wurde in Hiroshima begraben. Pater Hubert Schiffer starb 1982 in Bonn, nachdem er ein Jahr lang schwer krank daniedergelegen hatte: »Ob sie (die Verletzungen durch die Atombombe; d. Verf.) je ganz heilten, wissen wir nicht. Die Ärzte vermuteten, daß sein plötzlicher Zusammenbruch im Mai 1981 durchaus mit jenem Montag in Hiroshima zusammenhängen könnte«, heißt es in seinem Nachruf.[104]

Pater Hubert Cieslik und Pater Hugo Lasalle leben heute in Tokio. Auf Veranlassung von Pater Lasalle, der japanischer Staatsangehöriger wurde und dessen japanischer Name Makibi Enomiya lautet, entstand die Friedenskirche in Hiroshima.

In Nagasaki gab es während des Krieges zwei Lager mit Kriegsgefangenen aus den USA, Holland, Großbritannien, Australien und Java, außerdem ein Lager zehn Kilometer außerhalb der Stadt.

Über 2500 Menschen sollen ursprünglich in diesen drei Lagern festgehalten worden sein. Sie waren unterernährt, litten durch Malaria, Lungenentzündung und andere Krankheiten. Niemand weiß, wieviele von ihnen durch die Atombombe und wieviele schon vor dem 9. August gestorben sind. 664 noch Lebende fanden die Alliierten nach Kriegsende vor.

In Hiroshima gab es keine Kriegsgefangenenlager. Aber 23 Amerikaner, Überlebende aus abgeschossenen Bombern, waren dort am 6. August im Hauptquartier der Militärpolizei gefangen. Es wurden in Hiroshima auch etwa dreißig Studenten von den Philippinen, aus Malaysia, Burma und anderen asiatischen Staaten betroffen, außerdem ein russischer Bäcker.

Der größte Teil der nicht japanischen Opfer kam jedoch aus Korea oder China. Ungefähr 40000 Chinesen waren nach Japan zur Zwangsarbeit verschleppt worden; damals betrachtete Japan weite Teile Chinas als seine Kolonie. Von diesen Zwangsarbeitern lebten auch ungefähr 360 in Hiroshima und mehr als 1300 in Nagasaki. Ihr Schicksal ist unbekannt. Es wird in vieler Hinsicht dem Schicksal der Koreaner ähneln, über das wir mehr wissen – denn Koreaner gab es in Japan Anfang August 1945 über 2 Millionen, davon in Hiroshima und Umgebung etwa 80000, in und um Nagasaki ungefähr 60000.

Diese Koreaner waren Opfer einer noch älteren japanischen Kolonialpolitik. Im Jahre 1910 wurde im Namen des japanischen Kaisers Korea besetzt und der sogenannte »Zusammenschluß von Korea und Japan« erklärt. Die japanische Besatzungsmacht setzte Verwalter ein. Um eine feste Grundlage für die Macht zu schaffen, die sich die neuen Herren des Landes anmaßten, führten sie sogleich eine »Landreform« durch.

Die koreanische Bevölkerung bestand zu 80 Prozent aus Bauern. Diese wurden aufgefordert, innerhalb von einer ganz bestimmten Zeit Lage und Größe ihres Landbesitzes den Kolonialbehörden zu melden. Das hört sich eigentlich ganz einfach an – es war aber ein wohl durchdachter, hinterhältiger Plan.

Die meisten Bauern verstanden diese Aufforderung nicht, denn sie konnten nicht lesen, und was noch viel wichtiger war: Die moderne Vorstellung von einem abgegrenzten und in einem Grundbuch verzeichneten Landbesitz hatte sich im damaligen Korea noch nicht entwickelt. Fast alle Bauern verpaßten daher die Frist für diese Meldung und verloren so das Land, von dem ihre Familien seit Generationen gelebt hatten. Es wurde Japanern und Großgrundbesitzern übereignet, die mit der Besatzungsmacht zusammenarbeiteten. Japan wollte Korea zu seiner Reiskammer machen. Die Bauern mußten als Pächter auf dem Land arbeiten, das ihnen bis dahin gehört hatte. Es durfte nur Reis angebaut werden, und die Abgaben waren so hoch, daß sie völlig verarmten. Viele drohten zu verhungern. Zugleich wußte die Besatzungsmacht zu verhindern, daß sich eine eigenständige koreanische Industrie entwickelte. Die wachsende japanische Industrie brauchte billige Arbeitskräfte. Wenn die verarmten koreanischen Landbewohner ihre Abgaben nicht mehr leisten konnten, wurden sie gezwungen, in Japan zu arbeiten – in Fabriken und Bergwerken. Dort erhielten sie ungefähr die Hälfte des kargen Lohnes der japanischen Arbeiter.

Die Lage der Koreaner verschlechterte sich noch, als 1937 zwischen Japan und China der Krieg ausbrach. Der bis dahin leidlich versteckte Zwang, in Japan zu arbeiten, wurde offensichtlich. Davon berichtet die Koreanerin Jon Sun Nam:

> Mit 17 habe ich den 10 Jahre älteren Lee geheiratet. Nach kaum einem Jahr wurde er nach Japan deportiert. Ich war noch 17 und erwartete mein erstes Kind. Was sollte ich nur tun ... ich habe nur geweint. Dort auf dem Lande, wo ich wohnte, wurden die Männer massenweise verschleppt. Wer unter 22 Jahre alt war, mußte Kriegsdienst leisten, die älteren Arbeitsdienst. Alle Männer im Dorf verschwanden nach und nach. Ganz schlimm war es, wenn die japanischen Soldaten mit LKW kamen und die jungen Leute von den Feldern wegschleppten ...[105]

Sie folgte später ihrem Mann nach Japan. Dort versuchte man wie in Korea, ihnen die Persönlichkeit zu rauben, um sie zu willenlosen Werkzeugen zu machen. Sie mußten japanische Namen annehmen, ihre Sprache und ihre Nationaltracht wurden ihnen verboten. Zwölf bis fünfzehn Stunden täglich arbeiteten sie in Kohlengruben, beim Staudammbau und in Rüstungsfabriken. Ihre Unterdrücker versuchten ihnen einzubleuen, daß es für sie eine große Ehre sei, ein »Kind des Tenno«, des japanischen Kaisers, zu sein. So mußten sie täglich folgende Grundsätze auf japanisch aufsagen:

Erstens: Wir sind das Volk des heiligen Landes des Tenno. Diesem Lande bleiben wir treu und opfern uns dafür.

Zweitens: Wir, das Volk des heiligen Landes des Tenno, lieben uns gegenseitig und werden eine Einheit.

Drittens: Wir, das Volk des heiligen Landes des Tenno, ertragen Kummer und Prüfungen, üben uns in Zähigkeit und halten den Weg des Kaisers hoch.

Am 6. und 9. August 1945, so schätzt der 1967 entstandene Verband koreanischer Atombombenopfer, wurden in Hiroshima etwa 50000, in Nagasaki etwa 20000 ihrer Landsleute betroffen. Die genaue Zahl wird nie zu ermitteln sein, denn zahllose Koreaner starben, ohne Familienangehörige zu hinterlassen, die sie hätten suchen können.

Ein koreanischer Augenzeuge aus Nagasaki, Herr Pak Su Ryong, überlebte in einem Bunker. Er berichtet vom Schicksal der koreanischen Zwangsarbeiter in Nagasaki:

> Sie waren alle in Baracken gesteckt worden, wie Hunde oder Schweine. Viele aus dem Norden, glaube ich. Sie durften nicht raus, nicht mit anderen Leuten reden. Wenn mehr als drei zusammenstanden, sperrte der Aufpasser von der Mili-

tärpolizei sie ein. Die Aufpasser waren drauf und dran, alle Koreaner einzusperren.

Sie wurden mit Bohnenkeks gefüttert. Das ist Schweinefutter, weißt du. Natürlich sind sie Menschen. Also flohen sie aus den Baracken. Ein paar Leute überlebten die Bombe, weil sie da weg waren ... Du weißt, was denen in den Baracken passiert ist. Eltern müssen sie gehabt haben, und Brüder. Weißt du, wie diese armen Schweine hier rübergebracht worden sind? Nun sagt die Regierung: »Geben Sie die Namen der durch die Bombe Getöteten oder Erkrankten an.« Nach so vielen Jahren! (Untersuchungen über die koreanischen Opfer wurden erst 1968 eingeleitet; d. Verf.) Wie willst du das machen? Den toten Mann fragen? Wie kriegst du das raus? Die Bombe war nicht der Anfang von dem Morden. Mehr war da schon vordem ...

Nach den Bomben waren es die Leichen der Koreaner, die bis zuletzt liegenblieben. Weil viele Japaner überlebten, ziemlich viele, aber ziemlich wenige Koreaner. Also konnten Koreaner nichts machen. Jeder wußte, das waren tote Koreaner, weil sie alle zusammen waren, weil Koreaner zusammengepfercht waren als sie lebten, wie im Gefängnis. Und sie wurden wie verrückt zur Arbeit getrieben.

Da waren Koreaner bei der Mitsubishi-Munitionsfabrik, Nagasaki-Stahlfabrik und bei Mitsubishi-Elektrik. Auch Chinesen waren da. Nach der Bombe brauchten Leute, nicht aus Nagasaki, lange Zeit, um hierher zu kommen, weil sie zu Fuß gingen. Aber da kamen eher die Krähen, weil die flogen. Die kamen im großen Schwarm. Und die Fliegen kamen auch her. Und die Krähen fraßen die Augäpfel der Koreanerleichen, die da noch lagen. Niemand weiß, wo die Krähen herkamen, aber da waren so viele. Die fraßen Augen. Dann sah es aus, als wenn die Toten sich regten. Regten? Nein, das waren die Fliegenmaden, die sich regten. Dic Japaner störte das, weil das so schrecklich stank. Da brachten sie Gefangene rüber aus dem Isahaya-Gefängnis. Und die fingen an, die Leichen zu verbrennen, wie Sardinen. Sie legten Balken erst hin, dann Koreaner drauf, dann Balken und dann ... Nachdem sie sie hoch aufgetürmt hatten, gossen sie Benzin drauf und zündeten das Ganze an ... Die Leute von Nagasaki müßten diese Sache kennen.

Viele koreanische Schulmädchen wurden auch hier rüber gebracht, als »Freiwillige«. Sie waren 16- oder 17jährige

Mädchen, weißt du ... Kein Mädchen entkam dem Tod, glaube ich. Mehr als 10000 Koreaner wurden zu Tode verbrannt. In einem Moment. Unter den Dächern von diesen Baracken ...[106]

Für die überlebenden Koreaner war kein Platz in den stehengebliebenen Häusern am Stadtrand und in der Umgebung. Sie gehörten deshalb zu den ersten, die in die verseuchte Atomwüste nahe des Explosionsnullpunktes zurückkehrten, dort schliefen und aßen. Die verwundeten Koreaner wurden zuletzt behandelt.

Die Kapitulation Japans am 15. August bedeutete die Befreiung Koreas. Der aus der japanischen Armee kurz zuvor desertierte Fak Djesu erinnert sich:

Nahe bei Hiroshima habe ich die Kapitulationserklärung des Kaisers gehört. Aus meinem Innersten heraus habe ich »Hurra!« geschrien. Ich brauche nicht mehr zu fliehen – ich werde nicht mehr in den Krieg geschickt! Das Gefühl war unbeschreiblich.[107]

In den folgenden sechs Monaten kehrten über 1400000 Koreaner aus Japan in ihr Heimatland zurück, unter ihnen ungefähr 23000 Hibakusha. Aber das war für die meisten von ihnen nicht die erhoffte Wende ihres Lebens zum Besseren – der Krieg hatte sowohl Japan als auch Korea in Chaos und Not zurückgelassen. In den westlichen Küstenstädten Japans warteten nun die einst zwangsweise eingeschifften Heimkehrwilligen – die, die sie geholt hatten, fühlten sich nicht mehr zuständig. So verkaufte, wer noch etwas zu verkaufen hatte, seine letzte Habe, um nach Hause zu kommen. Je ärmer die Rückkehrer, desto zerbrechlicher die Boote, denen sie ihr Leben anvertrauen mußten – niemand weiß, wie viele unterwegs kenterten und versanken. Auf Iki, einer kleinen Insel im Westen von Japan, wurde erst kürzlich das Grab von etwa 240 Zwangsarbeitern der Mitsubishi-Rüstungsfabrik in Hiroshima entdeckt, die zwar die Atombombe überlebt hatten und deren Schiff aber auf der Heimfahrt unterging. Ihre Leichen trieben an den Strand von Iki.

Die Koreaner, die nach dem Krieg in ihr Heimatland zurückkehrten, waren überhaupt nicht willkommen. Sie wurden diskriminiert, weil sie nicht richtig Koreanisch sprechen konnten, sich japanisch benahmen und – möglicherweise mit den Japanern zusammengearbeitet hatten. Die Atombomben auf Hiroshima und Nagasaki hätten Korea befreit, so wurde allgemein gesagt.

Die koreanischen Hibakusha gerieten in den Teufelskreis von Krankheit, Diskriminierung und Armut. Für sie gab es keine Informationen über ihre »eigenartige Krankheit«, wie sie es nannten, keine medizinische oder sonstige Hilfe. In den sechziger Jahren versuchten einige, illegal nach Japan zu gelangen und dort als Hibakusha behandelt zu werden. Sie wurden festgenommen und ausgewiesen. Sie versuchten es noch einmal und noch einmal, sie klagten vor japanischen Gerichten. Erst durch diese Hibakusha wurde das Schicksal der vergessenen Opfer japanischer Kolonialpolitik allgemein bekannt.

Die Diskriminierung der in Japan verbliebenen Koreaner setzte sich nach dem Zweiten Weltkrieg fort und besteht noch heute. Koreanische Hibakusha und Nichthibakusha werden in Japan als »Ausländer« behandelt – auch wenn sie im Lande geboren sind oder Jahrzehnte dort gelebt haben. Sie bekommen meist unangenehme Arbeiten und sind ihrem Status nach sehr wohl mit den »Gastarbeitern« in den Industrieländern Europas zu vergleichen.

Einzelne wenige Japaner bemühen sich schon seit den ersten Nachkriegsjahren, diesen Hibakusha zu helfen. Einer dieser wenigen, Ichiro Kawamoto[108], sagte im November 1970, als es in Hiroshima »in Mode gekommen war«, sich für die Probleme der koreanischen Hibakusha zu interessieren, bei einem Bürgertreffen:

> Wichtig ist, wie mit den Gefühlen der Diskriminierten umgegangen wird. Reine Neugier, wissenschaftliche Forschung, zum Beispiel Materialsammlung für eine Diplomarbeit, solche Praktiken stoßen die diskriminierten Hibakusha ab und bauen noch mehr Mauern. Mit den diskriminierten, vergessenen Hibakusha einen guten Kontakt aufzubauen, ist eine Aufgabe der Friedensbewegung.
>
> Am 21. Juli 1970 starb der Koreaner Sin Nam Sul unbeachtet im Atombombenkrankenhaus. Er war dort seit Mai. Bis dahin hat er nördlich von Hiroshima als Holzkohlenbrenner gearbeitet. Er ist so arm gewesen, daß er seine Kinder nicht in die Schule schicken konnte. In einer kleinen Stube im Atombombenslum kam die Bestattungsfeier zustande. Nur ganz wenige Koreaner waren da – eine traurige Bestattungsfeier. Obwohl alle so viel von den koreanischen Hibakusha reden, hat keine einzige Friedensorganisation Blumen oder Räucherstäbchen dargebracht. Das ist die Wirklichkeit von Hiroshima ... Und neulich fand auch hier in einer Oberschule

eine Ausstellung über die Atombombe statt. Die Schüler hatten sich schon mit Problemen der Koreaner, zum Beispiel der Ausländergesetzgebung, beschäftigt. Daher bat ich sie, das Foto des Koreaners Sin Nam Sul, sein Lieblingsbuch und seine Brille auszustellen. Sie lehnten nicht ab. Aber sie stellten die Sachen nicht aus und drehten das Foto um zur Wand ... Das war so ein schlimmes Beispiel, und ich habe mich furchtbar geärgert ...

Sin Nam Sul hatte es schwer, aber er starb im Krankenhaus. In Südkorea sieht es so aus, daß Hibakusha ohne jede staatliche Hilfe gegen die Atombombenkrankheiten kämpfen müssen ...[109]

1967 gründeten zuerst nur vier koreanische Hibakusha in Seoul einen Südkoreanischen Atombombenopferverband. Sie leisteten zusammen mit den christlichen Kirchen Hilfe, soweit es ihnen möglich war und nahmen enge Verbindung zu japanischen Hibakushagruppen auf. 1978 besuchte eine japanische Hibakuniseigruppe den Vorsitzenden dieses Verbandes, der selbst ein Hibakusha ist. Er berichtete ihnen von der Arbeit:

Am 6. August 1968 veranstalteten wir eine Gedenkfeier. Seitdem machen wir jedes Jahr eine Feier und eine Vollversammlung ... Unsere Arbeit besteht darin, die Hibakusha zu organisieren – wir erfassen sie zahlenmäßig, besuchen Kranke, vermitteln medizinische Betreuung. Wir appellieren an die japanische und die amerikanische Regierung ... Außerdem betreuen wir Besucher, insbesondere Presseleute aus Japan.

Wegen der zahlenmäßigen Erfassung habe ich einzelne Hibakusha gesucht und bin dabei manchmal vor Erschöpfung umgekippt. Wie belastend diese Suche war, ist nicht auszudrücken. Viele waren nicht auffindbar. Und wenn ich sie traf, baten sie um Medikamente, um Bewegungsfreiheit, trauerten ihrer geraubten Jugend nach. Das mitanzusehen war unerträglich. Ihre Verhältnisse sind so schlecht, weil die japanische und die amerikanische Regierung nichts für sie tun ... Viele haben alles für Medikamente und Behandlung verkaufen müssen und besitzen nun weniger als das Existenzminimum. Auch solche, die so aussehen, als wären sie gesund und hätten keine Probleme, sind oft durch Strahlenspätfolgen schnell erschöpft und können nicht arbeiten. Firmenchefs stellen Hibakusha nicht ein. Ich kann die Armut nicht beschreiben, in solcher Not leben sie.

Jedes Jahr stellen wir der japanischen Regierung Forderungen, aber es kommt keine Antwort ... Weil die Probleme der Hibakusha noch nicht einmal gelöst sind, haben wir nicht viel Spielraum, was die Hibakunisei betrifft ... Wir sind dazu da, uns mit den Problemen der Hibakusha zu beschäftigen, aber Maßnahmen für Hibakunisei sind genauso wichtig wie Maßnahmen für uns ...

Wir und die Hibakunisei bekommen nirgendwoher Hilfe und sind in so einer hoffnungslosen Situation, daß es ganz normal ist, pessimistisch zu sein. Was die japanischen Hibakunisei machen, weiß ich noch nicht. Aber ob Japan oder Korea, ich glaube, unsere Auffassungen müßten gleich sein. Also müssen sich die Hibakunisei beider Länder untereinander verständigen ...[110]

Noch bis heute sind viele Probleme der koreanischen Hibakusha sowohl in Süd- und Nordkorea als auch in Japan ungelöst, wenn auch einige kleine Verbesserungen erreicht werden konnten.

Seitdem das Interesse für die Situation der koreanischen Hibakusha und für die Vorgeschichte dieser Opfer geweckt worden war, erschienen viele Berichte über die bitteren Erfahrungen der Koreaner vor, während und nach dem Kriege. Es kam zu Diskussionen darüber in den Massenmedien, die eine wichtige Phase japanischer Vergangenheitsbewältigung einleiteten.

Gleichzeitig ergab sich die Frage nach einer Gegenwartsbewältigung. Ausländer – in Japan: Koreanerfeindlichkeit ist noch heute an der Tagesordnung. Wenigen war sie bis dahin besonders aufgefallen. Aber, wie in anderen Ländern auch, fällt sie neuerdings mehr Menschen auf als früher, und die japanischen Hibakushaverbände bemühen sich jetzt ausdrücklich um eine Gleichstellung der ausländischen Atomopfer, wenn auch erst über zwanzig Jahre nach ihrer Gründung.

Zur Kriegssituation

Die meisten Japaner hatten jahrelang mit dem Gefühl gelebt, durch das Leid der Atombomben alle Kriegsschuld gesühnt zu haben. Erst als ihnen bewußt wurde, daß es Koreaner und Chinesen gab, die zu Hibakusha wurden, weil sie sich gegen ihren Willen in Hiroshima oder Nagasaki befanden, konnten sie sich nicht mehr nur ausschließlich in der Rolle der Opfer sehen.

Kriegspropaganda, Nationalismus und Untertanengeist erzeugten auch in Japan Täter. Das aufstrebende Industrieland Japan machte nach Korea Nordchina (die Mandschurei) zu seiner Kolonie, aus der nun wichtige Rohstoffe in das Land der Besetzer transportiert wurden. »Antijapanische Stimmung« wurde zum Anlaß genommen, die Besetzung Chinas nach Süden auszudehnen und »Strafkommandos« gegen Städte und Dörfer durchzuführen. Es wird geschätzt, daß in China während der Kriegsjahre 1937 bis 1945 durch die japanischen Truppen 10 Millionen Menschen gestorben sind. Ein solches »Strafkommando« wurde zur Demonstration der japanischen Macht von Mitte Dezember 1937 bis Mitte Februar 1938 gegen die damalige chinesische Hauptstadt Nanking durchgeführt. Über 300000 wehrlose alte Menschen, Kinder, Frauen, sowie Männer, die nicht mit der geschlagenen chinesischen Armee geflohen waren, wurden ermordet. Als der Hauptteil der japanischen Truppen weitermarschierte, war ein Drittel aller Bewohner von Nanking tot.

In der Mandschurei gab es ein Konzentrationslager, in dem Experimente mit biologischen Waffen und Röntgenstrahlen an chinesischen Gefangenen gemacht wurden, die dadurch zu Tausenden starben. 3000 japanische Aufseher, Helfer und Wissenschaftler arbeiteten in diesem Konzentrationslager.

In Japan selbst wurden die Menschen zu »idealen Untertanen und Soldaten« erzogen. 1940 hatte man alle Parteien abgeschafft, denn das ganze Volk stünde einhellig hinter dem »Gottkaiser«, so die Kriegspropaganda. Die Presse wurde gleichgeschaltet, die Politische Polizei verfolgte Verdächtige. Das ganze Volk wurde streng autoritär unterteilt: Kinder hatten ihre Eltern zu verehren, Untergebene ihren Herrn und alle den Kaiser. Widerspruch gegen Entscheidungen von Personen, die in der militarisierten Gesellschaft einen höheren Rang einnahmen, war gefährlich, manchmal lebensgefährlich.

Die Aneignung der Kolonien wurde mit dem »Recht des Stärkeren« und »Volk ohne Raum«-Parolen gerechtfertigt.

Seit dem Dezember 1941 gab es neue Feinde des »Heiligen Landes des Tenno«: Amerika und England. Eine allgemeine Erziehung zum Haß gegen alles Ausländische begann. Englisch durfte nicht gelehrt werden. Für Fremdwörter wurden japanische Ausdrücke gefunden. Die Gegner wurden als Teufel oder Tiere dargestellt, so wie das in Kriegen und zur Kriegsvorbereitung stets üblich ist. Feinden wird unterstellt, daß sie aus purer Bosheit das nur von besten Absichten geleitete eigene Volk angreifen.

Den derart Vorbereiteten ist es nicht mehr möglich, in angeblichen Feinden Menschen zu sehen. Statt dessen sehen sie in ihnen schädliche Tiere, die zu töten Hemmungen unangebracht sind.

Seitdem die Japaner damit begannen, über Hibakusha aus den ehemaligen Kolonien des Landes nachzudenken, wurde ihnen klar, daß es noch immer Rangunterschiede in ihrer Gesellschaft und insofern eine gewisse Kontinuität ihrer Vor- und Nachkriegsgeschichte gibt. Die Frage nach der Verantwortlichkeit der herrschenden Schicht und des Kaisers für die Opfer des Krieges wurde öffentlich gestellt. »Nationales Schamgefühl« läßt viele Japaner über diese Dinge schweigen. Außerdem möchten viele einflußreiche Persönlichkeiten in führenden Positionen der Gesellschaft verhindern, daß nach ihrer Vergangenheit aus der Zeit vor 1945 gefragt wird.

Aber es gibt auch Japaner, die davon sprechen und durch Berichte über Verbrechen des Krieges eine Wiederholung oder Tendenzen zur Kriegsvorbereitung zu verhindern suchen. Sie werden oft mißverstanden oder politisch abgestempelt. Zu diesen gehört auch das Künstlerpaar Toshi und Iri Maruki.

Wir besuchten sie während unseres letzten Japanaufenthalts in Higashi-Matsuyama, einem kleinen Dorf bei Tokio. Sie sehen ihre Hauptaufgabe darin, mit ihren gemeinsamen Gemäldezyklen ein Zeichen zu setzen gegen die Bedrohung aller Menschen durch Krieg und Atomwaffen. In Hiroshima verloren sie mehrere Verwandte und viele Freunde. Kurz nach dem 6. August 1945 fuhren sie in die Stadt und halfen. Beide wurden strahlenkrank.

Menschen in vielen Ländern der Erde, auch in den USA und der Sowjetunion, sahen ihre Gemäldezyklen durch Ausstellungsreisen, die die beiden unternahmen. Seit 1967 haben ihre Bilder einen festen Platz in einem kleinen Museum bei Higashi-Matsuyama gefunden. Gleich nebenan, in einem alten japanischen Bauernhof, wohnen Toshi und Iri Maruki. Ihr Haus und das Museum stehen auf einem kleinen Hügel. Dieser Ort ist zu einem Treffpunkt für diejenigen geworden, die sich um den Frieden nach Hiroshima und Nagasaki Gedanken machen.

Wir waren am 6. August dort. Gemeinsam mit anderen Besuchern, Japanern und Amerikanern, ließen wir in der Abenddämmerung des heißen Sommertages Laternen den kleinen Fluß am Fuße der Anhöhe hinabschwimmen und gedachten der Toten von Hiroshima und Nagasaki.

Zum wiederholten Male gingen wir am nächsten Tag von Bild zu Bild. In dem kleinen Museum war es leerer geworden. Bilder mit sich auflösenden Gestalten; Menschen, die die Hände von sich gestreckt halten, verkohlte Hände, die Halt suchen im Nichts. Die Gesichter der Opfer.

Still traten wir in den nächsten Raum. Eine Wand voller großer schwarzer Vögel. Krähen – sie symbolisieren das Schicksal der Koreaner. Im letzten Raum, gegenüber der Tür, ein Spiegel, so groß wie die Bilder. Zur Linken: Ein Gemälde zeigt Opfer von Auschwitz. Zur Rechten: Verbrechen der Japaner, begangen bei der Besetzung von Nanking. Daneben ein Bild, auf dem erst beim zweiten Hinsehen Hände zu sehen sind, zusammengebundene Hände. Und dann sehen wir die Menschen, gefesselt, mit verzweifelten Gesichtern, europäischen Gesichtern. Um sie herum ein Meer von schwarzgebrannten Schädeln, schwarzgebrannten Toten. Davor steht die Frau. Haß spricht aus ihren Augen. Und den Knüppel sehen wir erst jetzt. Ein Holzknüppel in ihrer Hand, ein zweiter in der Hand aus der Menschenmenge. Wir entdecken eine Inschrift neben dem Bild. Dort steht:

Durch die Atombomben sind
von uns Japanern über 300000 gestorben,
Durch die Atombomben sind
von euch Amerikanern dreiundzwanzig gestorben,
darunter auch Frauen.
Wie war ihr Ende?
Furchtbar, was ich in Hiroshima erfuhr.
Als Atombombenopfer
wären sie bald gestorben
oder vielleicht
hätten sie auch überlebt.
Aber vorher,
grausam von Japanern ermordet,
zitternd
habe ich den Tod
der amerikanischen Gefangenen gemalt.

Wir gingen zurück ins Haus und fragten Frau Maruki, was mit den Amerikanern in Hiroshima geschehen sei, und wie sie davon erfahren habe. »Wir haben 1970 unsere Bilder in den USA ausgestellt« berichtete sie. »Da dachten wir daran, daß wir uns nie darüber Gedanken gemacht hatten, wieviele amerikanische Kriegsgefangene in Hiroshima von der Bombe betroffen wurden und was mit ihnen geschehen war.« »Hat man sie denn in Hiroshima nie erwähnt?« fragten wir. »Eigentlich ja,« sagte sie, »als wir am vierten Teil unserer Bilder von der Atombombe malten, hat jemand davon gesprochen, daß damals an der Aioi-Brücke zwei erschlagene amerikanische Soldaten lagen. Warum war unsere Aufmerksamkeit an dieser Stelle nicht wach? Warum haben wir das mit einem ›ach ja?‹ überhört?« »Und als Sie dann wieder nach Hiroshima kamen? Wie haben Sie es erfahren?«

Meine ersten persönlichen Nachforschungen, zuerst beim damaligen Chef der Militärpolizei, verliefen im Sande. Er ist heute Chef einer großen Firma und wollte nichts mehr davon wissen. »Sie sind alle verbrannt«, sagte er, »alle«. Aber ich wandte mich an eine vielgelesene Zeitung in Hiroshima. Sie berichteten, daß wir uns bemühten, das Schicksal der amerikanischen Gefangenen zu erfahren. Und wirklich, schon am selben Tag meldete sich ein Mann. Er war sehr aufgeregt. »Ich erzähle davon zum ersten Mal«, sagte er. »Zwanzig war ich damals. Wir gingen am 7. August meine Schwester suchen, die in der Stadt gearbeitet hatte. Dabei kamen wir am ehemaligen Hauptquartier vorbei. Dort war jetzt ein Zelt aufgebaut, und davor standen und lagen viele Leute. Dann sah ich den amerikanischen Soldaten. Er war halbnackt und hatte gefesselte Hände. Ein hübscher junger Mann mit dunkelblonden Haaren und blauen Augen. Daneben stand ein japanischer Soldat und sprach die vorbeikommenden Leute an. Er gab ihnen einen Stock in die Hand und forderte sie auf, zuzuschlagen. Wer ihn nahm, schlug zu und schrie dabei. Der Soldat gab den Stock immer weiter, auch den Frauen. ›Nicht das Gesicht schlagen‹ sagte er noch. Meine Angst war groß. Ich stahl mich davon. Als ich zurückkam – meine Schwester hatten wir nicht gefunden – war der Amerikaner tot. Hölzer steckten in seinen Nasenlöchern und junger Bambus stak in seinen Wangen. Ich erzählte niemandem davon«.

Am nächsten Tag meldeten sich noch einige Leute. Wir trafen uns im Friedensmuseum.

»Einen Amerikaner«, sagte eine Frau, »habe ich an der Aioi-Brücke liegen sehen. Die Leute haben ihn gesteinigt. Ich sah, wie eine verwundete alte Frau Steine warf. Er hatte nur Unterhosen an. Am Abend war er tot.« Es sollen dreiundzwanzig gewesen sein. Am nächsten Tag ging ich dann zu einem anderen ehemaligen Militärpolizisten, von dem ich durch den Zeitungsartikel erfahren hatte. »Hier«, sagte er, »beim Exerzierplatz West waren zwei, an der Schloßgrabenbrücke noch einer, einer auf dem Schießübungsplatz ... Sie wurden alle erschlagen. Und ein paar Frauen, ich glaube drei waren es, sind erschossen worden, und in der Nähe vom Hauptquartier waren auch noch ein paar Amerikaner.«

Wir suchten auf einem Plan von Hiroshima, auf dem auch der Explosionsnullpunkt eingezeichnet war, das ehemalige Hauptquartier. Es war nur 500 Meter davon entfernt. Aber die Gefangenen hatten sich in ihren Zellen, wahrscheinlich im Keller, befunden. Vielleicht waren auch einige gleich tot. Nachdenklich fuhr Frau Maruki fort:

Ich habe Zeit gebraucht, um mich zu sammeln. Ich war allein in Hiroshima gewesen und erzählte Iri, meinem Mann, erst zu Hause davon. Wenn ich am Hauptquartier vorbeigekommen wäre, was hätte ich getan? Wie groß wäre meine Angst vor den Leuten gewesen? Damals mußten wir mit Bambusspeeren Angriffe auf Strohpuppen üben, und zwar mit dem Schrei: »Teufel, Bestie, Amerika, England!« Ich mußte über den Tod der amerikanischen Soldaten malen. Sonst wäre es, als stimmte ich dem Mord an ihnen zu. Das hieße, ich nähme den Krieg so hin, wie er ist. Ich entschloß mich, anzufangen, und mein Mann half mir dabei ... Es war schwer zu ertragen ...

Die Amerikaner, die das neue Massenvernichtungsmittel gegen die Japaner einsetzten, waren nicht fähig, sich dort, bei ihren Feinden, Menschen vorzustellen, Menschen wie sie selbst, mit ihren Schwächen und ihren Freundlichkeiten – Mütter, Väter, Töchter, Söhne, Arbeitskollegen. Die Japaner hatten die schon viele Jahre währende Gehirnwäsche des Krieges hinter sich, die Erziehung zu Haß und Gewalt. Sie konnten auch in dem wehrlosesten Amerikaner nur noch den Feind mit dem fremden Gesicht sehen, die Bestie, den Teufel.

Heute sind die USA und Japan eng verbündete Staaten. Auch privat entstanden viele Freundschaften zwischen Angehörigen beider Länder. Atomkriegsfolgen überdauerten die Feindschaft.

Wir wissen heute, daß Verbrechen wie die von Hiroshima, Auschwitz und Nanking tatsächlich geschehen sind, und daß solche Verbrechen unter den entsprechenden Voraussetzungen sich wiederholen können. Genauso wie die atomare Bedrohung, vor der wir nirgendwohin entfliehen können, ist dieses Wissen eine schwere Bürde für uns.

Diese Bürde wird nicht weniger schwer, wenn wir zum Beispiel den Bomberpiloten von Hiroshima Paul Tibbets oder seinen Präsidenten Harry Truman zu Zielen unseres Entsetzens machen. Es ist sogar eine Verharmlosung, wenn unsere Abscheu sich auf einzelne Verantwortliche von damals konzentriert. Zu leicht übersehen wir dann die Gefahren, die uns heute drohen, Gefahren auch in den Tendenzen, die Kriege und derartige Verbrechen vorbereiten. Zu diesen Tendenzen gehören auch Verharmlosung faschistischen Gedankengutes, Denken in Feindbildschemata sowie andere Verdrängungsmechanismen.

Die Bürde unseres Wissens um Hiroshima, Auschwitz und Nanking wird nur dann erträglicher, wenn wir uns ausdrücklich gegen solche Tendenzen wenden, und nur so können wir verhüten, daß der Atomkrieg jemals tatsächlich für eine »Fortsetzung der Politik mit anderen Mitteln« gehalten wird.

Hibakusha des fortschreitenden Atomzeitalters

»Ich hoffe, daß ich das letzte Opfer von Atom- oder Wasserstoffbomben bin«, sagte Aikichi Kuboyama, der Funker des »Glücklichen Drachen«, am 23. September 1954 auf dem Sterbebett.

Millionen Zeitungen, Radios, Flugblätter, Bücher und Broschüren verbreiteten seine Worte. Menschen in Japan und anderswo wußten inzwischen viele Einzelheiten: wo und wie es geschehen war und weshalb. Sie hatten Landkarten gesehen, die das Bikini-Atoll zeigten und den »Glücklichen Drachen« 160 Kilometer westlich davon auf der Höhe des Rongelap-Atolls. Bei Rongelap sahen sie die Atolle Ailinginae, Rongerik und noch etwa 300 Kilometer weiter westlich das Atoll Utirik.

Für den 1. März 1954, den Tag, an dem die USA einen Wasserstoffbombentest auf dem Bikini-Atoll unternahmen, war Nordwind vorhergesagt worden. Doch es wehte Ostwind[110a]. Er wehte die radioaktive Wolke über den »Glücklichen Drachen« und über die Inseln. Inseln, die weitab von jeder Nachrichtenagentur oder Pressestelle lagen.

Einige wenige Japaner fragten nach: Ja, es waren bewohnte Inseln. Näheres war nicht zu erfahren. Deshalb versuchten einzelne, dort hinzufahren. Aber sie mußten vor ihrem Ziel umkehren, weil sie kein Visum erhielten.

Auf der 2. Konferenz gegen Atom- und Wasserstoffbomben, 1956, wurde noch einmal von einer Hibakushagruppe aus Nagasaki an die Inselbewohner erinnert und vorgeschlagen, eine internationale Hibakushavereinigung zu gründen. Da aber niemand etwas Genaues wußte, gerieten die fernen Südseeinseln bald in Vergessenheit – etwa sechzehn Jahre lang.

Erst 1971 fährt wieder ein japanisches Ärzteteam in Richtung Rongelap. Es wird auf dem Majuro-Atoll, etwa 600 Kilometer vor dem Ziel, von der amerikanischen Militärbehörde festgehalten. Auch diese Ärzte müssen ihren Plan, Rongelap und Utirik zu erreichen, aufgeben. Neun Tage bleiben sie auf Majuro und berichten später:

Wir wurden von der Inselbevölkerung, die unsere Forschungsarbeiten sehr stark wünschte, willkommen geheißen. Wir trafen Personen, die die Bestrahlung erlitten hatten und hörten ihre Klagen an. Durch die Mitarbeit der Inselbewohner war es uns möglich, trotz der Einschränkungen, die man uns auferlegt hatte, viele Informationen zu erhalten und herauszufinden, daß die radioaktive Bestrahlung bei ihnen noch immer Wirkungen zeigt.[111]

Aus ihren Nachforschungen und Veröffentlichungen der Atomic Energy Commission (die aber nur Zahlen und Tabellen lieferte) setzte sich folgendes Bild zusammen: Betroffen wurden insgesamt 267 Menschen – 64 Einwohner von Rongelap, 18 vom nahegelegenen Ailinginae, 157 von Utirik und 28 auf Rongerik stationierte Amerikaner. Wenige Stunden nach der Explosion erreichte die gleiche radioaktive Wolke, die die japanischen Fischer verseucht hatte, ihre Inseln. Auch dort begann weißliche Asche zu fallen. Das Trinkwasser, die mit Kokosöl getränkten Haare der Insulaner, ihre Früchte, Hühner, Schweine – am Morgen des 1. März wurde alles bedeckt mit dieser eigenartigen Pulverschicht. Es »schneite« bis zum Mittag. Die Kinder bejubelten die Abwechslung, schoben Aschehäufchen zum Spielen zusammen, bewarfen sich, schmeckten das Pulver und rochen daran. Das Pulver roch nach nichts. Das Pulver schmeckte nach nichts.

Die Erwachsenen wunderten sich, ahnten aber nichts Böses. Sie klopften das Zeug ein wenig von Hemd und Shorts, liefen mit nackten Füßen zu ihren Booten und gingen ihrer Arbeit nach wie sonst auch – aber nur bis zum Nachmittag. Da fingen die Kinder an zu jammern und erbrachen sich. Alle wurden krank – nach und nach auch die Erwachsenen: Die Haut bekam stellenweise Verbrennungen, juckte, blutete, Fieber stellte sich ein, außerdem Durchfall, Übelkeit, Ermattung.

Als das Schiff der amerikanischen Armee, das am ersten Tag die Soldaten von Rongerik evakuiert hatte, nach zwei Tagen in Rongelap eintraf, lagen die Menschen apathisch in ihren Hütten und warteten auf den Tod.

Man brachte sie in ein Notaufnahmelager nach Kwajalein, ein 200 Kilometer südlich gelegenes Atoll. Ihre ganze Habe, ihr normales Leben – das alles blieb auf Rongelap zurück. In Kwajalein wurde ihre wunde Haut abgeschrubbt, um alle radioaktiven Teilchen zu entfernen – bis es so schmerzte, daß nicht mehr weitergemacht werden konnte. Blut und Knochenmark entnahmen die Ärzte des Militärkrankenhauses, und sie trugen die Werte in Karteikarten ein[111a]. Erst einmal mußten die Rongelapesen auf Kwajalein bleiben, später brachte man sie nach Majuro. Drei Jahre wurden sie beobachtet.

In den ersten Tagen fielen fast allen die Haare aus. Nach einigen Monaten wuchsen sie wieder nach. Die Hautveränderungen klangen nur schwer ab, das Blutbild verbesserte sich nur langsam. Die Rate der Fehl- und Totgeburten stieg auf das Doppelte.

Aber als sie nach drei Jahren zurückgesiedelt wurden, schien das Problem für die Verantwortlichen erst einmal gelöst zu sein. Jedoch nach zehn Jahren traten bei den Opfern die ersten Fälle von Schilddrüsenkrebs auf. Die Atomwaffentests wurden die ganze Zeit über und auch danach fortgesetzt. Anfang der siebziger Jahre, als die japanischen Ärzte ihre Untersuchung machten, hatten achtzehn der neunzehn Rongelapesen, die zur Zeit der Bestrahlung unter zehn Jahre alt gewesen waren, durch das aufgenommene radioaktive Jod Schilddrüsengeschwülste. 24 Rongelapesen waren inzwischen in den USA an der Schilddrüse operiert worden und mußten nun für den Rest ihres Lebens Schilddrüsenhormon-Tabletten einnehmen.

Seit etwa 1970 treten zunehmend Fälle von radioaktiv bedingter Erblindung auf. Das erste Leukämieopfer war 1972 der 19jährige Lekoj Anjain, der Sohn des Bürgermeisters John Anjain. Ende der siebziger Jahre besuchte eine Journalistin aus der Bundesrepublik die Familie. Sie schilderte ihren Eindruck so:

> Fred hinkt. Sein rechtes Bein ist sechs Zentimeter kürzer als das linke, die Folge einer von den Amerikanern eingeschleppten Polio-Epidemie. Jetzt ist er neunzehn, so alt wie sein Bruder Lekoj, als dieser starb. Seine Schwester Froji war zweimal in Amerika zur Operation, jetzt hat sie keine Schilddrüse, aber auch keine Nebenschilddrüse mehr. Sie wurde versehentlich gleich mit herausgeschnitten.
>
> Vor ein paar Monaten war sie auf Ebeye, um einen Mann zu suchen. Sie fand keinen, der sie heiraten wollte. Ihre Rongelap-Erkennungsmarke, die breite, gezackte Narbe am Hals, hatte alle von ernsten Absichten abgehalten. Sie war minderwertig, nur gut für Fehlgeburten, Krankheit, vorzeitigen Tod, aussätzig. Ihre Mutter ist geistesgestört. Am Hals die übliche Narbe, dämmert sie in einer Ecke des Hauses vor sich hin. Die Operation kam zu spät. Sie hat Schilddrüsenkrebs. Sie liegt im Sterben.

Vater Anjain ist vor all dem Elend nach Ebeye geflüchtet. Dort wohnt er seit vier Jahren, ohne Schilddrüse, mit zwei schilddrüsenkranken Söhnen. Die Nähe des Krankenhauses beruhigt ihn, er glaubt, dort könne er überleben.[112]

Der Journalist George Kent schreibt im November 1980 in der Zeitschrift ›The New Pacific‹:

> Mit der Bombardierung von Hiroshima und Nagasaki im August 1945 begann die nukleare Beeinträchtigung der Völker des Pazifik. Seitdem ist der Pazifik zur am schwersten atomar beeinflußten Region der Welt geworden.

Nicht nur die USA verseuchen den Pazifik und seine Fische, seine Inseln, seine Menschen. Seit 1966 führte Frankreich im Gebiet des Mururoa-Atolls über einhundert nukleare Tests durch. Es explodierten Atombomben, Wasserstoffbomben, Neutronenbomben. Das geht bis heute so weiter. 1981, beim Amtsantritt von Präsident Mitterrand, zu dessen Wahlversprechen ein Teststopp im Pazifik gehörte, hatte man sich zu einer Pause, die ganze vier Tage währte, durchringen können. Der Amtswechsel in Paris brachte keine Wende – weder für die betroffenen Inselbewohner, noch für die Entwicklung der französischen Neutronenbombe.

Großbritannien führte bis 1982 52 nachgewiesene Atomwaffentests durch: auf der Christmas Insel, der Insel Johnston und in Australien.

Die Sowjetunion hat zwar die meisten ihrer bekanntgewordenen Atomwaffentests in Zentralasien, in Sibirien und im Ural durchgeführt. Aber auch sie hat ein Testgebiet für Fernlenkwaffen im pazifischen Raum, in der Nähe der Cook-Inseln.

China feuerte 1981 Testraketen in den Pazifikraum, die in der Nähe der Salomon-Inseln niedergingen.

Den Pazifik haben sich die atomaren Großmächte als ihr bevorzugtes Testgebiet ausersehen: Seine Inseln sind weit abgelegen von den meisten Nachrichtenverbindungen, seine grenzenlos scheinenden Wassermassen decken lange Zeit viele Zerstörungen zu. Während seiner Amtszeit als Außenminister der USA soll Henry Kissinger gesagt haben: »Es leben nur 90000 Leute da draußen – wer interessiert sich schon für sie . . .«

Jeder Atomwaffentest setzt Neutronen- und Gammastrahlung frei, außerdem viele radioaktive Stoffe wie Jod, Strontium, Plutonium, Cäsium, Kobalt, Krypton, Ruthenium, Uran. Einmal in die Umwelt gelangt, konzentrieren sich diese strahlenden Stoffe über Nahrungsketten in unserem Körper.

Große verseuchte Meeresgebiete und Inseln (zum Beispiel Runit, Engebi) sind für Menschen auf unabsehbare Zeit gesperrt. Stoffe wie Strontium, Cäsium und Plutonium haben sie verseucht. Strontium hat die Hälfte seiner Radioaktivität nach 28 Jahren verloren, Cäsium nach 30 Jahren, Plutonium nach 24400 Jahren. Wer soll nun aber verhindern, daß in den abgesperrten Gebieten Krabben, Schildkröten, Fische und andere Tiere sich ernähren? Die Inselbewohner fangen sie außerhalb des Sperrgebiets und essen sie. Außerdem können sie auch in Konservendosen und in unseren Organismus gelangen.

Das könnte zum Beispiel folgendermaßen vor sich gehen: Tierisches Plankton lebt von pflanzlichem Plankton. Das sind kleinste Lebewesen, die rund um jedes Korallenriff, um die verseuchten wie die unverseuchten, im Wasser schweben. Von diesem verseuchten Plankton leben Heringe oder Sardellen. Diese Fische scheiden nur einen Teil der radioaktiven Teilchen wieder aus, die meisten speichern sie in ihrem Körper. Die Konzentration in ihrem Fleisch und in den Gräten kann, wenn sie selbst Nahrung für einen Thunfisch geworden sind, tausendfach so stark sein wie im Plankton. Bevor der Thunfisch im Netz der Fischer gefangen wird, hat er die Radioaktivität aus seiner Nahrung wiederum um viele Male konzentriert. So geraten aus einem relativ wenig verseuchten Meer konzentriert radioaktive Teilchen auf unserem Teller und in unseren Organismus. Erst einmal aufgenommen, lagern die strahlenden Partikel sich ab, und zwar: Strontium in den Knochen, Jod in der Schilddrüse, Kobalt in der Leber, Cäsium in den Muskeln, Plutonium in den Knochen und besonders in der Lunge.

In jedem menschlichen Körper sind schon heute strahlende Teilchen nachzuweisen, die es vor dem Atomzeitalter, vor der Manipulation des Menschen am Atomkern in der Natur nicht gab.

Das Ausmaß radioaktiver Verseuchung durch Atomwaffentests hängt vom Bombentyp und von der Versuchsdurchführung ab. Bei oberirdischen Tests wird ungefähr ein Drittel der Radioaktivität in die nahe Umgebung (Erdoberfläche, Meer, Luft) abgegeben, der Rest wird in hohe Schichten der Atmosphäre geschleudert. Diese Radioaktivität verteilt sich nach und nach um die gesamte Erdkugel und regnet mit der Zeit wieder auf die Erde herab, auch weitab vom eigentlichen Testgebiet.

Großbritannien, die USA und die UdSSR haben 1963 in ihrem Teilteststoppabkommen ihren Verzicht auf zukünftige oberirdische Tests erklärt. In den folgenden Jahren unterzeichneten weitere 123 Staaten diesen Vertrag. Dieses Abkommen wirkte sich vor allem als Umweltschutzmaßnahme aus. Frankreich, China und Südafrika (von der Regierung nicht bestätigt) führen oberirdische Tests jedoch fort. Der Vertrag mag jedoch auch in diesen Ländern bewirkt haben, daß oberirdische Versuche im Vergleich zu früher seltener durchgeführt werden. Aber die radioaktive Belastung der Umwelt ist erheblich. Strahlenteilchen, auch noch die aus den großen Versuchsreihen der fünfziger Jahre vor dem Abkommen, sind heute in allen Meeren der Welt nachweisbar.

Unterirdische Tests werden seit dem Vertrag mindestens genauso häufig durchgeführt wie Tests allgemein vor dem Vertrag 1963. Sie geschehen alle paar Wochen irgendwo in der Welt und geben in unseren Nachrichten nicht einmal immer eine kleine Randnotiz ab. Das Atomteststoppabkommen hat den atomaren Rüstungswettlauf nicht wesentlich verlangsamt. Außerdem sind unterirdische Tests auch nicht ungefährlich. Für einen solchen Test wird die Atombombe in einen senkrechten Schacht eingelassen. Die Gesteinsmassen sollen die freiwerdende Radioaktivität einschließen. Aber regelmäßig entstehen dabei Risse im Gestein. Nicht nur der Bombenschacht wird auf unbegrenzte Zeit radioaktiv verseucht. Auch das Grundwasser kann verseucht werden, und wenn diese Tests, wie so häufig, auf brüchigen Koralleninseln durchgeführt werden, auch das Meer. Nicht selten entstehen Risse, die an der Erdoberfläche sichtbar werden. Oft sprengt die Explosion Teile des Schachts fort und schafft sich so einen Kanal nach außen. Durch diesen Kanal treten dann radioaktive Wolken aus und gelangen in die Atmosphäre.

Seitdem 1954 der Fischkutter »Der Glückliche Drache« verseucht wurde, gibt es in vielen Ländern der Erde Gruppen und Einzelpersonen, die sich um die Beendigung aller Atomwaffentests bemühen. Besonders konsequent und mutig sind in dieser Hinsicht die Angehörigen der Umweltschutzgruppe Greenpeace. Sie begannen 1972, mit Segelschiffen in Atomwaffentestgebiete zu fahren. Dabei beriefen sie sich von Anfang an auf das internationale Seerecht, nach dem es nicht vorgesehen ist, ein bestimmtes internationales Gewässer abzusperren und unpassierbar zu machen. Schon mehrfach haben sie durch ihren Mut die Weltöffentlichkeit auf die totgeschwiegene Gefahr hingewiesen, so auch, als vier Tage nach dem Machtwechsel in Paris

1981 das Teststopp-Wahlversprechen der Regierung Mitterrand gebrochen wurde.

Am 1. Dezember 1981 enterte die französische Marine das Segelschiff »Greenpeace III« vor dem Mururoa-Atoll, innerhalb der französischen Sperrzone. Die Besatzung des Segelschiffes wollte mit ihrer Fahrt den anstehenden Neutronenbombentest verhindern oder ihn zumindest so bekannt machen, um die Öffentlichkeit an Mitterrands Wahlversprechen zu erinnern. Das letztere gelang ihr, die Verhinderung des Tests jedoch nicht. Ein absolutes Atomwaffentestverbot hätte wichtige politische Auswirkungen. Ländern, die bisher keine Atomwaffen besitzen, würde die Entwicklung solcher Waffen erschwert. Noch einschneidender wäre ein solches Verbot für Länder mit Atomwaffen, aber sie werden sich nicht leicht zu einem absoluten Teststopp bereiterklären: Sind diese Tests nämlich erst einmal international verboten, so entfällt eine wichtige Voraussetzung für das Wettrüsten. Es würde erschwert, ja fast unmöglich gemacht, mit immer neuen Atomwaffenentwicklungen den Rüstungswettlauf weiterzutreiben.

Zu wenig von den Nachrichtenagenturen und der Öffentlichkeit beachtet, testen die Atommächte bis heute weiter.

Atomwaffentests können eigentlich nicht als Tests bezeichnet werden. Es ist ja das Wesen eines echten Tests, daß er abgeschlossen von der Umwelt zur Erforschung eines Tatbestandes geschieht, die Lebensbedingungen des Menschen aber nicht belastet. Bei Atomwaffen»tests« sind diese Voraussetzungen nicht erfüllt. Sie verändern unsere Umwelt und uns; sie machen uns mehr und mehr zu Hibakusha, zu Menschen, die mit einem gewissen Grad an nicht sichtbarer Verseuchung leben und vor den Folgen Angst haben müssen.

Schwer Strahlenkranke durch Atomwaffen in Friedenszeiten gibt es nicht nur im pazifischen Raum. So hatte sich zum Beispiel unter den etwa 300 000 Soldaten, die in den fünfziger Jahren in amerikanischen Atomwaffentestgebieten (Nevada, Utah, Pazifik) nichtsahnend kurz nach Atomexplosionen militärische Übungen durchführen mußten, die Krebs- und Leukämierate bis 1977 verdreifacht.

1955 machte ein Filmteam mit John Wayne im Südwesten des amerikanischen Bundesstaates Utah, ein Jahr nachdem in der benachbarten Wüste von Nevada (220 Kilometer entfernt) insgesamt elf Atomtests stattgefunden hatten, Aufnahmen für den Spielfilm ›Der Eroberer‹. Von den 150 Mitarbeitern, deren Verbleib 1980 noch festgestellt werden konnte, waren inzwischen 91 an Krebs erkrankt (höchstens 30 wäre »normal« gewesen). 46 der 91 bis dahin an Krebs Erkrankten, unter ihnen die Hauptdarsteller John Wayne und Susan Hayward, waren bis dahin schon gestorben. Susan Hayward starb 1965 an Haut-, Brust-, Gebärmutterkrebs, direkte Todesursache war ein Hirntumor. John Wayne starb im Juni 1980 durch Lungen-, Magen- und Kehlkopfkrebs.

Auch bei den Bewohnern der nächstgelegenen Dörfer und Städte schnellte die Krebs- und Leukämierate hoch.[113] Die Aufzählung läßt sich fortsetzen. Es gibt Opfer des Uranbergbaus und Opfer der Plutoniumfabrik in Hanford, in der das Uran für die Bombe auf Hiroshima angereichert, beziehungsweise das Plutonium für die Nagasakibombe und später für andere Atombomben hergestellt wurde. Strahlengeschädigte Bürger in den USA haben ein Komitee gegründet, durch das sie auf ihre Situation aufmerksam machen.[114]

Es ist anzunehmen, daß es auf der ganzen Erde noch viel mehr Strahlenopfer durch Atomwaffen in Friedenszeiten gibt. Eine der ganz seltenen Meldungen über Atomwaffen»test«auswirkungen in östlichen Staaten fand sich 1981 im Berliner ›Tagesspiegel‹:

> China über Folgen eigener Kernwaffentests besorgt
>
> Vermehrtes Auftreten von Krebserkrankungen und Pflanzenschäden
>
> Urumqi (dpa). Radioaktive Strahlung, hervorgerufen durch Atomwaffenversuche auf dem streng abgeschirmten chinesischen Testgelände Lop Nur, hat möglicherweise in der Nordwest-Region Xinjiang eine Zunahme der Krebsfälle sowie Mißbildungen bei Obst ausgelöst. Darauf wiesen jetzt chinesische Beamte westliche Journalisten in Urumqi, der Hauptstadt von Xinjiang, hin. Den Angaben zufolge sind vermehrt Fälle von Lungen-, Leber- und Hautkrebs aufgetreten. Vor einiger Zeit bereits hatten chinesische Experten westliche Diplomaten über Mißbildungen bei Obst informiert.
>
> Auf dem rund 800 Kilometer südöstlich von Urumqi gelegenen Testgelände sind seit 1964 mindestens zwanzig nukleare Sprengkörper gezündet worden. Es handelt sich um Tests in der Atmosphäre wie im Erdboden. Die letzte Explosion wurde im vergangenen Oktober registriert.[115]

Wenn aus einem Land, das Atomwaffen besitzt, gar nichts an

Nachrichten über nukleare Belastungen von Mensch und Umwelt herausdringt, so heißt das natürlich nicht, daß in diesem Land nichts dergleichen vorkommen würde.

Das gilt auch für Nachrichten über Unfälle mit Atomwaffen. Über solche Vorkommnisse gibt es keine Berichte aus den Staaten des Warschauer Pakts. Auch aus den NATO-Staaten wurden sicherlich längst nicht alle, aber immerhin 32 solcher Unfälle seit 1950 aktenkundig. Einige Beispiele:

13. Juli 1950: Ein B-50-Bomber stürzt mit einer Atombombe ab, die (konventionelle) Zündungsladung detoniert (USA).

5. August 1950: Eine B-29 stürzt kurz nach dem Start in der Nähe eines Campingplatzes ab. Explosion der Zündungsladung der Atombombe, 19 Tote (USA).

22. Mai 1957: Eine B-36 verliert eine Atombombe. Bei der Explosion der Zündungsladung entsteht ein großer Krater (USA).

31. Januar 1958: Eine B-47 mit einer Atombombe an Bord verunglückt beim Start und gerät in Brand. Keine Nuklearexplosion, jedoch Verseuchung mit Alpha-Strahlen; die Bevölkerung der Umgebung wird evakuiert (Marokko).

5. Dezember 1964: Versehentlich wird der Countdown einer Minuteman-Langstreckenrakete ausgelöst, der Start kann aber vor dem Schärfen des atomaren Sprengkopfes noch gestoppt werden (USA).

17. Januar 1966: Bei Palomares in Spanien stürzt eine B-52 mit vier Wasserstoffbomben ab. Die Zündungsladung von zwei Bomben explodiert. Plutonium wird freigesetzt; 1750 Tonnen verseuchtes Erdreich werden nach Amerika abtransportiert.

19. September 1980: Bei Damaskus (im amerikanischen Bundesstaat Arkansas) explodiert der Brennstoff einer Titan-Langstreckenrakete; der Atomsprengkopf wird aus dem Silo 200 Meter weit herausgeschleudert.[116]

Was es bedeutet, wenn wie in Palomares viele Tonnen verseuchtes Erdreich abgetragen worden sind, haben auch schon die Bewohner einiger Südseeinseln erfahren müssen: Kein Haus bleibt stehen, es gibt keine Palmen mehr, keine Blumen. Was zurückbleibt, ist nackte Erde, gestaltlos und leer. Wie die Atomwüste ist sie nicht mehr mit dem zu vergleichen, was vorher an dieser Stelle das Zuhause ausgemacht hatte.

Atomwaffenunfälle und Atomwaffen»tests« verursachten bisher diese neue Art der Heimatlosigkeit auch außerhalb des Krieges. Aber die Gefahr, daß wir eines Tages in gleicher Weise heimatlos werden könnten, geht auch von den Kernkraftwerken in unserer Nähe aus, sollten nach einem Kernkraftwerksunfall einmal weite Teile des Landes entseucht werden müssen. Auch viele andere Aspekte der »friedlichen« sind nicht von der militärischen Nutzung der Kernenergie getrennt zu betrachten.

Die »friedliche« Nutzung der Atomenergie

Nach dem Atomreaktor in Hanford, der ausschließlich zur Entwicklung der ersten Atombomben gebaut worden war, entstanden Anfang der fünfziger Jahre Atomreaktoren zur Stromherstellung. Das wissenschaftliche Programm zur Erforschung einer gesteuerten atomaren Kettenreaktion hieß damals in den USA »Atoms for Peace«. Die Illusion, man könne die ungeheuren Kräfte der Hiroshima- und Nagasakibombe zum Wohle der Menschheit nutzbar machen, war allgemein verbreitet. Sie ließ die an der Entwicklung der Atombomben beteiligten Wissenschaftler im Nachhinein in einem besseren Licht erscheinen – und mit ihnen auch die beteiligten Politiker. Sogar den Hibakusha schien die Vorstellung von »friedlicher« Nutzung der entsetzlichen Kraft der Bombe einen kleinen Trost, eine gewisse Zukunftshoffnung zu bedeuten: So wurde auf den ersten Kongressen gegen Atom- und Wasserstoffbomben von der »friedlichen Nutzung« durchweg positiv gesprochen, ja manchmal fast geschwärmt.

Damals herrschte noch allgemein die Vorstellung, daß schwierige, kostspielige Maßnahmen nötig wären, um eine Atombombe herzustellen, Maßnahmen, die kein Land geheimhalten könnte. Tatsächlich schienen zu der Zeit noch fehlende Kenntnisse auf dem Gebiet der Atomenergietechnik und der Mangel an spaltbarem Material für die meisten Länder die unüberwindlichen Hindernisse zu sein.

Aber gerade diese Hindernisse wurden durch die Verbreitung von Versuchsreaktoren und Atomkraftwerken überwunden.

Heutzutage, Anfang der achtziger Jahre, haben 39 Länder der Erde Atomreaktoren zur Stromproduktion. Zählen wir alle Forschungsreaktoren dazu, so sind es sogar noch viel mehr Länder.

Jedes Atomkraftwerk erzeugt bei seinem normalen Betrieb zwangsläufig Plutonium, Plutonium, aus dem Atombomben hergestellt werden können. Die Nagasakibombe enthielt etwa fünf Kilogramm Plutonium. Ein mittelgroßer Reaktor (Jahresleistung 1000 Megawatt) produziert in einem Jahr mindestens 240 Kilogramm Plutonium. Es entsteht als Nebenprodukt der Uranverbrennung und sammelt sich in verbrauchten Brennstäben an. Um das Plutonium zurückzugewinnen, werden die Brennstäbe wiederaufbereitet. Plutonium ist sehr teuer und kann als Brennstoff für die nächste Kernkraftwerksgeneration, die der »Schnellen Brüter«, benutzt werden – oder eben zur Bombenherstellung.

Keinem Reaktor ist es anzusehen, ob er Plutonium für den Brüter oder für die Atombombe produziert. Länder mit Atomkraftwerken können sich daher unauffällig und vergleichsweise billig damit versorgen.

Was genau ist dieses Plutonium, das sich durch die Atomkraftwerke der ganzen Welt Jahr für Jahr um Tonnen vermehrt?

Es ist ein Element, das in der Natur nicht vorkommt, und es ist einer der am stärksten krebserregenden Stoffe überhaupt. Ein Mikrogramm Plutonium, abgelagert in den Knochen oder in der Lunge, zerstört die Zellen in der Nähe. Es beeinträchtigt die etwas weiter weg liegenden Zellen derart, daß sie irgendwann, nach zehn, zwanzig oder auch dreißig Jahren, zu Krebszellen entarten können. Wie gesagt, die Wahrscheinlichkeit, daß die Bestrahlung durch ein abgelagertes Teilchen Krebs verursacht, ist bei Plutonium besonders hoch. Und die Plutoniumgefahr endet nicht mit dem Tod des ersten Opfers. Wenn es gestorben ist und eingeäschert wird, bleibt in seiner Asche das Plutonium weiter aktiv.

24400 Jahre dauert es, wie wir wissen, bis das Plutonium die Hälfte (!) seiner Radioaktivität verloren hat. Und es ist nicht leicht, Plutonium zu kontrollieren. Der Ökologie-Experte Holger Strohm sagt dazu:

> Plutonium ist extrem aggressiv, zersetzt alle Behälter und ist sehr schwer zu beherrschen. Der ›Commissioner‹ der amerikanischen Atomenergie-Kommission Clarence E. Larson berichtet, daß jährliche Verlustraten von ein bis zwei Prozent von Seiten der Industrie als unvermeidlich angesehen werden.[117]

Schon jetzt haben sich auf der ganzen Welt etwa 400000 Kilogramm Plutonium angesammelt und ungefähr ein Drittel davon in Ländern, die noch keine Atomwaffen besitzen.

Diese Situation wird in den nächsten Jahrzehnten noch problematischer werden. Wenn wir den Dingen unvermindert ihren Lauf lassen, werden wir miterleben, daß mehr und mehr Länder Atomwaffen herstellen. Die Bundesrepublik ist ein wichtiger Exporteur von Atomtechnologie.

Wenn genug Plutonium vorhanden ist, können sogar technisch mittelmäßig begabte Personen nach entsprechender Einarbeitung mit Fachbüchern, die in jeder Bibliothek einer technischen Universität vorhanden sind, eine funktionsfähige Atombombe bauen. Die Atomkraftwerke fügen also der sogenannten »vertikalen« Verbreitung von Atomwaffen – so wird die Aufhäufung nuklearen Potentials bei den Atomwaffenländern genannt – zwei weitere Verbreitungsarten hinzu. Es ist zum einen die »horizontale« Verbreitung: Atomwaffenbau durch Staaten, die bisher noch keine besaßen, zum anderen die »nicht-staatliche« Verbreitung: Erwerb oder Herstellung von Atomwaffen durch einzelne oder Gruppen zum Zweck der Erpressung. Der amerikanische Journalist D. Rotow kam in einer Veröffentlichung, die großes Aufsehen erregte, zu folgendem Schluß:

»Eine kompetente Person kann, wenn sie im Besitz von spaltbarem Material ist, für nur 1900 Dollar einen kleinen Atomsprengsatz in weniger als zwei Monaten herstellen.«

Ganze Staaten wären damit erpreßbar, zum Beispiel durch politische Untergrundkämpfer, kriminelle Banden, größenwahnsinnige Einzelpersonen oder religiöse Fanatiker.[118] Die für eine Nagasakibombe nötige Plutoniummenge hat nur die Größe eines Tennisballs. Obgleich die Plutoniummengen, die schon in einzelnen Atomanlagen abhanden gekommen sind, in der Regel geheimgehalten werden, sind sie in einigen Fällen doch bekannt geworden; 1974 zum Beispiel vermißte man in der Kerr-McGee-Atomanlage in Oklahoma 27 Kilogramm Plutonium und fand sie nicht wieder. Diese Menge würde zur Herstellung von mehr als fünf Nagasakibomben ausreichen – und bei den »normalen« Verlustraten von ein bis zwei Prozent jährlich kommen eine ganze Menge möglicher Atombomben zusammen. Was soll getan werden, wenn eine ganze Stadt als Geisel benutzt wird? »Abschreckung« würde nichts bewirken: Ein anonymer Erpresser, der sich nicht lokalisieren läßt, könnte auch nicht durch die Androhung eines »Vergeltungsschlags« von seinem Vorhaben abgehalten werden.

Die Gefahr, daß sich immer mehr Länder mit Atomwaffen versehen, ist in den spannungsreichen Gebieten der Dritten Welt besonders groß. In fast allen diesen Ländern ist die öffentliche Meinung noch nicht stark genug, um auf die politisch Herrschenden den Druck ausüben zu können, der nötig wäre, eine atomare Bewaffnung des Landes zu verhindern. Stehen Atomwaffen erst einmal zur Verfügung, trifft die Entscheidung über ihren Einsatz möglicherweise ein einzelner Diktator. Außerdem ist der Besitz von Atomreaktoren oder gar Atomwaffen zu einer Prestigefrage und politischen Waffe geworden. Dies gilt für Indien, Südafrika und für Israel. Auch die fehlende Bereitschaft der Atomgroßmächte, das atomare Wettrüsten einzustellen, ist ein starker Reiz für andere Staaten, sich ebenfalls mit Atomwaffen auszurüsten.

Haben solche Länder erst einmal Atomwaffen, so ergibt sich daraus eine weitere Gefahr, die dort größer ist als bei den Atomgroßmächten: die Gefahr eines Atomkrieges aus Versehen. Zahlreiche Fehlalarme, durch die das amerikanische Atomgeschwader in höchste Alarmbereitschaft versetzt worden war, sind in den letzten Jahrzehnten aus den USA bekannt geworden. In all diesen Fällen konnte durch die verschiedenen Sicherheitsstufen, die dem Zünden der Atomraketen dort vorgeschaltet sind, eine nukleare Katastrophe oder gar ein Atomkrieg verhindert werden – wenn auch in Einzelfällen nur eine einzige von vielen Sperren das Geschehen aufgehalten hatte. In den Ländern der Dritten Welt sind diese kostspieligen Kontrollsysteme nicht vorhanden. Es existieren keine Frühwarnsysteme und keine »roten Telefone«.

Sollten wir und unsere Politiker nicht doch noch einmal die Risiken, die die Atomkraftwerke und deren Export mit sich bringen, durchdenken?

Aber auch wenn wir den Export nicht in Betracht ziehen, bleiben die Atomkraftwerke so gefährlich, daß es unverantwortlich ist, sich nicht sobald wie möglich um andere Energiequellen zu bemühen und von der Nutzung der Atomenergie Abstand zu nehmen. »Ein potentieller Angreifer kann gegen die Bundesrepublik einen Atomkrieg mit konventionellen Waffen führen. Er braucht nur mit großkalibrigen Geschossen Atomkraftwerke zu zerstören, dann setzt er damit Radioaktivität über ganze Landstriche frei«, warnte Herbert Gruhl, damals noch Bundestagsabgeordneter der CDU, schon 1976 vor dem Bundestag. Als am 9. Juni 1981 Israel die fast fertiggestellte

Reaktoranlage des Irak bei Bagdad bombardierte und zerstörte, war Herbert Gruhls Schreckensvision plötzlich allgemein in den Bereich des Vorstellbaren gerückt. Glücklicherweise war das Atomkraftwerk von Bagdad noch nicht fertiggestellt, noch kein Plutonium war angefallen. Je länger nämlich ein Kernkraftwerk in Betrieb ist, desto mehr Radioaktivität sammelt sich darin an – Radioaktivität, die bei seiner Zerstörung durch eine Bombe oder einen Unfall alles Leben in der Umgebung töten und weite Landstriche für Jahrtausende unbewohnbar machen würde. Schon nach einem Jahr Betriebszeit enthält ein Atomreaktor mit 1000 Megawatt Jahresleistung mehr Radioaktivität als 1000 Hiroshimabomben. Noch bedrohlicher sind Wiederaufbereitungsanlagen (Jahreskapazität 1500 Tonnen, wie sie in Gorleben geplant war): Sie enthalten nach einem Jahr Betrieb das 38fache an Radioaktivität, genauer, die Radioaktivität von 38400 Hiroshimabomben.[119] »Ein Land, das Atomkraftwerke hat, ist eigentlich nicht mehr zu verteidigen«, sagte der nordrhein-westfälische Gesundheitsminister Friedhelm Farthmann nach einer Studienreise durch die USA, und in einem Protokoll einer Tagung mehrerer Bundesministerien zum Thema »Kernenergie und Innere Sicherheit« heißt es, daß ein militärischer, paramilitärischer oder terroristischer Angriff auf ein Atomkraftwerk zu dem schwersten denkbaren Unfall mit hunderttausend Soforttoten allein im Umkreis von fünfzehn Kilometern führen könne. Bei entsprechenden Windverhältnissen könne sich dieses Gebiet auf viele hundert Kilometer ausdehnen.[120]

Ähnlich verheerende Folgen hätte auch die Bombardierung einer Atommülldeponie. Überhaupt weiß niemand, wie der Strahlenabfall der Atomwaffen- und Atomenergieproduktion gefahrlos untergebracht werden soll. Die japanischen Reaktorbetreiber planen sogar, ihren Atommüll in der Nähe der schon von Atomwaffentests schwer heimgesuchten pazifischen Inseln zu versenken. Weit weg scheint der Müll dann zu sein – aber ganz abgesehen von den verseuchten Fischen, erreichen die Meeresströmungen alle Küsten, auch die deutsche. Die deutschen Atommüllprobleme sind ebenso ungelöst wie die japanischen.

Noch viele weitere Tatsachen sprechen gegen die »friedliche« Nutzung der Atomenergie – es würde den Rahmen dieses Buches sprengen, sie hier alle aufzählen zu wollen.

Aber eine dieser Tatsachen können wir nicht unerwähnt lassen: Atomkraftwerke, Atommülldeponien und Wiederaufbereitungsanlagen verursachen im Normalbetrieb, ohne Unfall und Krieg, Hibakusha. Hibakusha: so heißen in Japan auch die Opfer der Atomindustrie. Es sind Arbeiter, die durch Pannen in Atomanlagen oder durch Unachtsamkeit aus Unwissenheit verstrahlt worden sind. Sie leiden unter den gleichen Krankheiten wie die Strahlenopfer von Hiroshima und Nagasaki.

Welche Arbeiten fallen in den verseuchten Räumen eines Atomkraftwerks an? Es sind Arbeiten für Handwerker, zum Beispiel für Rohrleger, und Putzarbeiten. Diese Putzarbeiten müssen regelmäßig durchgeführt werden, sonst ist der Bereich in der Nähe des Reaktorkerns in kurzer Zeit so verseucht, daß sich dort niemand mehr aufhalten kann. Auch nicht kurzfristig zum Beseitigen einer Störung oder aus ähnlich zwingenden Gründen dürfte dann dieser Bereich betreten werden. Das Putzen erledigen in Japan Tagelöhner. Oft sind es Bauern aus der Umgebung, die von der Landwirtschaft allein nicht leben können. Viele andere kommen aus den Slums der fernen Großstädte. Dort gibt es Firmen, die Arbeit für einige Tage oder wenige Wochen vermitteln. Diese Anwerbefirmen bringen die Arbeiter mit Bussen zu den meist sehr abgeschieden gelegenen Atomkraftwerken. Über die Gesundheitsgefahren durch das »Entseuchen«, das Säubern von radioaktivem Staub, werden sie nur pro forma aufgeklärt. Rechtlich sind sie völlig ungeschützt. Im Falle einer Berufskrankheit verweisen die Kernkraftwerksbetreiber auf die Anwerbefirma, die oft nur sehr kurze Zeit besteht oder aber sich durch Kleingedrucktes auf dem Tagesvertrag abgesichert hat. Außerdem machen sich Strahlenspätschäden ja auch erst nach Jahren bemerkbar. Akute Schäden sind seltener.

Im Atomkraftwerk angekommen, müssen die Arbeiter ihre Kleidung wechseln. Sie bekommen rote Arbeitsanzüge (vorgesehen nur für verseuchte Bereiche), eine Maske, ein Dosimeter, das die Gesamtmenge der Strahlung mißt, und ein Alarmeter, das bei zu hoher Radioaktivität piept. Die Arbeiter selbst kennen die Höhe der Bestrahlung fast nie.

Für die Tagelöhner handelt es sich um einen für ihre Verhältnisse gut bezahlten und leichten Job. Durchgängige Kontrollen finden nicht statt, das Risiko bleibt ihnen verborgen. So kommt es vor, daß sie nach ihrem Einsatz in einem Atomkraftwerk ihre Jahresdosis abbekommen haben und weiter zum nächsten ziehen. Die zulässige Dosis beträgt fünf rem in zwölf oder drei rem in drei Monaten. Damit sie den gutbezahlten Job länger behalten können, kommt es vor, daß die Arbeiter ihr Dosimeter oder das Alarmeter ausschalten, um weiterbeschäftigt werden zu können.

Roentgen equivalent man, Abkürzung rem, ist eine Strahlungsdosis, gemessen an der Wirkung auf die »lebende Materie«, die der Körper des Menschen darstellt. Sie ist bei verschiedenen Strahlungsarten unterschiedlich. Die rem-Zahl ergibt sich, wenn die aufgenommene Dosis (rad) mit der biologischen Wirksamkeit der verschiedenen Strahlungsarten multipliziert wird. Eine Röntgenaufnahme der Lunge verursacht eine Strahlenbelastung von 0,1 rem. Einem Arbeiter, der beruflich Strahlung ausgesetzt ist, werden laut Gesetz heutzutage pro Jahr bis zu 5 rem zugemutet. Die Dosis ist seit der Entdeckung der Radioaktivität schon viele Male gesenkt worden. Die Zulässigkeitsgrenze war deshalb heruntergesetzt worden, weil die Schäden nicht sofort sichtbar wurden. Heute weiß man, daß es keine untere Grenze gibt, unter der Radioaktivität unschädlich wäre, und es mehren sich wissenschaftlich begründete Forderungen nach erneuter Herabsetzung der Strahlengrenze für beruflich gefährdete Personen.

Shigeru Sato arbeitete Anfang der siebziger Jahre als Tagelöhner bei Entseuchungsarbeiten im Atomkraftwerk Fukushima:

> Wer Bargeld brauchte, ging in das Atomkraftwerk ... Ich fuhr jeden Morgen hin ... Ich trug einen Plastikanzug, eine Gesichtsmaske, ein Meßgerät, das wie ein Füller aussah, außerdem ein Alarmeter. Ich sah wie ein Lebewesen aus dem Weltall aus. Wo genau wir in dem Atomkraftwerk arbeiteten, sagte man uns nicht, deswegen wußten wir es nicht. Ein großer Ventilator summte. Aus einem Riß in einem Rohr trat heißer Dampf aus. Es war schrecklich da, so heiß, und man bekam Atemnot. Die Maske wurde unerträglich. Durch ihr beschlagenes Fenster konnte man nichts sehen. Die Ablösung sollte nach zwanzig Minuten kommen. Schon vorher machte das Alarmeter Krach ... Ich wollte auch so viel arbeiten wie die jungen Leute, ohne auf den Alarmton zu achten und ohne Maske. Wenn das Alarmeter ständig Krach machte, konnte man nicht arbeiten. Außerdem hatte ich gehört, daß man entlassen wird, wenn man eine bestimmte Menge an Radioaktivität abgekriegt hat. So machte ich das Meßgerät auch schon mal kaputt. Die Firma hatte uns gesagt, man solle die Meßgeräte tragen, aber niemand erklärte uns, warum. Ich wußte nicht, wie es abzulesen war und was das für eine Ge-

fahr war, die der Alarm anzeigte. Wenn ich jetzt zurückdenke – ich habe eine große Dummheit gemacht ...[121]

Shigeru Sato wurde krank und konnte nicht mehr arbeiten. Drei Jahre nachdem er das Atomkraftwerk zum letzten Mal betreten hatte, starb er an Leukämie.

Als Unfälle in Atomanlagen vor dem japanischen Parlament diskutiert wurden, behauptete der sozialistische Abgeordnete Yanosuke Narasaki:

> In den letzten elf Jahren sind 75 Beschäftigte der Atomkraftwerke gestorben. Bei der Mehrzahl von ihnen wurden die bekannten Symptome von Strahlenschäden festgestellt.[122]

Experten widersprachen dieser Behauptung, ohne daß Untersuchungen der sterblichen Überreste der Toten angeordnet worden wären. Die meisten Todes- und Krankheitsfälle werden nicht bekannt. Die im Kernkraftwerk fest Angestellten arbeiten sehr selten in den verseuchten Zonen. Tagelöhner und vorübergehend eingesetzte Handwerker haben fast nie die Möglichkeit, den Zusammenhang zwischen ihrer Erkrankung und der Bestrahlung bei der Arbeit zu beweisen. Sollte dies doch der Fall sein, so sind Zahlungen von Schweigegeld durchaus nicht ungewöhnlich.

Einer der Atomkraftwerks-Hibakusha, der trotz aller Rückschläge sich schon jahrelang um die Anerkennung seines Leidens als strahlenbedingt und demgemäß als Berufskrankheit bemüht, ist der Rohrleger Kazuyuki Iwasa. Er hatte 1971 in dem durch einen größeren Unfall 1981 mittlerweile zu trauriger Berühmtheit gelangten Atommeiler von Tsuruga ein einziges Mal als Rohrleger gearbeitet. Dabei setzte er für längere Zeit sein Knie auf den mit radioaktivem Staub verseuchten Boden. Kurz darauf wurde er krank. Die Haut seines rechten Knies veränderte sich, als hätte er sich verbrannt, seine Lymphknoten schwollen an und entzündeten sich, er begann zu kränkeln und wurde arbeitsunfähig. Etwas gelang ihm, was nur wenigen Atomkraftwerks-Hibakusha gelingt: Er fand einen Arzt (den Hautarzt Dr. Tashiro aus Osaka), der ihm bescheinigte, daß seine Hautveränderungen und sein Leiden durch die Strahleneinwirkung verursacht worden waren. Wegen dieses Gutachtens mußte der an der Universität beschäftigte Arzt berufliche Nachteile hinnehmen.

Atomkraftwerksgegner sind nämlich in Japan nicht gern gesehen: Mit 22 Kernkraftwerken und einer Wiederaufbereitungsanlage gehört Japan zu den Industrieländern, die die sogenannte friedliche Nutzung der Atomenergie am weitesten vorangetrieben haben.

1974 begann Kazuyuki Iwasa einen Prozeß gegen die Betreiberfirma zu führen. Dieser Prozeß zog sich sieben Jahre lang hin. Die Betreiberseite fand Ärzte, die Gegengutachten ausstellten. Kazuyuki Iwasa war zwischendurch immer wieder krank und nicht verhandlungsfähig. Am 30. März 1981 verlor er den Prozeß. Die Begründung lautete: »Ein exakter Zusammenhang zwischen K. Iwasas Krankheit und der Bestrahlung im Kernkraftwerk konnte von der Klägerseite nicht nachgewiesen werden.« Die Firma hatte vor dem Urteil Herrn Iwasa 100 Millionen Yen, fast eine Million Mark, geboten, wenn er die Anklage zurückziehen und ein öffentliches Urteil vermeiden würde. Jetzt triumphierte sie erst einmal. Aber Kazuyuki Iwasa erklärte noch am gleichen Tag:

> Atomenergie und das Leben der Menschen sind unvereinbar ... Die Bewegung gegen Atomkraftwerke wird auch jene aufhalten, die die Atomrüstung vorantreiben, zum Beispiel unsere Regierungspartei ... Das kurze Leben, das mir noch verbleibt, will ich nicht nur für mich leben, sondern für die vielen Arbeiter in den Atomkraftwerken. Deswegen gehe ich in die Berufung.[123]

Auch Hibakusha von Hiroshima und Nagasaki beteiligen sich an der Bewegung gegen Atomkraftwerke. Es gibt eine solche Bürgerinitiative, in der außer Hibakusha auch Hibakunisei mitarbeiten, in Hiroshima. Sie erkämpften kürzlich die Herausgabe der Katastrophenpläne des nächstgelegenen Atomkraftwerkes und errechneten, daß die Evakuierung der Bevölkerung beim Atomkraftwerksunfall erst bei einer Bestrahlung vorgesehen ist, die damals 1,55 Kilometer vom Explosionsnullpunkt entfernt geherrscht hatte, nämlich 150 rad auf die Schilddrüse und 25 rad auf den ganzen Körper. In Hiroshima war man entsetzt. Prof. Mikio Kanokogi von der Hiroshima Shudo Universität schrieb daraufhin in einem Leserbrief an eine große Zeitung:

> 25 rad sind ein sehr fraglicher Richtwert. 25 rad sollen laut ABCC/RERF in Hiroshima zwischen 1542 und 1549 Metern geherrscht haben ... Ich möchte die Spezialisten fragen, ob Hibakusha, die weiter als 1550 Meter vom Explosionsnullpunkt entfernt waren, nicht betroffen worden sind?[124]

Die japanische Bewegung gegen Kernkraftwerke versucht, nicht die Fehler der Hibakushabewegung zu wiederholen. Die Bauern von Namie zum Beispiel verhindern seit 15 Jahren den

Bau eines Atomkraftwerks in ihrer Gegend. Sie einigten sich auf folgende Grundsätze: Kein Bündnis mit einer politischen Partei oder Gruppe, damit keine Spaltung der Bewegung entsteht. Kein Verkauf von Land an die Betreiber. Keine Verhandlungen mit den Betreibern.

Seit einiger Zeit wird nicht nur nach jedem Atombombenversuch im Friedenspark von Hiroshima ein Sitzstreik durchgeführt, sondern mit gleicher Beharrlichkeit auch jeweils nach einem Bekanntwerden eines Unfalles in einer japanischen Atomanlage vor dem Gebäude der Betreiberfirma. Takashi Tokioka, der durch die Hiroshimabombe zum Hibakusha wurde, meinte kürzlich:

> Atomkraftwerke verursachen massenweise neue Hibakusha. Müssen wir uns da nicht fragen, ob wir unseren Nachkommen ihre Zukunft stehlen dürfen?[125]

Abschreckung

»Strategisch« nennen die Kriegsplaner diejenigen Atomwaffen, die sie nach ihren Vorstellungen direkt im gegnerischen Land in der Weise einsetzen würden wie die Bomben von Hiroshima und Nagasaki: zur Zerstörung ganzer Städte. Die größte strategische Kernwaffe, die je getestet wurde, hatte eine Sprengkraft, die 58 Millionen Tonnen Dynamit entspräche.[126] Es gibt also Bomben mit der 4400fachen Zerstörungskraft der Bombe auf Hiroshima.

»Taktische« Atomwaffen, zu denen auch die Neutronenbomben gehören, sehen die Kriegsplaner zum Einsatz gegen militärische Ziele vor, die nicht unbedingt im gegnerischen Land liegen müssen. Eine taktische Atombombe könnte zum Beispiel eingesetzt werden, um die Schleusen des Nord-Ostsee-Kanals zu zerstören (dabei könnte das Atomkraftwerk in Brunsbüttel mitbombardiert werden), wenn über diesen Weg sich Verbände der einen Großmacht (UdSSR) der anderen (USA) nähern und sie bedrohen würden. Eine taktische Atomwaffe hat die bis zu zwanzigfache Zerstörungskraft der Hiroshimabombe.

Nach Berechnungen des Stockholmer Friedensforschungsinstitutes SIPRI sind zu Beginn der achtziger Jahre auf der Seite der NATO über 10000, auf der des Warschauer Pakts über 7000 strategische Atomsprengköpfe vorhanden. Die Atomwaffen des Ostblocks übertreffen die westlichen an Vernichtungskraft. Der Westen hat also mehr Atomsprengsätze, der Osten stärkere. Ähnlich ist es bei den taktischen Atomwaffen, von denen, auch nach Angaben von SIPRI, im Westen etwa 9000, im Osten etwa 5000 einsatzbereit sein sollen. Deutschland Ost und West liegt dazwischen. In der Bundesrepublik werden ungefähr 6000 Atomsprengköpfe gelagert, die gleichzeitig Angriffsziele sind für diejenigen, die sie bedrohen.

Was geschieht, wenn die atomare Abschreckung einmal versagen sollte? Versuchen wir einmal uns etwas Konkreteres vorzustellen als eine endlose Atomwüste. Daß augenblicklich alle Menschen tot sind, ist nämlich unwahrscheinlich. Aber auch die Erfahrungen von Hiroshima und Nagasaki geben uns nur eine schwache Ahnung von dem, was mit den Menschen geschehen würde. Kämen die derzeitig vorhandenen Nuklearwaffen wirklich zur Anwendung, wäre die Situation eine ganz andere: 1. Die Bomben von Hiroshima und Nagasaki würden für die heutigen strategischen Kernwaffen höchstens noch als Zünder eingesetzt. 2. Heutzutage wissen die Menschen von der Radioaktivität. 3. 1945 besaßen nur die USA Atombomben.

Die Sprengkraft der Bombe auf Nagasaki entsprach der von 20000 Tonnen Dynamit. Die strategischen Kernwaffen werden nach Megatonnen Dynamitsprengkraft eingeordnet. Eine »Megatonne« klingt nicht so brutal wie »eine Million Tonnen« Dynamit.

Während des Zweiten Weltkriegs wurde über den deutschen Städten nicht ganz eine Megatonne Sprengmaterial abgeworfen.

Was geschähe, wenn eine einzige Atomrakete von 20 Megatonnen (die größten strategischen Atomwaffen haben eine Sprengkraft von 58 Megatonnen) eine Großstadt wie Hamburg vernichten würde?

Angenommen, sie wäre in der Nähe von Kiew gestartet worden, und wir wüßten es. Wenn vorher der Ernstfall oft genug geprobt wurde, könnten in den etwa fünf Minuten Flugzeit der Rakete vielleicht noch einige Menschen den Bunker erreichen. Dann explodiert die Bombe über der St. Michaelis-Kirche. Der Feuerball hat einen Durchmesser von mehreren Kilometern. Aber er ist nicht nur größer als der von Hiroshima oder Nagasaki: Er besteht länger und verursacht nicht nur einen Hitzeblitz, sondern verbreitet Temperaturen von mehreren tausend

Grad Celsius für etwa fünfzehn Sekunden. Der Bombenkrater unter dem Explosionsnullpunkt ist sechzig Meter tief und hat einen Durchmesser von 800 Metern. Von diesem Zentrum aus rasen Feuerstürme in alle Richtungen. In einem Umkreis von sieben Kilometern ist allein durch den Explosionsdruck jedes Gebäude dem Erdboden gleichgemacht worden: Es gibt kein Rathaus mehr, keine Colonnaden, keinen Hafen. Außer dem Zentrum sind die Stadtteile Altona, Stellingen, Winterhude, Uhlenhorst, Barmbek, Billstedt und Georgswerder verschwunden. In entfernten Stadtteilen, wie Harburg auf der anderen Seite der Elbe oder Bergedorf, stehen noch die Wände einiger Stahlbetonbauten. 25 Kilometer entfernt, südöstlich bis Geesthacht, nördlich bis Alveslohe (Holstein), westlich bis Elmshorn, südlich bis Jesteburg (fast in der Lüneburger Heide) gibt es kein unzerstörtes Haus mehr. Fast 1,8 Millionen Menschen sterben sofort. In einem Umkreis von zehn Kilometern um den Explosionsnullpunkt verbrennen sie in ihren Bunkern, die von der anhaltenden Hitzewelle zu Krematorien werden, oder sie ersticken, denn das Feuermeer verbraucht den Sauerstoff.

Noch in 35 Kilometern Entfernung verbrennen Menschen, denn Materialien in ihrer Nähe fangen Feuer. In den über das Land rasenden Feuerstürmen sterben Millionen. Die Überlebenden tragen schwere Brandwunden. Durch radioaktiven Ascheregen gibt es auch noch in München Opfer, die eine tödliche Dosis abbekommen. Von den etwa 7500 Ärzten im Hamburger Katastrophengebiet sind über 4000 sofort tot. Die anderen sind verletzt, die meisten schwer. Kliniken stehen in der ganzen Stadt nicht mehr, und auch die der Vororte sind zerstört.

Höchstens ein Prozent aller Verletzten könnte in notdürftigen Hilfsstationen aufgenommen werden, wo jedoch niemand in der Lage wäre, Schwerverbrannten, Verletzten oder gar Strahlenkranken zu helfen.

Erinnern wir uns noch einmal an Aikichi Kuboyama vom »Glücklichen Drachen«. Die Strahlendosis, die er erhielt, lag etwa bei 470 rad. Die Ärzte, Internisten und Chirurgen entfernten zuerst durch Waschungen und Klebestreifen so viel wie möglich von den radioaktiven Teilchen auf seiner Körperoberfläche. Durch Abführmittel und Einläufe versuchte man, die aufgenommenen Strahlenteilchen aus Magen und Darm auszuscheiden. Blut und Rückenmarksflüssigkeit wurden entnommen und untersucht. Man fand heraus, welchen Strahlenteilchen er ausgesetzt war. In den ersten zwei Monaten erhielt er 11 Bluttransfusionen und 51mal Blutplasmaersatz, außerdem Antibiotika, besonders Penicillin, sowie verschiedene Medikamente zur Anregung der Blutbildung. Wegen seiner starken Blutungsneigung brauchten er und seine Leidensgenossen blutstillende Mittel. Aikichi Kuboyamas Behandlung erfolgte in einem der besten Krankenhäuser Japans. Mehrere Ärzte und Pflegerinnen bemühten sich ständig um sein Leben. Nach sechs Monaten medizinischer Intensivbetreuung starb er trotzdem. Auch der dreiundzwanzigjährige Hiroshi Kozuka, der mit 162 rad die niedrigste Bestrahlungsmenge aller Besatzungsmitglieder erlitt, wäre höchstwahrscheinlich gestorben, wenn außer der Bestrahlung Verbrennungen oder andere Verletzungen seinen Körper geschwächt hätten und es ihm nicht möglich gewesen wäre, über ein Jahr unter der bestmöglichen Obhut mehrerer Schwestern und Ärzte zu verbringen.

Wo es unter Ausnutzung aller Möglichkeiten in Friedenszeiten schon fast unmöglich ist, Strahlenopfern Hilfe zu leisten, wieviele würden dann wohl nach einer atomaren Katastrophe noch zu retten sein? Und wir müssen davon ausgehen, daß fast alle Betroffenen gleichzeitig strahlenkrank, verbrannt und/oder Opfer der Druckwelle wären, die Knochenbrüche, ausgetretene Augen, zerplatzte Körperhöhlen und andere Verletzungen verursacht.

Aber auch die »kleinen« Atomwaffen sind – in anderer Hinsicht – genauso gefährlich.

Das Ziel bisheriger Kriege, Ausdehnung des Machtbereichs, schien durch das Vorhandensein der großen Atomwaffen nicht mehr sicher: Jeder wußte, daß nach einem solchen Krieg nur noch verseuchte Atomwüsten zu »erobern« wären. Aber heutzutage wird auch dieser Scheinfriede, den uns die Abschreckung vorübergehend erhalten kann, immer mehr gefährdet: Neue, kleine, zielgenaue, taktische Atombomben sollen die Hemmungen abbauen, die den Einsatz dieser Waffen nach dem Zweiten Weltkrieg bisher verhindert haben; Neutronenbomben töten Menschen und verschonen materielle Güter, die dann der »Sieger« ungestört nach einiger Zeit übernehmen könnte. Bei diesen Überlegungen gehen die Planer eines solchen Einsatzes »kleiner« Atomwaffen von der Vorstellung aus, daß ihr Gegner seinerseits auf die Anwendung von Atombomben verzichten würde. Bei solch kleinen Atomwaffen, so ihre Überlegung, würde nicht gleich atomare Vergeltung geübt, weil letzten Endes kein Machtblock an einem gegenseitigen »Hochschaukeln« in den atomaren Weltkrieg interessiert sein könnte.[127]

Auch wenn wir einmal annehmen, daß es »Katastrophenrandgebiete« gäbe: heutzutage wüßten die Betroffenen, daß die nicht wahrnehmbare radioaktive Verseuchung der Opfer und des Katastrophengebietes für die Helfer lebensgefährlich ist, und schon dadurch unterschieden sich die Zustände nach einer zukünftigen Atomkatastrophe grundlegend von denen in Hiroshima und Nagasaki.

Es ist anzunehmen, daß jeder, der sich fortbewegen kann, versuchen würde, das Katastrophengebiet in panischer Flucht hinter sich zu lassen – daß nur verschwindend wenige bleiben oder sich dort hineinbegeben würden, um Nahrung, unverseuchtes Wasser, Verbandmaterial und Medikamente zu verteilen oder auch Hilfe zu leisten. Diese wenigen, die tatsächlich ihr Leben riskieren würden, um die verstrahlten Opfer zu behandeln, wüßten von vornherein, daß sie eine Bestrahlung, die schon Zellen zerstört hat, nicht mehr rückgängig machen können. Sie könnten nur versuchen zu verhindern (durch Waschen oder durch Abführmittel), daß die Opfer noch weiterer Bestrahlung von außen oder innen ausgesetzt würden. Vielleicht könnten sie Verbandmaterial oder Antibiotika (zum Beispiel Penicillin) verteilen, das aber sehr bald verbraucht sein dürfte. Vielleicht könnten sie noch Sterbehilfe leisten, wenn die nötigen Schmerzmittel vorhanden wären ...

Aber ein Atomkrieg, wie er uns droht, würde sehr wahrscheinlich nicht nach einigen wenigen Atombombenabwürfen beendet sein. 1945 hatte nur eine Seite ein paar mühsam im Eiltempo unter Kriegsbedingungen hergestellte Atombomben, aber bei einem Krieg zwischen zwei atomgerüsteten Großmächten heute wäre es äußerst unwahrscheinlich, daß es bei einigen wenigen Atombombenabwürfen bliebe. Zwar müssen wir hier im Herzen Europas diese wenigen Atombomben ähnlich fürchten wie einen weltweiten Atomkrieg. Die Wahrscheinlichkeit ist groß, daß wir Opfer der ersten Atombomben würden, und nur sechs strategische Wasserstoffbomben könnten die ganze Bundesrepublik in eine Atomwüste verwandeln. Aber die nächste Frage lautet: Würde eine Atommacht, die jahrzehntelang Kernwaffen angesammelt hat, kapitulieren, während sie diese Waffen unangetastet in ihren Silos liegen läßt – weil sie ja nur zur Abschreckung gedacht waren?

Eine kriegführende Regierung könnte sich sogar von der Bevölkerung zu einem nuklearen Vergeltungsschlag gedrängt sehen, falls sich die Menschen über die Schrecken eines Krieges nicht bewußt werden.

In dem bekannten englischen Film ›War Game‹ wird versucht, die Folgen eines Atombombenabwurfs auf die Grafschaft Kent darzustellen. Das Filmteam stellte Passanten in London folgende Frage: »Angenommen, die Sowjetunion würde uns mit Kernwaffen angreifen. Wären Sie dafür, daß Großbritannien Vergeltung übt?« Alle Befragten sprachen sich ausnahmslos für einen atomaren Gegenschlag aus.

Durch den »elektromagnetischen Impuls«, gemeint ist der elektromagnetische Hochenergieblitz, den eine Atombombenexplosion in der oberen Erdatmosphäre auslöst, fahren Spannungsstöße in elektrische Stromkreise. Schon nach den ersten Atomexplosionen können dadurch alle Funkverbindungen unterbrochen sein, alle elektronischen Geräte ausfallen.

Die Besatzungen der Atom-U-Boote zum Beispiel bekämen dann keine Befehle von zentraler Stelle mehr. Befehlshaber dieser U-Botte wüßten nur, daß ihr Land sich im Kriegszustand befände. Sie könnten Städte mit Atombomben angreifen, ohne einen Befehl dazu erhalten zu haben, möglicherweise ohne zu wissen, daß inzwischen schon ein Waffenstillstand geschlossen worden ist. Sollten also führende Politiker den Atomkrieg begrenzen wollen, so würde ihnen dies unter Umständen nicht gelingen, weil einzelne U-Boot-Kapitäne Vergeltung üben wollten oder im Feindbild-Schema dächten. Der Atomkrieg setzte sich fort, und in den angegriffenen Städten wäre man aufgrund von Störungen des Funks, der Telefone usw. durch elektromagnetische Impulse möglicherweise nicht einmal in der Lage, die Bevölkerung zu warnen.

Wenn im Laufe dieses Atomkrieges ein Drittel aller vorhandenen Atomwaffen explodierte und die radioaktive Asche sich weltweit gleichmäßig verteilte, so würde jeder Mensch eine durchschnittliche Bestrahlung mit etwa 400 rad erleiden. Bei dieser Dosis stirbt die Hälfte aller Bestrahlten sehr bald. Wasser und Nahrung für die Überlebenden wären verseucht. Durch die Explosion vieler Atombomben würde die Ozonschicht um die Erde, die die Sonnenstrahlung dämpft, zerstört. Menschen und Tiere könnten nicht mehr an der Erdoberfläche leben, ohne sich Verbrennungen zuzuziehen – nur noch unterirdisch. Die Ernten würden vernichtet. Ob überhaupt und wie lange Menschen weiterleben könnten, ist zweifelhaft.

Wirkungen der Atomwaffen

Biologische Wirkungen

Atombombenwirkung	Folgen
Druckwelle	Verletzung oder Tod
Hitze (und Licht)	schwere, auch tödliche Verbrennungen, Augenverletzungen
Anfangsstrahlung (Neutronen-, Alpha-, Gamma- und Betastrahlung)	plötzliche Bestrahlung des ganzen Körpers
Verbleibende Strahlung (»fall-out«)	anhaltende Bestrahlung
– örtliche radioaktive Verseuchung	Auswirkung dosisabhängig, Erkrankung oder Tod
– globale radioaktive Verseuchung	Zunahme von Krebs und anderen Strahlenkrankheiten, Zunahme genetischer Schädigungen
Störungen der Atmosphäre	Verminderung der Ernten, Hungersnöte

Physikalische Wirkungen

Atombombenwirkung	Folgen
Druckwelle	Schäden an Gebäuden
Hitze (und Licht)	Materialentzündung, Großbrände, Feuerstürme, Sauerstoffverbrauch
Anfangsstrahlung (Neutronen-, Alpha-, Gamma- und Betastrahlung)	Verwandlung von nicht strahlenden Stoffen in strahlende Stoffe
Verbleibende Strahlung (»fall-out«)	Ausbreitung der Radioaktivität

– örtlich	in der Luft (»fall-out«), im Wasser, auf dem Boden
– global	Radioaktivität wird in die Atmosphäre geschleudert
Elektromagnetischer Impuls	Spannungsstöße in elektrische und elektronische Stromkreise, Zusammenbruch von Telefon- und Funkverbindungen
Störungen der Atmosphäre	Veränderungen der Ozonkonzentration und damit der Sonneneinstrahlung auf die Erde

Die Neutronenbombe tötet vor allen Dingen durch Radioaktivität in Form von Neutronenstrahlung, sie zerstört aber auch die Umgebung (in einem Radius von 800 bis 1000 Meter) durch Hitze und Druck. Jenseits der totalen Zerstörung bleiben alle toten Gegenstände (Häuser, Autos, Fabriken) unzerstört, aber alles Lebendige stirbt. Neutronenstrahlen durchdringen auch dicke Betonwände und andere Materialien wie Panzerplatten mühelos. An speziellen Schutzkunststoffen wird gearbeitet und Forschung betrieben, aber nur für die Armeen.

Papst Johannes Paul II. hat sich über diese Gefahren dem UN-Generalsekretär Perez de Cuellar gegenüber sehr besorgt geäußert. Er verwies auf die »ständige Gefahr eines Atomkrieges« und auf die »Hartnäckigkeit« der Atomgroßmächte, ihre übervollen Arsenale noch zu vergrößern. Damit sei die Gefahr eines Atomkrieges »realer denn je«. Die Päpstliche Akademie der Wissenschaften verfaßte auf die Veranlassung Papst Johannes Pauls II. hin einen »Bericht über die Konsequenzen eines nuklearen Konflikts«. Dieser Bericht wurde an die Regierungschefs der USA, der Sowjetunion, Frankreichs, Großbritanniens und an den Präsidenten der Generalversammlung der UNO weitergeleitet. Es heißt darin:

> Die jüngsten Behauptungen, ein Krieg mit Atomwaffen sei zu gewinnen oder man könne ihn sogar überleben, lassen eine mangelhafte Einschätzung der medizinischen Wirklichkeit erkennen.

Jeder Nuklearkrieg würde unausweichlich Tod, Krankheit und Leiden in einem riesigen Ausmaß hervorrufen, ohne daß irgend eine medizinische Hilfe möglich wäre. Diese Tatsache führt zu dem Schluß, zu dem die Ärzte auch für die mörderischen Epidemien der Geschichte gekommen sind: Da man ein solches Geschehen nicht kontrollieren kann, muß man es verhindern. Entgegen einer weitverbreiteten Meinung sind uns Auswirkungen der Katastrophe nach Anwendung von Atomwaffen wohl bekannt. Und wir kennen sehr gut auch die Grenzen der medizinischen Hilfe. Wenn dieses Wissen den Völkern und ihren Regierungen überall auf der Welt klar dargelegt würde, könnte dies dazu beitragen, das Wettrüsten zu stoppen, um dadurch das zu verhindern, was zur letzten Epidemie unserer Zivilisation werden könnte.

Die Verwüstungen, die die Atomwaffen in Hiroshima und Nagasaki verursacht haben, liefern uns direkte Daten, um die Folgen eines Nuklearkrieges einzuschätzen. Wir verfügen außerdem über zahlreiche theoretische Überlegungen, auf die wir uns stützen können ...

Das Leiden der Überlebenden wäre ohne jeden Vergleich. Nachrichten, Telefon, die Versorgung mit Nahrung und Wasser, alles wäre unterbrochen. Man könnte in den ersten Tagen die Gebäude nicht verlassen, um Hilfe zu leisten, ohne nicht selbst tödliche Strahlung zu erhalten. Der Zerfall der Gesellschaft nach einem solchen Angriff wäre unvorstellbar.

Durch die massive radioaktive Bestrahlung würde der Widerstand gegen Bakterien und Viren geschwächt, und die Anfälligkeit gegen generalisierte Infektionen würde überhandnehmen. Die Bestrahlung würde außerdem ungeborene Kinder schädigen und körperliche und geistige Behinderungen verursachen. Verschiedene Krebserkrankungen würden bei den Überlebenden vermehrt auftreten. Die Änderungen der Erbanlagen würden die kommenden Generationen verändern – vorausgesetzt, es gebe sie noch.

Dazu kommt, daß der Boden und die Wälder sowie das Vieh auf einem riesigen Gebiet verseucht wären, damit fiele die Versorgung mit Nahrungsmitteln weitgehend aus. Man muß noch mit vielen negativen biologischen und geophysikalischen Auswirkungen rechnen, aber nach dem heutigen Stand unserer Kenntnisse ist es nicht möglich, genau vorauszusagen, welcher Art diese sein werden.

Auch wenn der nukleare Angriff nur Militäranlagen betreffen würde, käme es zu gleichen Zerstörungen, denn Militäranlagen sind nicht an einem Ort konzentriert, sondern über das ganze Land verstreut. Auf diese Weise würden viele Nuklearwaffen explodieren. Hinzu käme, daß der Wind die radioaktiven Wolken verteilt und dadurch unzählige Menschen getötet sowie immense Landstriche verseucht würden. Die medizinischen Einrichtungen in keinem Land der Welt würden ausreichen, um den Überlebenden zu helfen.

Eine objektive Betrachtung der medizinischen Situation nach einem Atomkrieg erlaubt einen einzigen Schluß: Nur die Verhinderung eines Atomkrieges ist unsere Rettung.[128]

Professor Ichiro Moritaki, der die Mahnwachen nach jedem Atomwaffentest im Friedenspark von Hiroshima angeregt hat, ist auch heute noch in der Friedensbewegung aktiv. Trotz seines Alters und obgleich er fast blind ist, unternahm er im November 1981 eine Europareise, um insbesondere auf dem Krefelder Forum in Dortmund zu sprechen. Dort warnte er vor einem »Euroshima«.

Am 15. Mai 1982 sprach er das Schlußwort einer internationalen Friedenstagung in Tokio:

Wenn wir als Menschheit überleben wollen, können wir nicht das Prinzip der Gewalt, sondern müssen das Prinzip der Liebe wählen. Die Erfahrungen von Hiroshima und Nagasaki sind nicht nur gemeinsame Erfahrungen der Japaner, sondern gemeinsame Erfahrungen der gesamten Menschheit. Die Erfahrungen aus der Geschichte der Menschheit lassen sich in zwei Abschnitte einordnen, nämlich in den Zeitabschnitt vor Hiroshima und in den Zeitabschnitt nach Hiroshima ... Wenn wir heute, in dem Zeitabschnitt nach Hiroshima, auf dieser Erde überleben wollen, müssen wir die Atomenergie völlig ablehnen, ob es die Atomenergie in Form von Atomwaffen, also die militärische Nutzung, oder die sogenannte friedliche Nutzung in Form von Atomkraftwerken ist. Die Atomzivilisation ist der Höhepunkt der bisherigen Gewaltzivilisation, die das Ende aller menschlichen Geschichte herbeiführen kann.

In dem Zeitabschnitt vor den Erfahrungen von Hiroshima und Nagasaki haben wir als einfache Bürger nie über das Schicksal der gesamten Menschheit oder über die Bedrohung der gesamten Menschheit nachgedacht. Aber jetzt, danach, denken normale, einfache Menschen über dieses große Problem als ihr nächstes Anliegen nach. Einfache Leute als Denker und Propheten – wie eine Lawine entsteht so die Antikriegs- und Antiatombewegung, als eine Graswurzel-Bewegung bei Bürgern aller Welt. Ich glaube an die Kraft der gewaltfreien Menschenmassen in aller Welt, die das Wettrüsten, besonders das widersinnige atomare Wettrüsten, aufhalten wird. Sie wird eine Erde ohne Atomenergie schaffen. Die Menschen werden eine neue Lebensweise entwickeln, durch die sie zusammengehören.[129]

Es gibt Hibakusha wie diesen alten Mann.

Der 6. August 1982 war in Berlin ein besonders heißer Tag mit klarem, blauen Himmel.

Wir hatten zusammen mit japanischen und deutschen Freunden auf einem Platz im Stadtteil Steglitz eine Ausstellung über das, was in Hiroshima und Nagasaki geschehen war, gezeigt und waren überrascht über das große Interesse, mit dem sich die Leute diese Bilder ansahen. Unter diesen Leuten waren nicht wenige, die den Zweiten Weltkrieg miterlebt hatten. Einige sagten uns, daß sie von sich aus in eine solche Ausstellung nicht gegangen wären. Aber weil sich direkt vor unserem Ausstellungsort ein U-Bahn-Ausgang und eine Bushaltestelle befand, kamen sie, weil sie gerade dort warteten, schauten sich die Bilder an und sprachen mit uns.

Am Abend waren wir voll neuer Eindrücke und Gedanken – wir mußten uns nun erst einmal gegenseitig von all den Gesprächen berichten, die wir einzeln geführt hatten. Wir waren zu fünft: Ken, Gisela, Tomoko, Elke, Jannes. Das Wichtigste aus diesem Gespräch haben wir am nächsten Tag aufgeschrieben:

Elke: Eigentlich haben die Leute alle Angst vor dem Krieg. Eine meiner früheren Klassenkameradinnen ist dagewesen und hat mich wiedererkannt, obgleich wir uns seit der Volksschulzeit nicht mehr gesehen hatten. Sie erwartet ein Kind. Seitdem denkt sie eigentlich täglich über diese Dinge nach, hat sie mir erzählt.

Gisela: Ja, besonders wegen des Kindes, aber nicht nur sie. Ich habe gemerkt, daß sehr viele darüber nachdenken, und daß manche so dringend über diese Angst sprechen wollen ... Wir mit unserer Mahnwache zu Hiroshima und Nagasaki waren ein »Auslöser« ...

Tomoko: Ja. Ich habe mit einer alten Frau gesprochen; sie hat mir erzählt, wie schrecklich das war im Krieg, wie sie jede Nacht in den Luftschutzkeller flüchten mußten, und wie sie gehungert haben – sie ist froh, hat sie gesagt, daß wir jetzt Frieden haben.

Jannes: Haben wir denn Frieden, wenn auf jede Stadt so viele Atomraketen gerichtet sind, und in Deutschland so viele Atomraketen gelagert sind, die wegen der geringen Reichweite nur hier explodieren können?

Ken: Und wenn alle Leute Angst haben?

Elke: Wir haben es doch natürlich besser als Menschen, die hungern und auf die geschossen wird.

Tomoko: Ja, das haben wir nicht erlebt, so meinte die alte Frau auch.

Elke: Ja, sie – und überhaupt die Generation unserer Eltern – sie haben daran gearbeitet, die Folgen des Krieges zu beseitigen.

Ken: Aber nicht die Ursachen!

Gisela: Wir haben ganz andere Voraussetzungen. Mein Vater hat mir erzählt, als er das zerbombte Berlin sah, hat er gedacht: »Das wird man ja nie, nie wieder aufbauen können.«

Elke: Und jetzt kommen wir und sagen: »Euer toller Wohlstand ist doch kein Frieden.«

Tomoko: Das ist ja auch ein schlimmer Wohlstand. Wenn ich so denke: Wenn man bei uns in Japan essen geht, bekommt man überall Holzstäbchen zum Wegwerfen. Nur einmal ißt man damit. Und hier gibt es zum Beispiel all die blöden Werbeprospekte in meinem Briefkasten, die ich nie lese. Dafür werden in den armen Ländern die Wälder abgeholzt, und die Wüsten breiten sich aus, und die Menschen verhungern.

Jannes: Ich habe gelesen, daß alle zwei Sekunden ein Mensch in der Dritten Welt verhungert. Wenn das in unserer Nähe wäre, würde sich auch bei uns niemand im Frieden fühlen...

Ken: Aber so etwas Ähnliches war es doch heute mit unserer Ausstellung auch. Niemand will daran denken, und nun sind da plötzlich diese Bilder vom Atomkrieg.

Elke: Das stimmt doch nicht, daß niemand daran denken will. Aber die Leute haben wirklich Angst, und ich habe auch Angst, vor dem Wettrüsten und vor Rohstoffkriegen ...

Jannes: Aber du weißt und gibst zu, daß du Angst hast.

Elke: Ja, zuerst war ich wie gelähmt, als ich immer mehr über die Gefahr erfahren habe, in der wir schweben. Aber schließlich ist meine Angst ja berechtigt, habe ich mir gesagt. Also, warum soll ich mich schämen, daß ich Angst habe?

Gisela: Aber Angst lähmt, Angst kann sogar krank machen – Menschen mit Angst »funktionieren« schlecht. Deshalb wird doch von uns erwartet, daß wir uns schämen und weiter »funktionieren«.

Elke: Ja, aber wenn ich mir sage, daß meine Angst etwas ganz Berechtigtes und Natürliches ist, dann ist doch dieses »Lähmende« durch meine Angst oder durch meine Niedergeschlagenheit nur ein Anhalten, eine Denkpause. Unser Gefühl – daß wir uns nicht wohlfühlen – signalisiert uns doch, daß wir bisher etwas nicht wahrgenommen haben. Und es signalisiert uns, daß wir nicht getan haben, was unserer Situation entspricht. Wir sind schließlich in Gefahr und haben nichts dagegen unternommen.

Gisela: Du meinst, die Angst ist etwas Wertvolles?

Elke: Etwas zum Überleben Notwendiges bestimmt.

Gisela: Aber die Angst macht doch viele Leute krank.

Ken: Viele wissen erst mal nicht, was sie machen können. Da sind sie voller Angst oder deprimiert und werden krank. Keiner beschäftigt sich gerne weiter mit Atombombenwirkungen, Krieg und solchen Dingen, und man denkt: »Das müssen die Politiker tun, dann brauche ich mich nicht damit zu beschäftigen.« Na ja, und die Politiker sagen den Leuten, die anderen wären bösartig, und wir werden so bedroht, daß wir mehr Atombomben brauchen ... und die Leute kriegen noch mehr Angst.

Tomoko: Dabei brauchen wir in diesem Punkt doch keine Fachleute. Um einem einzigen Menschen das Leben zu retten oder um unser eigenes Leben zu retten, würden wir doch auch selbst das Nächstliegende tun.

Gisela: Ja, aber die Gefahr ist so groß und so schwer vorstellbar – das Wissen über diesen Vorläufer eines Atomkrieges in Hiroshima und Nagasaki ist doch nur ein kleines Mosaiksteinchen in dem ganzen Wissen über den Krieg, das sich erweitern muß.

Ken: Das ist eben allein nicht zu schaffen – einmal, dieses Wissen zu bekommen, dann, nicht den Mut zu verlieren und dann, etwas zu tun ...

Tomoko: Ja, man muß sich gegenseitig Mut machen ... Wer nicht ganz, ganz abgelegen wohnt, findet heutzutage doch bestimmt Leute mit ähnlichem Anliegen – in der Kirchengemeinde, in einer Bürgerinitiative oder in der Gewerkschaft ... Da hat sich doch viel entwickelt in letzter Zeit.

Gisela: Und all die verschiedenen Leute haben verschiedene Ideen. Einer meiner Freunde zum Beispiel, der heute auch da war ... er war so schockiert darüber, daß es auch jetzt noch so viel Schwarz-Weiß-Malerei, soviel Denken in »Feindbildern« gibt – er hat sich mit anderen zusammengetan, und in der Gruppe entwickeln sie »Freundbilder« von »den Russen«, von »den Türken«, von »den Störern« und »den Bullen« ...

Jannes: Da erinnerst du mich an das Fernsehen ... wenn ich

an die Westernhelden denke mit den zwei Pistolen in der Hand ... und die »bösen Indianer«, die da schließlich fast ganz ausgerottet worden sind ...

Tomoko: Daß die Leute sich nicht öfter über so etwas beschweren ...

Giaela: Das habe ich gestern auch gedacht; da war im Fernsehen ein Bericht über eine Waffenexportmesse – so ganz selbstverständlich ...

Elke: Es gibt wirklich viel zu tun ... Wir können uns den Luxus, uns still resignierend zurückzuziehen, einfach nicht mehr leisten ...

Gisela: Was heißt »nicht leisten«? Wenn ich bedenke, wie schwer es die Leute haben, die in Ländern leben, in denen Kriegsdienstverweigerung nicht mal vorgesehen ist, wo man noch nicht mal Totalverweigerer sein muß, um mit Gefängnis bestraft zu werden ... und wo man viel weniger verstanden wird, wenn man eine solche Überzeugung hat wie wir ... und sie tun es trotzdem, und es hilft ihnen, wenn sie hören, daß wir etwas machen ...

Ken: Also, worüber ich die ganze Zeit schon nachdenke ... Mir hat heute auch jemand gesagt, daß er Angst hat. Er sagte, er habe Angst davor, daß die Menschen nicht rechtzeitig genug den Atomkrieg verhindern – das wäre gerade deshalb besonders schrecklich, meinte er, weil sich gerade in den letzten Jahren so viele gute Ansätze entwickelt hätten ... im Gegensatz zu früher finde er jetzt das Leben richtig schön ...

Tomoko: Richtig schön?

Ken: Ja, das hat er gesagt.

Elke: Ich lebe auch gerne.

Jannes: Aber zu mir hat jemand gesagt: »Der Krieg ist der Vater aller Dinge«.

Ken: Was hast du denn da geantwortet?

Jannes: »Der Frieden ist der Vater aller Dinge«.

Ken: Richtigen Frieden haben wir ja nicht, aber wir haben doch festgestellt, daß wir immerhin seit fast vierzig Jahren nicht in die Luftschutzkeller flüchten müssen und nicht hungern.

Tomoko: Wir, ja. Aber in der Dritten Welt gibt es doch dauernd Kriege, nicht nur Hunger.

Gisela: Na ja, dann sind wir doch ganz klar dazu verpflichtet, unsere Sonderrechte hier – daß wir Ruhe haben und satt sind – für die Arbeit gegen Hunger und Unmenschlichkeit auszunutzen ...

Ken: In den Ländern, in denen seit fast vierzig Jahren keine Kriege mehr stattgefunden haben ..., haben sich da wirklich in den letzten Jahren »gute Ansätze« entwickelt?

Jannes: Ja, schon.

Ken: Was denn?

Jannes: Viele Länder haben die Todesstrafe abgeschafft, es gibt weniger Rassentrennung – natürlich gibt es sie noch, aber die Einsicht nimmt zu, daß Unterdrückung und Verfolgung aus rassischen oder religiösen Gründen unmenschlich ist.

Gisela: Das patriarchalische System wird nicht mehr einfach hingenommen ..., die Rolle der Frau, die seit Jahrtausenden festgelegt war, ist im Begriff, vollkommen verändert zu werden.

Elke: Die Rolle der Autorität wird auch mehr und mehr durchschaut.

Jannes: Da gibt es bisher erst Ansätze, aber zum Beispiel über die Sklaverei wird heute gar nicht mehr viel geredet. Sie wird heute als Verbrechen angesehen. Früher wurde sie ohne Deckmantel betrieben.

Elke: Gute Tendenzen sind schon da – aber würdest du auch gern in der Zukunft leben – in fünfzig Jahren, zum Beispiel?

Tomoko: (mit tief verstellter Stimme) In fünfzig Jahren sind doch längst die Lichter aus.

Gisela: Das stimmt doch nicht. Was meinst du, wenn die Atomspaltung nicht entdeckt worden wäre, dann wäre es ja auch weitergegangen, nicht wahr? Dann hätte man wahrscheinlich schon längst andere Energiequellen entwickelt, und wenn da das gleiche Geld reingesteckt worden wäre wie in die Atomkraftwerke und Atombomben ...

Ken: In fünfzig Jahren haben also alle Leute Sonnenkollektoren auf dem Dach und Windmühlen im Garten.

Jannes: Warum nicht? Da gibt es aber noch ganz andere tolle Sachen ... Man hat zum Beispiel festgestellt, daß mit bestimmten Pflanzenölen sogar Hubschrauber fliegen können ... Wenn da mal richtig geforscht wird ...

Ken: Daß die meisten Rohstoffe, mit denen heute so verschwenderisch umgegangen wird, einfach nicht mehr da sind, ist eine ganz einfache Rechnung. Das brauchst du ja nur nachzulesen. Erdöl reicht vielleicht noch 40 Jahre und die Metalle für unsere Batterien und Ähnliches vielleicht noch 60 Jahre, wenn wir das weiter so verbrauchen wie bisher.

Jannes: Also ist es ganz klar, daß unsere Industriegesellschaft nicht ewig so bestehen wird, wie wir es gewohnt sind.

Gisela: Gott sei Dank, würde ich dann in fünfzig Jahren sagen. Das war doch eine schreckliche Zeit. Ein Viertel aller Menschen hat in totaler Armut gelebt, die meisten von ihnen ständig am Rande des Hungertodes ...

Jannes: Während sie in den reichen Ländern ihre Schweine mit Getreide aus Hungerländern gefüttert haben, um die Schweinepreise billig zu halten ...

Elke: Und sie jährlich das Vierzigfache von dem, was gereicht hätte, um alle satt und unabhängig zu machen, für Vernichtungsmittel ausgegeben haben ...

Tomoko: Und dann, im Jahre 2000, war es so, daß der Westen oder der Osten – wer hatte noch gleich damit angefangen? – plötzlich meinte, jetzt seien genug Waffen da, und von da an all das Geld, was nun eingespart wurde, in die Entwicklung der armen Länder steckte und in sanfte Techniken – plötzlich brauchten sie den anderen Machtblock nicht mehr zu fürchten ...

Gisela: Länder, die noch mit Kriegen drohten, wurden inzwischen als absolut rückschrittlich angesehen ...

Ken: Hey, kommt mal wieder zurück ..., sagt mal lieber etwas dazu, wie der Atomkrieg zu verhindern ist.

Gisela: Also, die Voraussetzungen sind heute gar nicht schlecht. Nicht wahr, vor fünf Jahren waren auch die Atombomben hier stationiert und das Wettrüsten fand statt, aber fast niemand hat sich darüber aufgeregt. Wenn da jemand plötzlich davon erfahren hätte, der hätte mit seiner Angst ziemlich allein dagestanden.

Jannes: Erst einmal ist wichtig, daß immer mehr Leute erfahren, wovon wir wirklich bedroht sind. Ich jedenfalls denke, daß mich kein Feind, kein Mensch so bedrohen kann wie die Atombomben ...

Elke: Darin läge ja sogar die Chance, alle Kriege abzuschaffen ...

Gisela: Genau. Auch wenn wir nämlich alle Atomwaffen auf der ganzen Welt abschaffen sollten – die Menschen können das Wissen darum, daß solche Waffen machbar sind, nicht mehr loswerden.

Tomoko: Dann gehörte dazu ja eine völlig neue Art, über den Krieg zu denken, schon bei den Kindern ...

Jannes: Ich bin sicher, daß es noch eine ganze Weile dauern wird, bis genug Menschen umgedacht haben. Diese Friedensbewegung ist bestimmt nicht die letzte Friedensbewegung ..., aber wir müssen jetzt sehr deutlich werden, schon um Zeit zu gewinnen ...

Ken: Es ist doch so, daß heute noch Politiker an der Macht sind, die Aufrüstungsprogramme unterstützen und trotzdem an der Macht bleiben können, man denke nur an die »Nachrüstung«.

Tomoko: Eines der Grundübel ist doch das Streben der Politiker nach Erhaltung ihrer Macht. Sie wollen an der Macht bleiben und denken bis zur nächsten Wahl. Da ist es doch unsere Aufgabe, sie zu überzeugen, daß sie nicht an der Macht bleiben können, wenn sie dieses »Auf-einen-Krieg-Zutreiben« nicht stoppen. Es muß ihnen einfach klar werden, daß sie so nicht wiedergewählt werden.

Elke: Schließlich werden ja alle Entscheidungen in unserem Namen getroffen.

Gisela: Aber die sind doch nicht nur von unseren Wählerstimmen abhängig. Da gibt es doch noch mächtige Gruppen in der Gesellschaft ..., das Militär schon einmal und die Rüstungsindustrie ...

Ken: Ja, sicher, noch ist das nicht so einfach. Aber Aufklärung über die Tatsachen – wer da Macht ausübt und was ein Atomkrieg bedeutet und so weiter, wirkt doch zum Beispiel der Aufrüstungspropaganda entgegen und stärkt die Friedensbewegung ...

Jannes: Auf Enttäuschungen und Rückschläge müssen wir natürlich vorbereitet sein. Geld, Lügen und Gewalt werden gegen die Friedensbewegung eingesetzt, und je stärker die Friedensbewegung wird, desto mehr davon wird gegen sie eingesetzt werden.

Ken: Aber wir müssen weitermachen, weil das unsere einzige Chance ist ... und zwar in Form von gewaltfreien Aktionen ..., Aufklärungsarbeit, Friedensmärsche, Sitzstreiks, Streiks ..., Phantasie ...

Jannes: Es muß einfach immer wieder etwas los sein, was die Leute daran erinnert, daß die Probleme noch nicht gelöst sind.

Elke: Was meinst du, wenn jeder von uns nur einen einzigen von all denen, die er so im Laufe des Jahres anspricht, dazu bewegt, bei der Sache zu bleiben. Dann würde sich die Friedensbewegung ja in einem Jahr verdoppeln, und in zwei vervierfachen und so weiter.

Gisela: Da gibt es doch den bekannten Spruch: »Stell dir vor, sie machen Krieg und keiner geht hin« ...

Ken: Da braucht man gar nicht mehr hinzugehen. Der kommt ins Haus.

Gisela: Siehst du, dann dürfen wir doch auf keinen Fall so lange warten, bis der Krieg kommt ... Da müssen wir doch schon jetzt anfangen, nicht hinzugehen ...

Tomoko: ... indem wir denen, die Krieg machen, keine Wählerstimmen mehr hinbringen ...

Jannes: ... und es nur noch Kriegsdienstverweigerer gibt ...

Ken: Und wie ist das mit den Ingenieuren und Arbeitern, die Waffen entwickeln und bauen?

Tomoko: Die müssen sich auch verweigern ...

Ken: Es gibt schon solche Ansätze, zum Beispiel bei einer Firma in Großbritannien[130]. Dort hat ein Ausschuß von Vertrauensleuten eine Liste mit Produkten ausgearbeitet, die mit den technischen Einrichtungen der Firma herstellbar sind, aber nicht, wie bis dahin, nur für die Luftfahrt geeignet. Die Vertrauensleute wollen damit den Zustand beenden, bei dem die Firma hauptsächlich von der Armee als Auftraggeber abhängig ist.

Elke: Was sind denn das für Produkte?

Ken: Na, bisher machen sie Schaltgeräte, Flugkontrollanlagen, Armaturenbeleuchtungen und Ähnliches. Jetzt wird überlegt – mit genau den gleichen Maschinen! –, Hilfen für Behinderte herzustellen und Regelanlagen für Sonnenkollektoren sowie medizinische Geräte und anderes.

Jannes: Das ist ja eine tolle Sache. Kann das nicht Schule machen?

Tomoko: Also wenn alle, die wissen, was Krieg ist – die Wissenschaftler, Arbeiter und Techniker – nützliche Dinge statt Bomben herstellen, die Wähler sich nicht mehr für dumm verkaufen lassen, Soldaten sich verweigern ...

Gisela: Und die Steuerzahler natürlich auch ...

Elke: Klingt ganz schön phantastisch, fast verrückt, nicht wahr?

Gisela: Aber doch nicht wir, sondern die Atomkriegsplaner, die für ihre Macht alles Leben riskieren, sind verrückt.

16. Juli 1945	Erste Atombombenexplosion bei Los Alamos in New Mexico, USA.
6. August 1945	Atombombenabwurf auf Hiroshima.
9. August 1945	Atombombenabwurf auf Nagasaki.
19. September 1945	Beginn der Pressezensur in Japan durch die amerikanische Besatzungsmacht. Berichterstattung über die Atombomben verboten.
März 1947	ABCC (Atomic Bomb Casualty Commission) errichtet.
24. August 1947	NATO gegründet. Die Bundesrepublik ist seit dem 9. Mai 1955 Mitglied.
September 1949	Die Sowjetunion gibt bekannt, daß sie Atomwaffen besitzt.
25. März 1950	Der Stockholmer Appell erklärt den Ersteinsatz atomarer Waffen zum Kriegsverbrechen.
3. Oktober 1952	Großbritannien testet seine erste Atombombe.
November 1952	Die USA zünden ihre erste Wasserstoffbombe.
August 1953	Die Sowjetunion zündet ihre erste Wasserstoffbombe.
Dezember 1953	Der amerikanische Präsident Eisenhower schlägt vor der UNO das Projekt »Atoms for Peace« vor, das bis 1962 in 26 Länder Forschungsreaktoren lieferte und entscheidend zur Verbreitung atomarer Technik beitrug.
1. März 1954	Eine amerikanische Wasserstoffbombenexplosion auf dem Bikini-Atoll verseucht mehrere Inseln und ein japanisches Fischerboot außerhalb der festgelegten Sperrzone. Ein Besatzungsmitglied des Fischerbootes stirbt. Dieses Ereignis löst eine Massenbewegung gegen Atomwaffen in Japan und auch weltweit aus. (Das Schicksal der betroffenen Inselbevölke-

	rung wird erst in den siebziger Jahren bekannt.)
14. März 1955	Warschauer Pakt gegründet. Die DDR tritt am 28. Januar 1956 bei. Albanien tritt am 13. September 1968 aus.
Juli 1955	Bertrand Russell und Albert Einstein rufen zur Ächtung der Atomwaffen auf.
August 1955	Erste Weltkonferenz gegen Atom- und Wasserstoffbomben in Hiroshima.
27. Juli 1956	Ein B-47-Bomber rast auf dem britischen Stützpunkt Lakenheath gegen einen Bunker, der mehrere Kernwaffen beherbergt. Die Besatzung verbrennt. Dazu, daß es nicht zur Atomwaffenexplosion kam, äußert ein damals in Großbritannien stationierter General der USA: »Es war eine Kombination von enormem Heroismus, Glück und dem Willen Gottes.« Bis heute kommt es immer wieder zu Unfällen mit Atomwaffen.
12. April 1957	Erklärung der Göttinger Achtzehn (Professoren der Physik und Chemie) gegen die atomare Bewaffnung der Bundesrepublik.
15. Mai 1957	Großbritannien testet seine erste Wasserstoffbombe auf der Christmas-Insel.
4. Oktober 1957	Die Sowjetunion startet ihren ersten Satelliten, Sputnik I. Das Wettrüsten im Weltraum beginnt.
17. April 1958	120000 Menschen demonstrieren in Hamburg unter dem Motto »Kampf dem Atomtod«.
Winter 1958	In der Sowjetunion, am Südural, ereignet sich wahrscheinlich eine Explosion in einer Deponie für radioaktiven Abfall. Die Verseuchung erstreckt sich über mehr als tausend Quadratkilometer und fordert angeblich mehr als hundert Tote.
13. Februar 1960	Frankreich zündet seine erste Atombombe in der Sahara.
1. September 1961	Die Sowjetunion nimmt nach zweijähriger Pause ihre Atomwaffentests wieder

	auf und fällt dabei der japanischen Friedensdachorganisation in den Rücken.
September 1962	Kubakrise. Die Welt am Rande eines Atomkriegs.
31. Juli 1963	Ein Teilteststoppabkommen wird von den USA, Großbritannien und der Sowjetunion vereinbart. Darin werden Atomwaffenversuche in der Atmosphäre, unter Wasser und im Weltraum verboten. Frankreich und China treten nicht bei.
August 1963	Die japanische Friedensorganisation Gensuikyo hat sich gespalten. Den Sozialisten nahe Gensuikyo-Mitglieder gründen bald danach eine neue Friedensorganisation Gensuikin.
16. Oktober 1964	China zündet seine erste Atombombe (in der Atmosphäre).
10. Juli 1967	Südkoreanischer Atombombenopferverband wird in Seoul gegründet. Bis heute sind etwa 2000 Hibakusha eingetreten.
17. Juli 1967	China zündet seine erste Wasserstoffbombe.
1. Juli 1968	Die USA, die Sowjetunion und 60 weitere Länder unterzeichnen einen Vertrag über die Nicht-Weiterverbreitung von Atomwaffen (Non-Proliferation-Treaty). Er kann aber nicht verhindern, daß immer mehr Staaten in die Lage kommen, Atomwaffen herzustellen. Ein Beispiel: Die Bundesrepublik Deutschland lieferte Kernkraftwerke beziehungsweise Anreicherungsanlagen an Staaten wie Argentinien und Südafrika. Die beiden Länder haben den oben genannten Vertrag nicht unterzeichnet.
November 1968	Ein Schiff mit 200 Tonnen Uranerz verschwindet auf der Fahrt von Belgien nach Italien. Israel wird von vielen Ländern des Diebstahls verdächtigt.
4. November 1971	USA: Flugzeugentführer drohen, eine DC-9 in das Atomkraftwerk Oak Ridge, Tennessee, stürzen zu lassen.

1972 und 1973	Erste Protestfahrten der Umweltschutzorganisation Greenpeace in das Atombombentestsperrgebiet der Franzosen. Protestfahrten dieser Art werden von Greenpeace bis heute weiterhin durchgeführt.
25. März 1973	Guerilleros besetzen ein Atomkraftwerk in Argentinien. Sie richten jedoch keine Schäden an und fliehen.
18. Mai 1974	Indien testet unterirdisch seine erste Atombombe. Das Material für die Bombe stammt aus dem internationalen Programm »Atoms for Peace«.
28. März 1979	Ein Atomkraftwerksunfall bei Harrisburg läßt fast den Reaktorkern schmelzen.
7. Juli 1979	Amerikanische Indianer protestieren gegen den Uranabbau in South Dakota, der ihr Reservat verseucht.
9. Juli 1979	Die Umweltschutzorganisation Greenpeace versucht, die Versenkung radioaktiver Abfälle im Atlantik zu verhindern.
22. September 1979	Ein Unterwasser-Atomtest im Indischen Ozean wird durchgeführt, höchstwahrscheinlich von Südafrika.
12. Dezember 1979	NATO-Ratsbeschluß über die Stationierung der Mittelstreckenraketen Pershing II und Cruise Missile in Europa ab 1983.
April 1980	»European Nuclear Disarmament«, Bewegung für die Schaffung atomwaffenfreier Zonen in Europa, wird in London gegründet.
3. Mai 1980	In Gorleben wird das Anti-Atom-Dorf, auch Wendland genannt, gegen die geplante Wiederaufbereitungsanlage errichtet. Es wird am 4. Juni geräumt.
3. und 6. Juni 1980	Computerfehler im Raketensystem der USA lösen höchste Alarmstufe aus. Beinahe ein Atomkrieg!
16. November 1980	Krefelder Appell gegen den NATO-Ratsbeschluß (bis Ende 1982 über 3 Millionen Unterschriften).

19. Januar 1981	Japanische und koreanische Hibakusha führen einen Sitzstreik im Friedenspark für die Gleichstellung ausländischer Hibakusha durch.
Januar 1981	Bernd Fall, Chefredakteur der amerikanischen Zeitschrift »Bulletin of Atomic Scientists« behauptet, falls die USA und die Sowjetunion nur 10 Prozent ihrer Atomwaffen einsetzen, würden 80 Prozent der Ozonschicht der Atmosphäre zerstört werden. Selbst 20 Prozent Reduzierung der Ozonschicht reicht aus, um bei Tieren Hautverbrennungen zu verursachen und sie erblinden zu lassen. Trotz starker Abhängigkeit von Rüstungs- und Atomindustrie gibt es immer mehr kritische Wissenschaftler.
7. Juni 1981	Bei einem Angriff der israelischen Luftwaffe wird ein irakischer Reaktor völlig zerstört. Er war von Frankreich fertiggestellt worden, hatte den Betrieb aber noch nicht aufgenommen.
6. August 1981	Am Jahrestag des Atombombenabwurfs auf Hiroshima beschließt Präsident Reagan die Wiederaufnahme der Neutronenbombenproduktion. Am selben Tag kommt der Friedensmarsch von Kopenhagen in Paris an.
19. bis 20. September 1981	Kongreß »Ärzte warnen vor dem Atomkrieg« in Hamburg.
20. September 1981	Robert Havemann fordert den Abzug der Alliierten aus beiden deutschen Staaten und die Unterzeichnung eines Friedensvertrages. Sein offener Brief wird von mehreren Hundert DDR-Bürgern sowie mehreren Tausend BRD-Bürgern unterzeichnet und anläßlich des Breschnew-Besuchs in Bonn in mehreren westdeutschen Zeitungen veröffentlicht.
10. Oktober 1981	Friedensdemonstration in Bonn mit 300000 Teilnehmern.
25. Oktober 1981	Friedensdemonstrationen in London,

	Brüssel, Paris und Rom (insgesamt etwa eine Million Teilnehmer).
16. November 1981	500000 Menschen demonstrieren in Madrid für Abrüstung und gegen den NATO-Eintritt Spaniens.
21. November 1981	Friedensdemonstration in Amsterdam mit 400000 Teilnehmern.
20. Januar 1982	Ein französisches Atomkraftwerk wird mit einer kleinen Rakete angegriffen und leicht beschädigt.
13. Februar 1982	Friedensmanifestation in Dresden mit 6000 Teilnehmern.
9. März 1982	Das Parlament in London beschließt, daß die Stadt von Atomwaffen freigehalten wird.
23. Mai 1982	Friedensdemonstration in Tokio mit 400000 Teilnehmern.
12. Juni 1982	Friedensdemonstration in New York gegen die Rüstungspolitik Präsident Reagans und für Abrüstung mit 800000 Teilnehmern.
19. Juni 1982	Beginn von Protestaktionen gegen Atomwaffentests auf Kwajalein und anderen pazifischen Inseln im militärischen Sperrgebiet der USA und gegen weitere Verträge mit den USA. 900 der Inselbewohner nehmen daran teil. Nachrichtensperre wird verhängt.
25. September 1982	Nach dem Massaker in palästinensischen Flüchtlingslagern Beiruts demonstrieren in Tel Aviv 300000 Menschen mitten im Krieg gegen den Krieg unter dem Motto »Frieden jetzt«.
23. Oktober 1982	Friedensdemonstration in Osaka mit 500000 Teilnehmern.
2. November 1982	Nach einem Unfall beim Transport einer Pershing IIa muß die Gemeinde Waldbrechtsweier evakuiert werden.
12. Dezember 1982	Zum dritten Jahrestag des Nato-»Doppelbeschlusses« gewaltfreie Protestaktionen in über 50 Orten der Bundesrepublik. Bis zu diesem Tag haben sich 11

	bundesdeutsche Städte für atomwaffenfrei erklärt, unter anderen Kassel, Nürnberg, Darmstadt.
7. Februar 1983	Der Atomreaktor (50 Kilogramm Uran 235) des sowjetischen Militärsatelliten Kosmos 1402 verglüht über dem Südatlantik.
1. März 1983	Internationaler Aktionstag für einen atomfreien Pazifik, insbesondere gegen französische Neutronenbombentests und gegen die geplante japanische Atommüllversenkung.

[1] P. M. S. Blackett: Military and Political Consequences of Atomic Energy. London 1948.
J. S. Allen: Atomic Imperialism. The State Monopoly and the Bomb. New York 1952.
A. Nishijima: Genbaku wa Naze Toka Sareta ka – Nihon Kofuku o Meguru Senryaku to Gaikō. Tokio 1968.
[2] Hibakufujin no Tsudoi. Goshunen Kinengo. Osaka 1973.
[3] Toshiko Saeki in: Hiroshima Genbaku Sensaishi. Band I, Kap. 1. Hiroshima 1971.
[4] Hibakufujin no Tsudoi. Goshunen Kinengo. Osaka 1973.
[5] Michihiko Hachiya: Hiroshima Diary. London 1955.
[6] Robert Jay Lifton: Death in Life. New York 1967, S. 59.
[6a] Hiroshima Genbaku Sensaishi, Band V, Kap. 5. Hiroshima 1971.
[7] Nach einem Manuskript der Sendung ›Public Enemy No. 1‹ des australischen Fernsehens.
[8] Robert Jay Lifton: Death in Life. New York 1967, S. 78.
[9] Hiroshima Genbaku Sensaishi, Band IV, Kap. 2. Hiroshima 1971.
[10] Showa Gojunendo Genshibakudan Hibakusha Taisaku no Gaiyo. Tokio 1977.
[11] Hiroshima Genbaku Sensaishi, Band V, Kap. 11. Hiroshima 1971.
[12] Hiroshima Genbaku Sensaishi, Band I, Kap. 4. Hiroshima 1971.
[13] Genshibakudan Saigai Chosa Hokokusho. Nihon Gakujutsukaigi. 1951.
[14] Hiroshima Genbaku Sensaishi, Band I, Kap. 2. Hiroshima 1971, S. 104.
[15] Hiroshima Genbaku Sensaishi, Band I, Kap. 2. Hiroshima 1971, S. 135.
[16] Zusammengefaßt nach der Darstellung über die Atombombenschäden für die Vereinten Nationen. Herausgegeben von den Städten Hiroshima und Nagasaki. 1976.
[17] Arata Osada: Genbaku no Ko. Tokio 1951, S. 224.
[18] T. Harada: Summary Report on Scar Keloids, Hiroshima. In: Journal of the Hiroshima Medical Association No. 20. Hiroshima 1967, S. 199–203.
H. Tezuka: Summary Report on Scar Keloids of Atomic Bomb Survivors of Nagasaki City. In: Journal of the Hiroshima Medical Association, No. 20. Hiroshima 1967, S. 204–210.
[19] R. M. Sinskey: The Status of Lenticular Opacities Caused by Atomic Radiation. Hiroshima and Nagasaki, Japan 1951–1953. In: American Journal of Ophthalmology. 1955, S. 285–293.
[20] Hiroshima Council for Countermeasure Against A-Bomb-Disease: Collections of Papers presented at the 7th Meeting of the A-Bomb

Effect Research Society. Summary of 20 Years Studies. In: Journal of the Hiroshima Medical Association, No. 20. Hiroshima 1967, S. 1–416.

[21] Über Leukämie als typische Atombombenkrankheit sind zahllose wissenschaftliche Veröffentlichungen erschienen; Beispiele siehe in: Iwanami Shoten: Hiroshima and Nagasaki. Tokio 1981.

[22] G. W. Beebe, H. Kato; Cancers other than Leukemia. In: Journal of Radiation Research, No. 16. Tokio 1975, S. 97–107.
H. Ezaki, T. Shigemitsu: Studies on Thyroid Cancer induced by A-Bomb Exposure and its Clinical Significance. In: Journal of the Hiroshima Medical Association, No. 20. Hiroshima 1967, S. 336–347.

[23] C. K. Wanebo, K. G. Johnson, K. Sato, T. W. Thorslund: ABCC Technical Report 13–67.

[24] C. K. Wanebo, K. G. Johnson, K. Sato, T. W. Thorslund: ABCC Technical Report 12–67.

[25] Takeichi et al.: Salivary Gland Tumors in Atomic Bomb Survivors in Hiroshima. In: Journal of the Hiroshima Medical Association, No. 27. Hiroshima 1974, S. 555–557.

[26] T. Harada, M. Ide: Neoplasms among A-Bomb Survivors in Hiroshima. First Report of the Tumor Statistical Committee. In: Journal of the National Cancer Institute, No. 25. Hiroshima 1960.
T. Harada, M. Ide, M. Ishida, G. M. Troup: ABCC Technical Report 23–63.

[27] G. Plummer: ABCC Technical Report 29–59 u. a.
Diese Atombombenfolgen behandeln wir ausführlich in dem Kapitel »Opfer im Mutterleib: Mikrozephaliekinder«.

[28] Brill et al.: ABCC Technical Report 15–59.
Jablon et al.: ABCC Technical Report 7–71.
A. Tsuya, Y. Wakano, M. Otake: Capillary Microscopic Observation on the Superficial Minute Vessels of Atomic Bomb Survivors 1956–57. In: Journal of Radiation Research, No. 46. Tokio 1971, S. 199–216.

[29] Hiroshima Council for Countermeasure Against A-Bomb-Disease: Collections of Papers presented at the 7th Meeting of the A-Bomb Effect Research Society. Summary of 20 Years Studies. In: Journal of the Hiroshima Medical Association, No. 20. Hiroshima 1967, S. 210–216.

[30] S. Jablon, H. Kato: JNIH–ABCC Life-span Study, Hiroshima-Nagasaki. Mortality among Atomic-Bomb Survivors 1950–1970. In: Journal of Radiation Research, No. 50. Tokio 1972, S. 649–698. Und in: Journal of the Hiroshima Medical Association, No. 26. Hiroshima 1973, S. 538–573.

[31] Genshigumo no shita ni ikitsuzukete, No. 5. Hiroshima 1974.

[32] Hiroshima Genbaku Sensaishi, Band IV, Kap. 3. Hiroshima 1971, S. 63.

[33] Hiroshima Genbaku Sensaishi, Band IV. Hiroshima 1971, S. 219.
[34] Robert Jay Lifton: Death in Life. New York 1967, S. 94.
[35] Hiroshima Genbaku Sensaishi, Band IV. Hiroshima 1971, S. 142.
[36] Tatsuichiro Akizuki: Nagasaki 1945. London 1981.
[37] Tatsuichiro Akizuki: Nagasaki 1945. London 1981.
[38] Atsuko Yamamoto in: Cries for Peace. Tokio 1978.
[39] Robert Jay Lifton: Death in Life. New York 1967, S. 180.
[40] Kiyoshi Shimizu: Ningenhakai Sanjunen. Hiroshima 1975.
[41] Robert Jay Lifton: Death in Life. New York 1967, S. 171.
[42] Kiyoshi Shimizu: Ningenhakai Sanjunen. Hiroshima 1975.
[43] A Call from Hibakusha of Hiroshima and Nagasaki. Symposium. London 1978, S. 104.
[44] Robert Jay Lifton: Death in Life. New York 1967, S. 151.
[45] Genshigumo no shita ni ikitsuzukete, No. 3. Hiroshima 1972.
[46] Shuji Aihara in: Kozo. Tokio November 1952.
[47] Robert Jay Lifton: Death in Life. New York 1967, S. 354.
[48] Chikako Hayami: Burned Like Fallen Leaves. Hiroshima 1977, S. 8.
[49] Robert Jay Lifton: Death in Life. New York 1967, S. 235.
[50] Lillian Guralnick, Iwao M. Moriyama: Survival Experience of Atomic Bomb Survivors, Hiroshima and Nagasaki 1951–1976. RERF Technical Report 17–78. 1978.
[51] Lillian Guralnick, Iwao M. Moriyama: Survival Experience of Atomic Bomb Survivors. Hiroshima and Nagasaki 1951–1976. RERF Technical Report 17–78. 1978, S. 3.
[52] Diese Überlegung ist auch uns nicht eingefallen, obgleich wir uns seit längerem mit den Veröffentlichungen der ABCC beschäftigt haben, sondern wir verdanken diese Anregung einem Vortrag von Alice Stewart, gehalten am 3. November 1979 in Hamburg auf der ärztlichen Fortbildungsveranstaltung »Gesundheit und Radioaktivität«.
[53] Iwao M. Moriyama: Capsule Summary of Results of Radiation Studies on Hiroshima and Nagasaki Atomic Bomb Survivors 1945–1975. RERF Technical Report 5–77. 1977, S. 8: »Die Auswahl der angemessenen Kontrollgruppe ist ein anderes Problem. Prinzipiell sollte jede Kontrollgruppe der Versuchsgruppe in jeder Hinsicht außer den untersuchten Faktoren ähneln (Bestrahlungsexposition in diesem Fall). Weil jedermann in dem Gebiet zu einem gewissen Grade exponiert war und Druckwirkungen und Verbrennungen ausgesetzt, wurde ein Beispiel von der Bevölkerung genommen, die während der Studie in der Stadt wohnte und die zum Zeitpunkt des Atombombenabwurfs nicht in den Städten war. Diese »not in City«-(=Nic-)Gruppe wurde unterteilt in früh Hereinkommende (»early entrants«) und spät Hereinkommende (»late entrants«) in die Städte, weil sie verschiedene Arten von Population repräsentiert haben mögen.

Faktisch scheint die Nic-Gruppe sich von den Atombombenüberle-

benden in anderer Hinsicht wie dem sozioökonomischen Status zu unterscheiden. Daher wurde in vielen Fällen die Nic-Gruppe als Kontrolle fallengelassen und Überlebende mit sehr niedrigen Expositionsdosen, z. B. 0 oder 0 bis 9 rad, vorgezogen.« (Hervorhebung durch die Verfasser)

54 Hiroshima Genbaku Sensaishi, Band I, Kap. 3. Hiroshima 1971.

55 G. W. Beebe, H. Kato, C. E. Land: Life-span Study, Hiroshima–Nagasaki. Mortality and Radiation Dose October 1950–September 1966. ABCC Technical Report 11–70.

56 z. B. Hiroshima Genbaku Sensaishi, Band II, Kap. 1. Hiroshima 1971.

57 W. J. Schull: Emperical risks in consanguineous marriages. Sex ration, malformation and viability. In: American Journal of Human Genetics, No. 10. 1958.

58 Robert Jay Lifton: Death in Life. New York 1967, S. 159.

59 H. Kato: Mortality in Children Exposed to the A-Bombs While in Utero 1945–1969. ABCC Technical Report 23–70. 1970.
R. J. Connor, S. Kawamoto, Y. Omori: Growth and Development Age 10 to Age 17 of Children Exposed in Utero to the Atomic Bombs, Hiroshima and Nagasaki. ABCC Technical Report 5–71. 1971.

60 G. Plummer: Anomalies Occuring in Children Exposed to the A-Bomb in Utero, Hiroshima. In: Pediatrics, No. 10. 1952.

61 Titel des Films: ›Sekai wa Kyofu suru‹. Regisseur: Fumio Kamei. 1957.

62 Mutter: Give Me Water. Tokio 1972.
Vater: Kunizo Hatanaka. In: Cries for Peace. Tokio 1978.

63 Kinoko Kai: Genbaku ga nokoshita Kora. Hiroshima 1977.

64 Kinoko Kai: Genbaku ga nokoshita Kora. Hiroshima 1977.

65 A Call from Hibakusha of Hiroshima and Nagasaki. Symposium. London 1978, S. 221.

66 Robert Jay Lifton: Death in Life. New York 1967, S. 126.

67 Robert Jay Lifton: Death in Life. New York 1967, S. 60.

68 Robert Jay Lifton: Death in Life. New York 1967, S. 108.

69 Robert Jay Lifton: Death in Life. New York 1967, S. 107.

70 Robert Jay Lifton: Death in Life. New York 1967, S. 116.

71 Zu dieser Frage siehe auch Robert Jay Lifton: History and Human Survival. New York 1961.

72 A Call from Hibakusha of Hiroshima and Nagasaki. Symposium. London 1978, S. 223.

73 Sekai. Tokio, August 1964, S. 263.

74 Der Psychologe Robert Jay Lifton hat eine Studie über die seelischen Belastungen der Hibakusha durchgeführt, die in seinem Buch Death and Life (New York 1967) enthalten ist.

75 Yoshiaki Hirakawa in: Hiroshima Genbaku Sensaishi, Band IV. Hiroshima 1971.

[76] Toshiko Nakamura in: Hibaku Fujin no Tsudoi, No. 4. Osaka 1971.
[77] Zennichijiro Hisoshima Bunkai: Washira no Hibakutaiken – Hyakunin no Shogen. Hiroshima 1977.
[78] Zennichijiro Hisoshima Bunkai: Washira no Hibakutaiken – Hyakunin no Shogen. Hiroshima 1977.
[79] Zennichijiro Hisoshima Bunkai: Washira no Hibakutaiken – Hyakunin no Shogen. Hiroshima 1977.
[80] Seiji Imahori: Gensuibaku Kinshi Undo. Tokio 1974.
[81] Tetsuo Maeda: Kakusareta Hibaku. Tokio 1978.
[82] Über die Gesetze, die die Hibakusha betreffen, siehe auch: Iwanami Shoten: Hiroshima and Nagasaki. Tokio 1981.
[83] Zum Beispiel Kamiyama Shigeo: Nihon Kyosanto sengo juyo shiryo shu. Ergänzungsband. Tokio 1971.
[84] NHK-Hiroshima: Hibakutaiken Watashino Uttaetaikoto, Band II. Hiroshima 1977.
[85] Osakashi Genbakuhigaisha no kai Fujinbu, No. 3. Osaka 1971.
[86] Zendentsu Hibakusha Renraku Kyogikai. In: Genshigumo no shita ni ikitsuzukete. Hiroshima 1978.
[87] Yasushi Mitani et al.: Genshibakudan Saigai Chosa Hokokusho. Universität Tokio 1946.
[88] Masaaki Okoshi, Takeshi Asakura, Tatsuo Kazeki: Studien der Universität Tokio 1945/46/47.
[89] A. W. Oughterson, S. Warren: Medical Effects of the Atomic Bomb in Japan. New York 1956.
[90] S. Nishida in: Journal of the Hiroshima Medical Association, No. 10. Hiroshima 1957.
[91] Shigeki Ishizu in: Gencho Hiroshima Igaku, No. 8. Hiroshima 1960.
[92] Ichiro Hayashi, Naomasa Okamoto in: Rinsho Sankafujinka, No. 9. 1955.
[93] S. Nishida in: Journal of the Hiroshima Medical Association, No. 10. Hiroshima 1957.
[94] Ichiro Hayashi, Naomasa Okamoto in: Rinsho Sankafujinka, No. 9. 1955.
[95] J. V. Neel, N. Morton, W. J. Schull: The effect of exposure of parents to the atomic bombs on the first generation offspring in Hiroshima and Nagasaki. In: Jap. J. Genetics, No. 28. 1953.
[96] A. D. Bloom, S. Neriishi, N. Kamada, T. Iseki, R. J. Keehn: Cytogenetic studies in atomic bomb survivors, Hiroshima – Nagasaki. ABCC Technical Report 20–66. 1966.
A. D. Bloom, S. Neriishi, A. A. Awa, T. Honda, P. G. Archer: Chromosome aberrations in leukocytes of older atomic bomb survivors, Hiroshima-Nagasaki. ABCC Technical Report 20–67. 1967.
A. D. Bloom, S. Neriishi, P. G. Archer: Cytogenetics of Children exposed in utero, Hiroshima – Nagasaki. ABCC Technical Report 7–68. 1968.

A. A. Awa, S. Neriishi, T. Honda, M. C. Yoshida, T. Sofuni, T. Matsui: Dose-chromosome aberration relation in cultured blood cells of atomic bomb survivors, Hiroshima – Nagasaki. ABCC Technical Report 27–71. 1971.
Die Untersuchungen wurden an weißen Blutkörperchen durchgeführt. Ihre Strahlenempfindlichkeit liegt mit der der Fortpflanzungszellen fast auf gleicher Ebene.

[97] W. J. Schull, J. V. Neel: Radiation and the Sex Ration in Man. ABCC Technical Report 21–59. 1959.

[98] Zenkoku Hibakunisei Renrakukyogikai: Hibakunisei Sokango. Hiroshima August 1978.

[99] Osaka Hibakunisei no Kai: Hibakunisei. No. 2. Osaka Juli 1976.

[100] Fukagawa Munetoshi: Hibakunisei. Tokio 1972, S. 97, S. 193.

[101] Zenkoku Hibakunisei Renrakukyogikai: Hibakunisei Sokango. Hiroshima August 1978.

[102] Osaka Hibakunisei no Kai: Koseisho Hibakunisei Kenshin. Osaka Dezember 1978.

[103] Mitteilungen aus den deutschen Provinzen der Gesellschaft Jesu, No. 10. Köln 1946, S. 32.

[104] Internes Mitteilungsblatt des Jesuitenordens. Aus der norddeutschen Provinz, No. 3. April 1982.

[105] Hiroshimaken Chosenjin Hibakusha Kyogikai: Shiroi Chogori no Hibakusha. Tokio 1979.

[106] Fujiko Toshiki (Hrsg.): Give Me Water. Tokio 1972.

[107] Hiroshimaken Chosenjin Hibakusha Kyogikai: Shiroi Chogori no Hibakusha. Tokio 1979.

[108] Wahrscheinlich ist vielen Lesern Ichiro Kawamoto aus dem Buch ›Strahlen aus der Asche‹ von Robert Jungk bekannt.

[109] Sekai. Tokio Mai 1971.

[110] Hibakunisei, No. 14. Osaka 1. 9. 1980.

[110a] So lautete die 1954 von der Atomenergiekommission offiziell angegebene Unfallursache. 1981 erklärte der Luftwaffenmeteorologe Gene Curbow, der am 1. März 1954 auf Rogerik stationiert war: »Wochenlang vor der Explosion wehte der Wind in den oberen Luftschichten in Richtung auf unsere Insel ... Wir haben damals die Windgeschwindigkeit und die Wetterbedingungen genauestens gemessen – der Wind wehte direkt auf uns zu.« Die Daten wurden über Funk an das Hauptquartier der Eniwetok Joint Task Force 7 weitergegeben. Ob es Nachlässigkeit oder Absicht war, daß die Bombe trotzdem gezündet wurde, ist ungeklärt. (Siehe auch ›Konkret‹, Nr. 7, 1982, S. 94.)

[111] Gensuikin News. Tokio 1973.

[111a] Auch hier waren Ärzte der AEC angestellt, die Untersuchungsreihen mit den Bestrahlten durchführten, deren Fragestellungen und Bedingungen denen der ABCC ähnelten. Zum Beispiel wurden die Betroffenen mit einer »Normalbevölkerung« verglichen, die eben-

falls strahlengeschädigt war. (Siehe auch ›Konkret‹, Nr. 7, 1982, S. 96.)

[112] Geo. München November 1978.

[113] Ihr Schicksal behandelt der sehr empfehlenswerte Film ›Paul Jacobs und die Atombande‹.

[114] National Committee for Radiation Victims
317 Pennsylvania Ave. S. E.
Washington D. C. 2003.

[115] Der Tagesspiegel. Berlin 28. 8. 1981.

[116] Nach Peter Koch: Wahnsinn Rüstung. Hamburg 1982.

[117] Holger Strohm: Politische Ökologie. Hamburg 1979, S. 124.

[118] Näheres zu diesem Thema in: Robert Jungk: Der Atom-Staat. 1977.

[119] Holger Strohm: Friedlich in die Katastrophe. Frankfurt 1981, S. 568, S. 687.

[120] Dieses Protokoll wird zitiert in: Reinhard Spilker: Traumtanz der Technokraten. Manuskript einer Sendung des Senders Freies Berlin vom 15. 7. 1980.

[121] Higuchi Kenji: Genpatsu. Tokio 1979.

[122] Chiikitoso, No. 2. Kioto 1981.

[123] Hangenpatsu Shimbun. Tokio Oktober 1981.

[124] Asahi Shimbun. Hiroshima 24. 4. 1979.

[125] Hangenpatsu Shimbun. Tokio Juni 1980.

[126] Dieser Atombombenversuch wurde im Oktober 1961 auf Novaya Zemlya, Sowjetunion, durchgeführt.

[127] Näheres zu diesem Thema in folgenden Taschenbüchern:
A. A. Guha: Die Neutronenbombe. Frankfurt 1982.
H. Bremer: Geisel Europa. Berlin 1981.

[128] Frankfurter Rundschau. 17. 4. 1982, S. 14.

[129] Shakaishimpo. Tokio 18. 5. 1982.

[130] Dieses Beispiel bezieht sich auf die Firma Lucas Aerospace mit ihren Produktionsstätten in Bradford und Liverpool.

Bildnachweis

Folgende Aufnahmen wurden 1945 in Hiroshima und Nagasaki gemacht, und von Archiven in Hiroshima und Tokio zur Verfügung gestellt:
Bild 1: Von den USA zurückgegebene Materialien: Hiroshima Nagasaki Publishing Committee (HNPC).
Bild 7: Von den USA zurückgegebene Materialien (HNPC).
Bild 8: Fotografiert von Matsushige Yoshito (HNPC).
Bild 9: Fotografiert von Yamahata Yosuke (HNPC).
Bild 10: Fotografiert von Miyatake Hajime (HNPC).
Bild 11: Fotografiert von Kawahara Yotsuji (HNPC).
Bild 12: Von den USA zurückgegebene Materialien (HNPC).
Bild 13: HNPC.
Bild 14: Peace Culture Center, Hiroshima.
Bild 21: Peace Culture Center, Hiroshima.

Bild 2: Eigentum der Verfasser.
Bilder 3–6: Abdruck mit freundlicher Genehmigung von Toshi und Iri Maruki.
Bilder 16–18: Abdruck mit freundlicher Genehmigung der Zeitung Chugoku Shimbun, Hiroshima.
Bilder 20, 32: Abdruck genehmigt von I. Morishita (Fotograf).
Bild 22: Yoshioka Ko (Fotograf); Abdruck mit freundlicher Genehmigung von Yaeko Osono.
Bild 23: Aus dem Dokumentarfilm ›Wähle das Leben!‹; Abdruck mit freundlicher Genehmigung von Erwin Leiser.
Bilder 24, 25, 26, 31: Aus ›Living Hiroshima‹ von Domon Ken (Fotograf), Tsukiji Shokan co, LTD; Abdruck mit freundlicher Genehmigung.
Bilder 27–29: Abdruck mit freundlicher Genehmigung von Kenji Higuchi (Fotograf).
Bild 30: Abdruck mit freundlicher Genehmigung von Densan Chugoku.

Alle Zeugnisse und Gedichte wurden von den Verfassern ins Deutsche übersetzt.
Die Übersetzung der Gedichte erfolgte mit freundlicher Genehmigung der Autoren beziehungsweise der Inhaber der Urheberrechte.

ABCC (Atomic Bomb Casualty Commission) 38, 48, 49, 68–82, 86, 87, 129–132, 134, 138, 139, 179, 199, 207–211
Abschreckung 100, 173, 180, 181, 183, 184
Ächtung (der Atomwaffen) 78, 116, 118, 119, 122, 200, Abb. 32
AEC (Atomic Energy Commission) 68, 70, 163, 172, 211
Akizuki, Tatsuichiro 56, 57, 208
Alamogordo (Los Alamos) 14, 15, 199
Albanien 200
Alphastrahlung 170, 186
Altern, vorzeitiges A. 48, 49
Anerkennung als Atombombenopfer (s. a. Hibakusha-Ausweis) 62, 87
Anfangsstrahlung 18, 186
Anjain, John und Lekoj 164
Arbeiter in Atomkraftwerken 176, 177, 178, 179, Abb. 29
Atmosphäre 126, 166, 167, 185, 186, 187, 201, 203
Atombombenkrankenhaus 11, 64, 113, 114, 125, 129, 142, 153, Abb. 31
Atom(bomben)krankheit 24, 58, 64, 65, 80, 93, 154, 207
Atomkraftwerk 30, 78, 100, 171–180, 189, 195, 201, 202, 204, Abb. 27, 28
Atomkrieg 42, 58, 70, 79, 123, 161, 174, 184, 185, 187–189, 192–194, 196, 197, 201–203
Atommüll 175, 200, 202, 205
Atommülldeponie 175, 200
Atomraketen 170, 174, 181, 191, 202
Atomreaktor 171, 174, 175, Abb. 28
»Atoms for Peace« 171, 199, 202
Atomwaffentest 11, 70, 88, 91, 94, 122, 124, 125, 126, 164–170, 175, 189, 200, 201, 204
oberirdisch (s. a. Atmosphäre) 166, 167
unterirdisch 126, 167
Atomwüste 18, 25, 26, 34, 52–54, 66, 76, 91, 114, 115, 117, 152, 170, 181, 183, 184, Abb. 2, 24
Auschwitz 158, 161
Australien 145, 148
Auswanderer (aus Hiroshima und Nagasaki) 16, 145

bakteriologische Waffen 27, 77, 100, 156
Besatzung 67, 71, 120
Besatzungsmacht 35, 67, 68, 70, 116, 120, 149, 199
Betastrahlung 186
Bikini-Atoll 120, 122, 127, 162, 199
biologische Waffen s. bakteriologische W.
Blutarmut 46, 58, 64, 80, 138, 142
Blutungen (durch radioaktive Bestrahlung) 27, 35, 43, 52, 55, 58, 76, 80, 163, 183, Abb. 13
Buddhisten 11, 55, 99
Burchett, Wilfred 29

China, Chinesen 17, 19, 113, 115, 145, 148, 149, 155, 165, 167, 169, 201
Chromosom 131, 132, 133, 134

Diskriminierung 61, 62, 65, 78, 94, 96, 98, 114, 123, 129, 135, 138, 153
Dritte Welt 174, 192, 194, 196
Druck, -welle, -wirkung 17, 18, 21, 32, 33, 36, 42, 45, 66, 72, 74, 114, 183, 186, 187, 208, Abb. 4

Durchfall 25, 27, 29, 35, 42, 48, 52, 54, 83, 163

early entrants 76, 208
Ebeye 164, 165
elektromagnetischer Impuls 185, 187
»Enola Gay« 14
Erbanlagen 49, 129, 131, 132, 133, 188
Erbkrankheit (s. a. Erbanlagen, Erbschäden) 61, 131
Erblindung (durch radioaktive Bestrahlung) 12, 46, 47, 164, 189
Erbschäden (s. a. Erbanlagen) 91, 95, 129–134, 138, 139, Abb. 24
Explosionsnullpunkt 25

Fahrtmann, Friedhelm 175
»fall-out« (s. a. schwarzer Regen) 186, 187
»Fat man« 15
Fehlgeburten 80, 129, 130, 140, 143, 164
Feind 125, 156, 157, 160, 196
Feindbild 125, 161, 185, 193
Fieber 21, 27, 28, 42, 43, 54, 55, 64, 65, 88, 108, 148, 163
Flecken (Blutflecken) 27, 28, 43, 50–52, 58, 80, 111
Fliegen 26, 27, 32, 54, 56, 57, 108, 151, Abb. 12
Forrestal, James 68
Frankreich 126, 165, 167, 168, 187, 200, 201, 203
Freiwillige (Schüler) 16, 28, 53, 63, 151
Friede 12, 73, 78, 86, 100, 101, 125, 127, 128, 129, 130, 157, 191, 192, 194, 204
Friedensbewegung 61, 123, 124, 126–128, 143, 144, 153, 189, 196, 197
Friedensmuseum 113, 114, 159
Friedenspark 11, 108, 113, 114, 124, 126, 142, 180, 189, 203
»friedliche« Nutzung der Atomenergie (s. a. Atomkraftwerke) 127, 171, 175, 179, 189

Gammastrahlung 186
Gedenkfeier 108, 118, 127, 154
Gensuikin 126, 127, 128, 201, 211
Gensuikyo 123–125, 127, 128, 201
gesellschaftliche Ächtung der Hibakusha (s. a. Diskriminierung) 59, 62, 91
Giftgas 27, 51, 77, 99
»Glücklicher Drache Nr. 5« 121, 122, 123, 162, 167, 182
Greenpeace 167, 168, 202
Großbritannien 126, 148, 156, 165, 166, 185, 187, 198–201
Gruhl, Herbert 174, 175

Haarausfall 27–30, 35, 43, 45, 54, 76, 80, 83, 108, 120, 164, Abb. 14
Hachiya, Michihiko 25, 27, 36, 206
Hamburg 37, 181, 182, 203, 208
Hanford 169, 171
Hara, Tamiki 24, 119
Hatanaka, Kunizo und Yuriko 83, 85, 86, 87, 99, 127, 209
Herz- und Kreislauferkrankungen 49
Hibakunisei 135–139, 143, 154, 155, 179, 211
Hibakusha (Worterklärung) 51
Hibakusha-, (Gesundheits-)Ausweis 61–63, 87, 89, 112, 115, 136
Hibakushabewegung 91, 116, 124, 126, 127, 145, 179
Hibakushafrauen 116, 117, 130, 136
Hibakushaorganisationen 62, 99, 116, 136, 155, 162
Hijiama 20, 21, 45, 68, 72
Hilfe(leistung), Hilfstruppen 25,

33, 44, 63, 64, 91, 117, 146, 147, 154, 184, 188, Abb. 8, 9, 13
Hitze, -strahlung, -welle, -wirkung 17, 20, 23, 36, 42, 56, 72, 74, 182, 186, 187, Abb. 4, 7
Holland 113, 148

Indien 174, 202
Infektionen 43, 188
Internationales Kulturzentrum Nagasaki 113
Isolierbaracke, Isolierung 27, 90
Israel 174, 201, 203, 204
Iwasa, Kazuyuki 178, 179

Java 148
Jesuiten(orden) 145, 147, 148, 211
Johannes Paul II. 187

Kakukinkaigi 141
kalter Krieg 14, 124
Kapitulation (Japans) 35, 53, 67, 91, 108, 152
Kapitulationsverhandlungen 14
Kawamoto, Ichiro 153, 211
Keloide 46, 47, 59, 60, 90, 93, 116, 142, 165, Abb. 19–21
Kernspaltung (Atomspaltung) 18, 120, 195
Kernverschmelzung 120
Kinoko-Kai 87–90, 99, 209
Kissinger, Henry 165
Konferenz gegen Atom- und Wasserstoffbomben 123–125, 128, 162, 171
Kontrollgruppe 48, 75, 76, 130, 132, 208
Konzentrationslager 156
Korea, Koreaner 17, 19, 38, 127, 145, 148–156, 158, 203, Abb. 22
Koreakrieg 118–120
KPJ (Kommunistische Partei Japans) 124–126
Krebs 46, 47, 48, 58, 64, 65, 69, 75, 76, 89, 93, 142, 164, 168, 169, 172, 186, 188, Abb. 21, 24
Krefelder Forum (Krefelder Appell) 189, 202
Kriegsgefangene 17, 19, 148, 159
Kriegsgericht 68, 71
Kuboyama, Aikichi 121, 123, 162, 182, 183
Kure 76, 77, 108
Kwajalein 163, 164, 204

Letalfaktor 133, 134
Leukämie 36, 47, 58, 64, 73, 75, 82, 93, 136, 138, 143, 148, 164, 168, 169, 178, 207, Abb. 24
Life Span Studies 73, 74, 207, 209
Linsentrübung (s. a. Erblindung) 12, 46, 78
»Little Boy« 15
Los Alamos (Alamogordo) 14, 15, 199

Manabe, Yoshie 20, 27
Maruki, Iri und Toshi 157, 159, 160, Abb. 3–6
Megatonne 181
Menschheit(serfahrung) 37, 72, 78, 99, 124, 125, 171, 189
Mercurochrom 26
Mikrozephalie 27, 47, 79–90, 127, 207, Abb. 25
Militärpolizei 67, 106, 116, 148, 151, 159
Mißbildungen 73, 76, 77, 79, 130, 169
Mitterrand, François 165, 168
Moritaki, Ichiro 126, 189
Mururoa-Atoll 165, 167, 168
Mutationen 131, 139
Mutterleib 47, 48, 73, 79, 81, 89, 127, 129, 130, 207

Nahrungskette 165, 166
Nakazawa, Keiji 26
Nanking 156, 158, 161
National Academy of Scientists 68
Nato 170, 181, 199, 202, 204
Nato-Ratsbeschluß 202

Netzhaut 17
Neutronenbombe 45, 128, 165, 168, 180, 183, 186, 187, 203, 205, 212
Neutronenstrahlung 43, 45, 165, 186, 187
Nichiei-Wochenschau 65–67, 120
Nishina, Yoshie 34, 35
Nishiyama 36
Non-Profileration-Treaty 201
Notlazarett, Notkrankenhaus 24, 25, 27, 53, 55, Abb. 10, 11
Notunterkunft 25, 57

Omuta, Minoru 79, 81, 83, 86, 88–90, 127
Otagawa 16, 29, 33, 114, Abb. 17
Ozonschicht 185, 187, 203

Päpstliche Akademie der Wissenschaften 187
Pazifik 14, 120–122, 127, 165, 168, 175, 205
Pflanzen (und Radioaktivität) 36, 76, 169
Pika(don) 28, 99
Plutonium(bombe) 14, 15, 76, 120, 165, 166, 169, 170, 172, 173, 175
Pressezensur (s. a. Zensur) 199

rad (radiation absorbed dose) 47, 48, 74, 75, 177, 179, 182, 183, 185
Reagan, Ronald 128, 203, 204
rem (Roentgen equivalent man) 176, 177
RERF (Radiation Effects Research Foundation) 73, 78, 129, 134, 139, 179, 208
Rongelap, Rongelapesen 127, 162, 163, 164, 199
Ruhr 27

Schock (psychischer) 26, 53, 80, 90, 98, 122
Schuldgefühl 91, 92, 97, 99
Schülereinsätze (freiwillige) 16, 17, 32, 44, 63, 115, 117
Schwäche 28, 42, 43, 48, 58, 62, 64, 138, 142
Schwangerschaft 47, 81, 86, 95, Abb. 25
schwarzer Regen 18, 19, 22, 32–36, 67, 75, 83, 94
Schwarzmarkt 54
seelische Belastung 90, 91, 97, 99, 139
Shimizu, Kiyoshi 61, 63, 136, 208
SIPRI 180, 181
Sitzstreik 11, 126, 180, 197, 203, Abb. 30
Slum 114, 116, 153, 176, Abb. 17, 18
Sowjetunion (UdSSR) 14, 70, 125, 126, 141, 165, 166, 180, 185, 199–201, 212
SPJ (Sozialistische Partei Japans) 124–126
Statistik 37, 48, 73, 74, 75, 130, 131
Sterberate 48, 74, 75, 130, 139
Strahlenkrankheit 34, 35, 43, 51, 55, 57, 58, 65, 70, 80, 83, 90, 122, 127, 186, Abb. 14
Strohm, Holger 172, 211
Südafrika 167, 174, 201, 202
Südkoreanischer Atombombenopferverband 150, 154, 201
Suginami-Appell 122, 123
»Superbombe« 120

Tagelöhner(innen) 11, 61, 114–116, 176–178, Abb. 16, 28
Taifun 36, 56, 57
Tazaki, Akie 116, 117
Teilteststoppabkommen 126, 166, 167, 201
Tibbets, Paul 161
Tiere (und Radioaktivität) 36, 48, 55, 56, 128, 166, 185
Tinian 14
Todesopfer 37, 38, 42, 44, 74

Toge, Sankichi 30, 38, 39, 101, 118
Tokio 37, 58, 67, 128, 140, 148, 189, 204
Totgeburten 80, 129, 130, 164
Trommelfellverletzung 18
Trübung der Augenlinse (s. a. Erblindung) 12, 46, 78
Truman, Harry S. 68, 119, 161
Tsuruga 178, Abb. 27, 28

Umgebungsstrahlung 36, 75
Unfälle in Atomkraftwerken 171, 175, 179, 202
Unfälle mit Atomwaffen 170, 200
unfruchtbar 58, 129
UNO (s. a. Vereinte Nationen) 128, 187, 199
Urakami-Kathedrale 19
Uran 15, 120, 165, 169, 172, 201
Uranabbau 169, 202
Utirik 162, 163

Verbrennungen 17, 21, 22, 26, 28, 33, 43, 46, 53, 71, 104, 105, 110, 115, 127, 147, 163, 183, 185, 208
Vereinte Nationen (s. a. UNO) 37, 73, 206
»Versaftung« 43
Vorurteil 98, 135, 136, 139

Wachstumsstörungen 47
Waise 53, 54, 97
»War Game« 185
Warschauer Pakt 170, 181, 200
Wasserstoffbombe 120, 123, 162, 165, 170, 171, 184, 199–201
Wayne, John 168, 169
Wetterstation 32, 33
Wettrüsten 91, 168, 174, 188, 190, 192, 194, 200
Wiederaufbau 35, 114, 118
Wiederaufbereitungsanlage 175, 178, 202
Wissenschaftler 14, 30, 34, 66, 67, 68, 73, 77, 79, 81, 94, 130, 156, 171, 198, 203

Yaizu 121, 122

Zensur 35, 59, 67, 116, 199
Zhukov 125
Zukunft 49, 58, 91, 94, 100, 118, 124, 136, 171, 180, 195
Zwangsarbeit(er) 17, 19, 38, 149, 150, 152, Abb. 22
Zweiter Weltkrieg 14, 30, 86, 153, 181, 183, 191

dtv dokumente

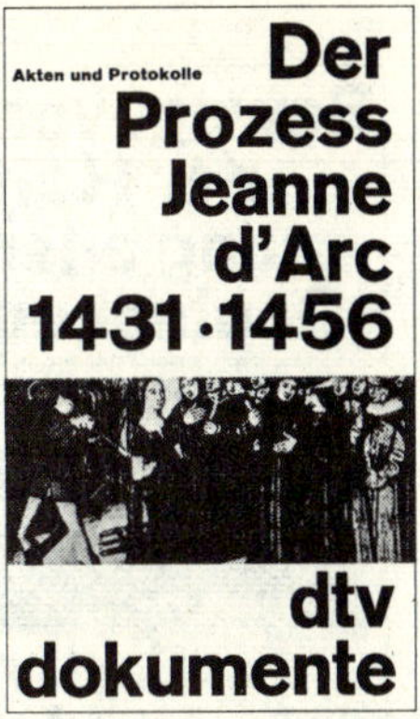

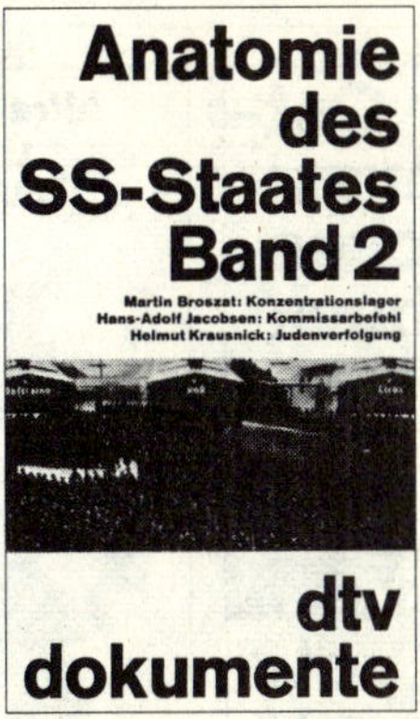

Der Prozeß Jeanne d'Arc 1431 · 1456
Hrsg. v. Ruth Schirmer-Imhoff
dtv 2909

Inge Jens:
Dichter zwischen rechts und links
Die Geschichte der Sektion für Dichtkunst der Preußischen Akademie der Künste
dtv 2910

Am Hof der Hohenzollern
Aus dem Tagebuch der Baronin Spitzemberg 1895–1914
Hrsg. v. Rudolf Vierhaus
dtv 2911

Herbst des Alten Handwerks
Zur Sozialgeschichte des 18. Jahrhunderts
Hrsg. v. Michael Stürmer
dtv 2914

Anatomie des SS-Staates
Band 1
Hans Buchheim: Die SS – das Herrschaftsinstrument
Hans Buchheim: Befehl und Gehorsam
dtv 2915

Band 2
Martin Broszat: Konzentrationslager
Hans-Adolf Jacobsen: Kommissarbefehl
Helmut Krausnick: Judenverfolgung
dtv 2916

Bewegt von der Hoffnung aller Deutschen
Zur Geschichte des Grundgesetzes. Entwürfe und Diskussionen 1941-1949
Hrsg. v. Wolfgang Benz
dtv 2917

Politik und Zeitgeschichte

Erhard Eppler:
Ende oder Wende
Von der Machbarkeit
des Notwendigen
dtv 1221

Alfred Grosser:
Geschichte Deutschlands seit 1945
Eine Bilanz
dtv 1007
Das Bündnis
Die westeuropäischen Länder und die USA seit dem Krieg
dtv 1760 (März '82)

Bruno Kreisky
Die Zeit in der wir leben
dtv 1618

Georg Leber:
Vom Frieden
dtv 1576

Robert Leicht (Hrsg.):
Im Lauf des Jahres
Deutsche Dokumente 1981
dtv 1754 (Februar '82)

John Lukacs:
Der letzte europäische Krieg 1939 – 1941
Die Entmachtung Europas
dtv 1558

Jean Monnet:
Erinnerungen eines Europäers
Vorwort von
Bundeskanzler Helmut Schmidt
dtv 1565

Johannes Steinhoff:
Wohin treibt die NATO?
Probleme der Verteidigung Westeuropas
dtv 1413

J. P. Stern:
Hitler
Der Führer und das Volk
dtv 1629

Carl Friedrich von Weizsäcker:
Wege in der Gefahr
Eine Studie über Wirtschaft Gesellschaft und Kriegsverhütung
dtv 1452
Deutlichkeit
Beiträge zu politischen und religiösen Gegenwartsfragen
dtv 1687

Alfred M. de Zayas:
Die Anglo-Amerikaner und die Vertreibung der Deutschen
dtv 1599

Frederic Vester

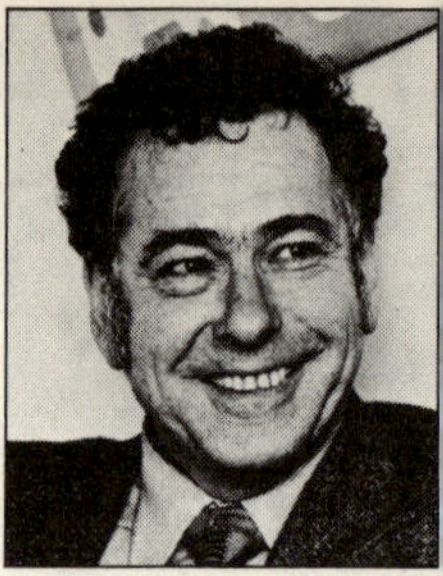

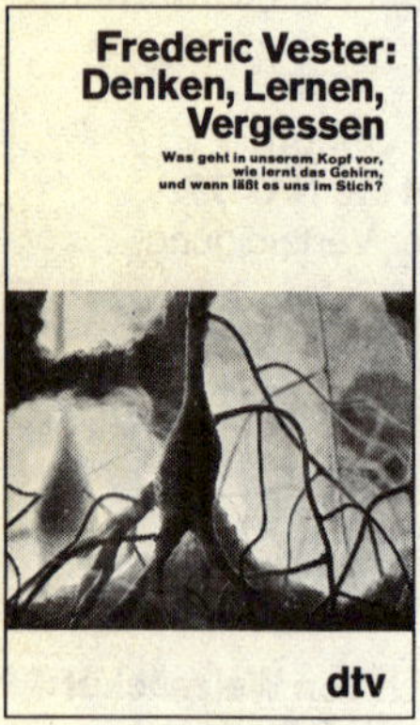

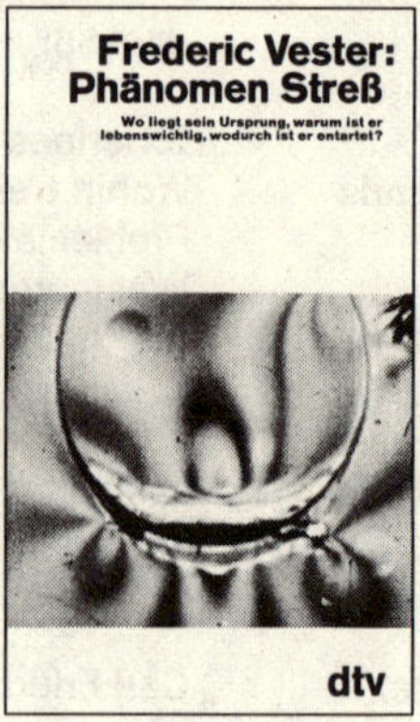

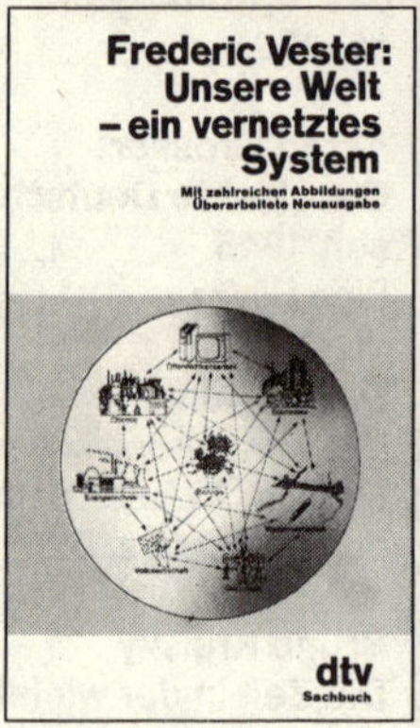

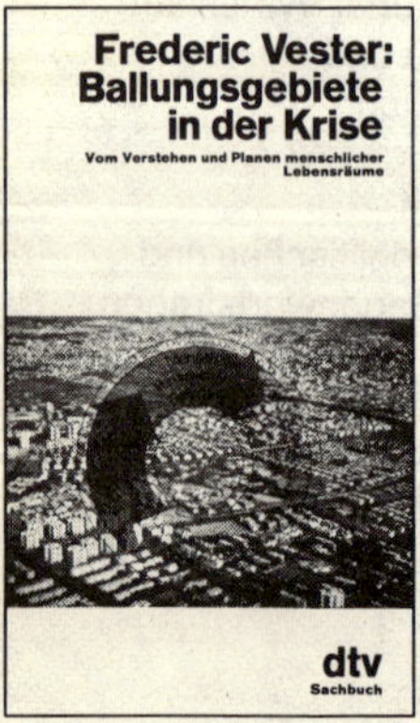

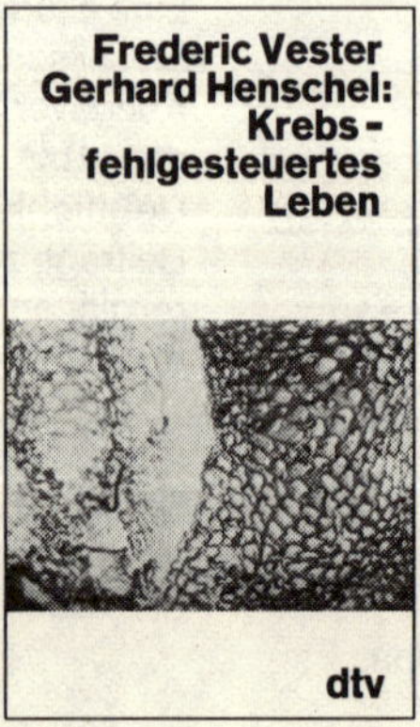

Denken, Lernen, Vergessen
dtv 1327

Phänomen Streß
dtv 1396

Unsere Welt – ein vernetztes System
dtv 10118

Ballungsgebiete in der Krise
dtv 10080

Krebs – fehlgesteuertes Leben
dtv 1283